重大呼吸道传染病口岸防控指南

齐京安　主编

中国质检出版社
中国标准出版社
北　京

图书在版编目（CIP）数据

重大呼吸道传染病口岸防控指南/齐京安主编．—北京：中国质检出版社，2013.12
ISBN 978-7-5026-3936-5

Ⅰ.①重… Ⅱ.①齐… Ⅲ.①呼吸道感染—传染病—国境检疫—中国—指南
Ⅳ.①R183.3

中国版本图书馆 CIP 数据核字（2013）第 278534 号

中国质检出版社
中国标准出版社 出版发行
北京市朝阳区和平里西街甲 2 号（100013）
北京市西城区三里河北街 16 号（100045）
网址：www. spc. net. cn
总编室：（010）64275323 发行中心：（010）51780235
读者服务部：（010）68523946
中国标准出版社秦皇岛印刷厂印刷
各地新华书店经销
*
开本 787×1092 1/16 印张 13 字数 312 千字
2013 年 12 月第一版 2013 年 12 月第一次印刷
*
定价：42.00 元

编　委　会

主　　编：齐京安

副 主 编：车志军

执行主编：黄健华

技术顾问：刘　民

编　　者（按姓氏笔画排序）：

上官文学　王　正　王　阳　王　栋　王保刚

王康琳　田　睿　朱　戈　刘来福　孙福军

孙继伦　宋悦谦　冷艳梅　张志羽　张淑义

杨得泉　周小平　祝　佳　秦阿希　程　宇

彭连慧　鲍建华　蒋婷洁

策划统筹：戴晓理　王康琳

前　言

近年来，随着全球经济一体化进程的不断推进，国际贸易和物流的发展及人类交往日趋频繁，通过交通工具的传输将外来传染病和医学媒介生物在国际间带入、带出的隐患陡然增加。尤其是呼吸道传染病，由于其传播力强、防控难度大，正日益成为国际间传染病传播的重要疾病。2003 年在我国暴发的 SARS 疫情，2009 年 4 月来自墨西哥的甲型 H_1N_1 流感就是其中典型案例。

2009 年，甲型 H_1N_1 流感疫情来势迅猛，仅不到 3 个月时间波及全球，在世界范围大流行，给国境口岸传染病防控工作带来前所未有的压力与挑战。在我国，国境口岸卫生检疫工作经受了建国以来前所未有的严峻考验。把守第一线的检验检疫部门立足口岸把关职责，运用风险评估、风险管理等科学管理方法，通过采取各项措施，建立了坚固的防控屏障，有效延缓了我国疫情的暴发，为疫苗生产、防控物资储备、地方社区防控工作准备等争取了宝贵时间，为维护社会稳定发挥了积极作用。对此，北京市政府将其总结为“削峰延时、建立屏障、赢得时间，稳定社会”。

在甲型 H_1N_1 流感防控过程中，检验检疫部门探索建立了包含传染病风险评估机制、金字塔式信息发布模式、人-岗匹配式人员配置机制、基于供应链管理的应急物资配置机制、突发事件应急经费管理机制、多元主体协作机制、组织制度体系的全方位、立体化的重大呼吸道传染病防控体系，从而使口岸核心能力得以全面提升。

常言道：前车之覆，后车之鉴。为了使下一次防控历历可考，2010 年，北京出入境检验检疫局承担了国家质检总局科研项目——《国境口岸重大呼吸道传染病检验检疫防控体系的建立与应用》。该课题将全国具有代表性的空港、海港和陆港口岸防控经验为研究对象，对甲型 H_1N_1 流感检验检疫防控工作各个方面进行全面的总结分析，并推广研究各种机制的建立与应用。在课题研究的基础上，我们将研究成果进行了提炼和整理，编撰了本书，主要在对重大呼吸道传染病进行界定和分析的基础上，以北京口岸为例对甲型 H_1N_1 流感防控措施及效果进行评估，进而介绍重大呼吸道传染病口岸防控组织制度体系、保障机制、口岸防控措施、风险分析工作模式、协作机制和宣传机制，旨在面临新的重大呼吸道传染病时，能够充分借鉴甲型 H_1N_1 流感防控成功经验，确保疫情防控工作有力、有序、有效开展，同时为政府部门、医疗卫生机构等单位突发事件应急管理体系建设提供参考。

由于编者水平有限，不足之处恳请读者批评指正。

编　者

2013 年 6 月

目　　录

第一章　重大呼吸道传染病基本特征

2003 年初，一场突如其来的传染性非典型肺炎（SARS）让人们感受到传染病对人类健康、经济增长甚至社会秩序的威胁。当 SARS 的阴霾逐渐在人们心中散去，2009 年的甲型 H_1N_1 流感疫情再一次将公众的视线聚焦在传染病上，特别是极易传播的呼吸道传染病。回顾人类历史不难发现，传染病对人口数量、经济增长、技术演进、宗教、国家建设、王朝兴衰甚至文明的灭绝都有至关重要的影响。正如历史学家威廉·H·麦克尼尔（William H. McNeill）在《瘟疫与人》中警告的那样："才智、知识和组织都无法改变人们在面对寄生性生物入侵时的脆弱无助，自从人类出现，传染性疾病便随之出现，什么时候人类还存在，传染病就存在。传染病过去是，而且以后也一定会是影响人类历史的一个最基础的决定因素。"在众多传染病中，呼吸道传染病因其传播途径极易实现，加上经济全球化的加快发展，人群流动加剧等因素，控制难度急剧增加，已经严重威胁到人类健康并造成巨大的经济损失。有效的预防和控制呼吸道传染病，特别是那些危害严重、容易造成大规模暴发流行的重大呼吸道传染病，已成为我国乃至全球共同关注和亟待解决的重点问题。

第一节　重大呼吸道传染病定义与特点

一、重大呼吸道传染病定义

重大呼吸道传染病是指《中华人民共和国国境卫生检疫法》和《中华人民共和国传染病防治法》中规定的检疫传染病、甲类或乙类甲管的以及新发的、受到世界卫生组织高度关注的严重威胁人类健康和生命安全的传染性呼吸道疾病。如：疫情暴发初期的甲型 H_1N_1 流感、人感染高致病性禽流感、传染性非典型肺炎（SARS）、肺鼠疫等。其中，肺鼠疫（鼠疫）属我国法定甲类传染病，甲型 H_1N_1 流感、人感染高致病性禽流感和传染性非典型肺炎属我国乙类传染病，按照甲类传染病的预防、控制措施进行管理。

呼吸道传染病的传播速度迅速，传播范围广泛，传染性强，较难控制，一旦暴发，对人类生命健康和社会经济发展都将产生不可估量的损失。以 2003 年的 SARS 为例，不到 1 年的时间内，全球约 33 个国家和地区出现疫情，以中国的大陆、香港和台湾，加拿大和新加坡最为严重。截至 2003 年 8 月 7 日，世界卫生组织（WHO）报告全球累计发病 8422 例，共死亡 916 例，病死率 10.9%，其中 5000 多例是在我国发生。由于对 SARS 病原学、传播途径、发病机制及流行规律等尚未认识，又发现这种新型传染病传染性极强、病死率高，缺乏有效的治疗手段，在当时造成世界各国对该病的恐慌，扰乱了人们的正常生活和国际间的交往，对一些流行较严重的国家造成了巨大的经济损失。据亚洲开发银行（ADB）统计，因受 SARS 影响，全球在此期间经济损失总额高达 590 亿美元，其中中国内地经济损失为 179 亿，占中国当年 GDP 的 1.3%。

随着人类科学的进步，现已认识到只有少数传染病的病原体仅以人为唯一的自然宿主，而过去认为只局限于动物的很多传染病，现知其病原体或通过变异，可传播给其他动物及人类，禽流感就是这种人兽共患的传染病。从2003年起，截至2012年4月2日，全球共有15个国家和地区的600人感染甲型 H_5N_1 禽流感病毒，其中363人死亡，病死率60.5%。在这期间，因感染禽流感病毒死亡或被扑杀的家禽超过4亿只，经济损失约200亿美元。2013年1月，联合国粮农组织指出，H_5N_1 型禽流感病毒仍大量存在于亚洲和中东地区的一些国家并已开始蔓延。因此，如果防控措施不力，该病毒很可能蔓延至全球，在全球范围内造成更大的生命和经济损失。

二、重大呼吸道传染病的特点

重大呼吸道传染病疫情属于突发公共卫生事件，若不能及时采取有效的控制措施，会对公众身体健康与生命安全造成重大损害，对社会秩序的正常运行造成严重的影响。与其他公共卫生事件相比，重大呼吸道传染病疫情具有公共性、突发性、紧迫性、复杂性和高度不确定性等特点。

（一）公共性

重大呼吸道传染病具有公共性的特征，在疫情发生区域内或影响范围内的所有人，都有可能受到疫情的威胁和损害。呼吸道传染病传播途径极易实现，人群普遍易感，一旦疫情暴发且未受到有效控制，将迅速由局部地区扩散至更大范围的地区，甚至还可能跨越国界，危及范围广泛，对人类的安全构成威胁，成为影响政治、经济、外交和国家安全的重大问题。在预防控制重大呼吸道传染病的各个环节，也不是靠个别患者、个别家庭或个别医护人员完成的，而是靠全社会一起动员，共同努力。每个公民都有可能被感染并传染给其他公民，只有全人群共同防范，控制传染源、切断传播途径、保护易感人群，才能有效地预防控制呼吸道传染病疫情的暴发。

（二）突发性

虽然随着医学的发展和信息科学的进步，重大呼吸道传染病在疫情暴发前存在着发生征兆和预警的可能，但往往很难对其真实发生的时间、范围、规模等作准确预测和及时识别。另外，传染病的大规模流行和暴发常常需要一个过程，开始可能其危害程度和范围很小，对其蔓延范围、发展速度、趋势和结局很难预测或没有引起足够的重视，未采取适当的防控措施，致使疫情迅速蔓延，造成严重的危害和巨大的损失。如2003年在我国发生的SARS疫情，由于对这一新发传染病欠缺了解，受主客观因素限制，在初期阶段没有采取充分的预测、预警和防范措施，造成了疫情迅速蔓延。

（三）紧迫性

重大呼吸道传染病传播迅速、情况紧急、危害严重，如不能采取迅速的处置措施，疫情的范围将迅速扩大，危害将进一步加剧，甚至造成社会恐慌及社会秩序的紊乱。所以，要求在尽可能短的时间内作出决策，采取具有针对性的措施，以将疫情的危害控制在最低程度。随着新型病原微生物的产生，一些重大传染病发生时，由于事发突然，对新型传染病的认识不清、准备不足，使应对和处理工作更为艰难和迫切。因此，重大呼吸道传染病发生后，全力以赴救治病人，迅速调查传染源及密切接触者，及时采取隔离消毒等具有针对性的处置措施，控制疫情进一步扩大，就成为十分紧迫的任务。调查处理疫情的人员必须争分夺秒，迅速、全面地开展工作，以求在最短时间内控制疫情蔓延。

（四）复杂性和高度不确定性

重大呼吸道传染病具有复杂性和高度不确定性。首先，引起重大呼吸道传染病的病原体十分复杂多样。拿流感病毒为例，根据核蛋白和膜蛋白抗原性不同可分为甲、乙、丙3型，按表面抗原HA和NA不同，又分为若干亚型，如对人类威胁最大的甲型流感病毒，目前已发现16种HA（H_1～H_{16}）、9种NA（N_1～N_9）抗原。随着病原体不断的变异和进化，对人类健康造成严重威胁的病原体种类还会不断增加，使疾病的临床表现和病情更为复杂化，提高诊断、分型的难度和不确定性。其次，重大呼吸道传染病一旦发生大规模流行，不但对人的生命健康有影响，而且对环境、经济甚至政治都有很大的影响。在采取防控措施减少其对人们健康损害的同时，还要兼顾到其他方面，尽量降低疫情对环境的污染，减少直接和间接的经济损失，进行积极有效的媒体宣传以增加公众的防控意识和战胜疫情的信心，保持社会秩序的稳定。另外，对于不同种类的呼吸道传染病，也难以用同样的模式来防控，特别是新发呼吸道传染病，很难预测其蔓延范围、发展速度、趋势和结局，影响疫情发生发展的因素也复杂多样，其过程和结果都具有高度的不确定性。

第二节　常见重大呼吸道传染病的基本特征

自从人类与传染病进行抗争，就开始对传染病的病原学、流行规律、致病机制、治疗手段等进行不断的探索，从无知到有知。在诊断和防治传染病方面，经过历代人的努力，甚至以生命为代价，积累了丰富的经验和教训。只有人们掌握这些重大呼吸道传染传染病的基本特征、防治方法，才能有效地预防控制疫情的发生与蔓延。

一、甲型H_1N_1流感

甲型H_1N_1流行性感冒（简称甲型H_1N_1流感）是由变异后的新型甲型H_1N_1流感病毒引起的急性呼吸道传染病。主要通过呼吸道飞沫、气溶胶、直接或间接接触传播，临床主要表现为发热、咳嗽、流涕等流感样症状，少数病例病情严重，进展迅速，可出现病毒性肺炎，合并呼吸衰竭、多脏器功能衰竭，严重者可以导致死亡。甲型H_1N_1流感在我国归类为乙类传染病。

（一）历史暴发情况

2009年3～4月，墨西哥和美国出现了由新的“猪源性流感”病毒，即甲型H_1N_1流感病毒（2009）引起的暴发流行。随后疫情很快在欧洲和亚洲相关国家和地区蔓延，2009年5月11日我国也发现首例病例。截至2010年3月31日，全国31个省累计报告确诊病例12.7余万例，其中死亡800例。WHO于2009年4月29日将流感大流行警告级别宣布升高至5级，随着疫情的迅速蔓延，2009年6月11日，WHO又进一步将流感大流行警告级别宣布为最高级6级，即正式宣告新的流感大流行已经在全球开始。截至2010年8月10日，WHO宣布甲型H_1N_1流感大流行已经结束，全球有214个国家或地区有确诊病例，死亡18449例。

（二）病原学

甲型H_1N_1流感病毒属于正粘病毒科（Orthomyxoviridae），甲型流感病毒属（*Influ-*

enza virus A)。典型病毒颗粒呈球状，直径为 80～120nm，有囊膜。囊膜上有许多放射状排列的突起糖蛋白，分别是红细胞血凝素（HA)、神经氨酸酶（NA）和基质蛋白 M_2。病毒颗粒内为核衣壳，呈螺旋状对称，直径为 10nm。该病毒为单股负链 RNA 病毒，基因组相对分子质量约为 13600，由大小不等的 8 个独立片段组成。病毒对乙醇、碘伏、碘酊等常用消毒剂敏感；对热敏感，56℃条件下 30min 可灭活。阳光直射 40～48h 或紫外线照射，可破坏其传染性。

（三）流行病学

1. 传染源

甲型 H_1N_1 流感病人为主要传染源，无症状感染者也具有传染性。目前尚无动物传染人类的证据。

2. 传播途径

主要通过飞沫经呼吸道传播，也可通过口腔、鼻腔、眼睛等处黏膜直接或间接接触传播。接触患者的呼吸道分泌物、体液和被病毒污染的物品亦可能引起感染。通过气溶胶经呼吸道传播有待进一步确证。

3. 易感人群

人群普遍易感。

4. 流行特征

冬春是甲型 H_1N_1 流感的好发季节，夏秋季也可发生。

（四）临床表现

潜伏期一般 1～7d，平均 1～3d。

早期症状与普通流感相似。起病急，可见发热（腋温≥37.5℃)、疲劳、精神不振，厌食、流涕、咽痛、咳嗽等症状。部分病例出现呕吐和（或）腹泻。少数病例仅有轻微的上呼吸道症状，无发热。体征主要包括咽部充血和扁桃体肿大，高热 39～40℃，甚至继发严重肺炎、急性呼吸窘迫综合症（ARDS)、胸腔积液，全血细胞减少，肾衰竭、败血症、急性心肌炎、休克及 Reye 综合征，呼吸衰竭及多脏器损伤，病情严重者可导致死亡。

（五）实验室检查

1. 外周血象检查

白细胞总数正常或降低。转重症者白细胞总数、淋巴细胞总数、血小板数均降低。

2. 血生化检查

部分病例出现低钾血症，少数病例肌酸激酶、天门冬氨酸氨基转移酶、丙氨酸氨基转移酶、乳酸脱氢酶升高。

3. 病原学检查

(1) 病毒核酸检测：以 RT-PCR（最好采用 real-time RT-PCR）法检测呼吸道标本（咽拭子、鼻拭子、鼻咽或气管抽取物、痰）中的甲型 H_1N_1 流感病毒核酸，结果可呈阳性。

(2) 病毒分离：呼吸道标本中可分离出甲型 H_1N_1 流感病毒。

(3) 血清抗体检查：动态检测双份血清甲型 H_1N_1 流感病毒特异性抗体水平呈 4 倍或 4 倍以上升高。

4. 胸部影像学检查

合并肺炎和怀疑病例，可摄 X 线片发现肺内斑片状炎性浸润影及相应病灶，必要时应检查 CT、MRI。

（六）诊断鉴别

1. 诊断标准

诊断主要结合流行病学史、临床表现和病原学检查，早发现、早诊断是防控与有效治疗的关键。

（1）疑似病例

符合下列情况之一即可诊断为疑似病例：

a）发病前 7d 内与传染期甲型 H_1N_1 流感确诊病例有密切接触，并出现流感样临床表现。密切接触是指在未采取有效防护的情况下，诊治、照看传染期甲型 H_1N_1 流感患者；与患者共同生活；接触过患者的呼吸道分泌物、体液等。

b）发病前 7d 内曾到过甲型 H_1N_1 流感流行（出现病毒的持续人间传播和基于社区水平的流行和暴发）的地区，出现流感样临床表现。

c）出现流感样临床表现，甲型流感病毒检测阳性，尚未进一步检测病毒亚型。

对上述三种情况，在条件允许的情况下，可安排甲型 H_1N_1 流感病原学检查。

（2）临床诊断病例

仅限于以下情况作出临床诊断：同一起甲型 H_1N_1 流感暴发疫情中，未经实验室确诊的流感样症状病例，在排除其他致流感样症状疾病时，可诊断为临床诊断病例。甲型 H_1N_1 流感暴发是指一个地区或单位短时间出现异常增多的流感样病例，经实验室检测确认为甲型 H_1N_1 流感疫情。

在条件允许的情况下，临床诊断病例可安排病原学检查。

（3）确诊病例

出现流感样临床表现，同时有以下一种或几种实验室检测结果：

a）甲型 H_1N_1 流感病毒核酸检测阳性（可采用 real-time RT-PCR 和 RT-PCR 方法）。

b）分离到甲型 H_1N_1 流感病毒。

c）双份血清甲型 H_1N_1 流感病毒的特异性抗体水平呈 4 倍或 4 倍以上升高。

2. 危重症甲型 H_1N_1 流感诊断

（1）出现以下情况之一者为重症病例：

a）持续高热＞3 天；

b）剧烈咳嗽，咳脓痰、血痰，或胸痛；

c）呼吸频率快，呼吸困难，口唇紫绀；

d）神志改变：反应迟钝、嗜睡、躁动、惊厥等；

e）严重呕吐、腹泻，出现脱水表现；

f）影像学检查有肺炎征象；

g）肌酸激酶（CK）、肌酸激酶同工酶（CK－MB）等心肌酶水平迅速增高；

h）原有基础疾病明显加重。

（2）出现以下情况之一者为危重病例：

a）呼吸衰竭；

b）感染中毒性休克；

c）多脏器功能不全；

d）出现其他需进行监护治疗的严重临床情况。

3. 鉴别诊断

确诊甲型 H_1N_1 流感前应与季节性流感、禽流感、上呼吸道感染、肺炎、SARS、传染性单核细胞增多症、巨细胞病毒感染、军团菌肺炎、衣原体、支原体肺炎等鉴别。

（七）疾病治疗

1. 一般治疗

休息，多饮水，密切观察病情变化；对高热病例可给予退热治疗。

2. 抗病毒治疗

甲型 H_1N_1 流感病毒目前对神经氨酸酶抑制剂奥司他韦（oseltamivir）、扎那米韦（zanamivir）敏感，对金刚烷胺和金刚乙胺耐药。

对于临床症状较轻且无合并症、病情趋于自限的甲型 H_1N_1 流感病例，无需积极应用神经氨酸酶抑制剂。

对于发病时即病情严重、发病后病情呈动态恶化的病例，感染甲型 H_1N_1 流感的高危人群应及时给予神经氨酸酶抑制剂进行抗病毒治疗。开始给药时间应尽可能在发病 48h 以内（以 36h 内为最佳）。对于较易成为重症病例的高危人群，一旦出现流感样症状，不一定等待病毒核酸检测结果，即可开始抗病毒治疗。孕妇在出现流感样症状之后，宜尽早给予神经氨酸酶抑制剂治疗。

奥司他韦：成人用量为 75mg，2 次/d，疗程为 5d。对于危重或重症病例，奥司他韦剂量可酌情加至 150mg，2 次/d。对于病情迁延病例，可适当延长用药时间。1 岁及以上年龄的儿童患者应根据体重给药：体重不足 15kg 者，予 30mg，2 次/d；体重 15～23kg 者，予 45mg，2 次/d；体重 23～40kg 者，予 60mg，2 次/d；体重大于 40kg 者，予 75mg，2 次/d。对于吞咽胶囊有困难的儿童，可选用奥司他韦混悬液。

扎那米韦：用于成人及 7 岁以上儿童。成人用量为 10mg 吸入，2 次/d，疗程为 5d。7 岁及以上儿童用法同成人。

3. 其他治疗

(1) 如出现低氧血症或呼吸衰竭，应及时给予相应的治疗措施，包括氧疗或机械通气等。

(2) 合并休克时给予相应抗休克治疗。

(3) 出现其他脏器功能损害时，给予相应支持治疗。

(4) 合并细菌和（或）真菌感染时，给予相应抗菌和（或）抗真菌药物治疗。

(5) 对于重症和危重病例，也可以考虑使用甲型 H_1N_1 流感近期康复者恢复期血浆或疫苗接种者免疫血浆进行治疗。对发病 1 周内的重症和危重病例，在保证医疗安全的前提下，宜早期使用。推荐用法：一般成人 100～200mL，儿童 50mL（或者根据血浆特异性抗体滴度调整用量），静脉输入。必要时可重复使用。使用过程中注意过敏反应。

（八）疾病预后

大部分患者预后良好，原有慢性心、肺、肾、肝脏疾病、癌症、免疫功能低下等基础疾病者可使病情加重。妊娠妇女罹患甲型 H_1N_1 流感住院的危险率是普通人群的 4 倍。肥胖者其体质指数（BMI）≥30 者有可能是严重感染后危重致死的独立危险因素。住院患者的病死率为 1%～4%。

（九）疾病预防与控制

1. 监测与控制传染源

对于疑似病例和临床诊断病例，应在通风条件良好的房间单独隔离；对于确诊病例，应在通风条件良好的房间进行隔离，住院病例可多人同室。病例居家休息和隔离治疗期间，应密切监控陪护及其他家庭成员的健康状况，一旦家庭成员出现继发的发热和急性呼吸道感染等异常症状，应及时向当地疾病预防控制机构报告。

2. 切断传播途径

病例使用过的毛巾、手绢和纸巾等要妥善处理。病例居家休息和隔离治疗期间，建议定期使用消毒液擦拭家具、日用品和玩具等物体表面。家庭成员可共用清洗后的餐具。使用肥皂清晰脏衣物，并及时晾干，有条件的家庭可以加热烘干。接触病例脏衣物后必须用肥皂洗手。

3. 健康人群的自我防护

（1）维持健康行为，睡眠充足，保持好的精神心理状态，多喝水，食用有营养的食物等。

（2）尽量避免接触流感样病例，必须接触时做好个人防护措施（如戴口罩）。

（3）注意个人卫生，经常使用肥皂和清水洗手，尤其在咳嗽或打喷嚏后要洗手。乙醇类洗手液同样有效。

（4）尽量避免外出尤其是前往人群密集的场所。疾病流行地区的居民必须外出时尽可能戴口罩，且应尽可能缩短在人群聚集场所停留的时间。

（5）咳嗽或打喷嚏时用纸巾、毛巾等遮住口鼻，如无纸巾不宜用手，而是用肘部遮住口鼻。

（6）尽量避免触摸眼睛、鼻或口。

（7）保持家庭和工作场所的良好通风状态。

（8）常备治疗感冒的药物，一旦出现流感样症状（发热、咳嗽、流涕等），应尽早服药对症治疗，并尽快就医，不要上班或上学，尽量减少与他人接触的机会。

4. 疫苗接种

我国率先在全球成功研制甲型 H_1N_1 流感疫苗。接种甲型 H_1N_1 流感疫苗可有效预防和降低甲型 H_1N_1 流感流行，降低发病率和病死率。中国甲型 H_1N_1 流感疫苗接种方案的原则为：要首先保护最为易感和脆弱的人群，特别是学生、有基础性疾病的人和一线的公共服务人员。

二、肺鼠疫

鼠疫（plague）是由鼠疫杆菌引起的烈性传染病，是《中华人民共和国传染病防治法》明文规定的甲类传染病。肺鼠疫（pneumonic plague）为鼠疫的一种，分为原发性和继发性两种，主要依靠飞沫传播，潜伏期短，感染者有危重的全身中毒症状及呼吸道感染特有症状。感染后若不及时有效治疗，病人多在 2～3d 内死亡。（明确肺鼠疫属于鼠疫中重要呼吸道传播传染病）

（一）历史暴发情况

鼠疫在世界历史上曾有过多次大流行，死亡众多，曾经是危害人类最严重的烈性传染病之一。尽管人间鼠疫在许多国家现已不再是一个严重问题，但一些疫源地还连续发现零星暴发。新中国成立后，国内人间鼠疫已基本绝迹。但是，鼠疫是一种自然疫源性疾病，我国已判定的鼠疫疫源地分布在17个省、自治区的201个县（市），面积达60余万平方公里。在世界鼠疫处于活跃的情况下，1991～1994年在青海、新疆、西藏、云南、内蒙等5省发现人间鼠疫106例，病死率24.5%。2009年7～8月，青海省海南藏族自治州兴海县发现肺鼠疫疫情，确诊病例12例，其中3例死亡。

（二）病原学

鼠疫杆菌（*Yersinia pestis*）又称鼠疫耶尔森菌，属于耶尔森氏菌属（*Yersinia*），是引起肺鼠疫的病原菌，也是帝国主义使用的致死性细菌战剂。典型的鼠疫杆菌呈短而粗、两端钝圆、两极浓染的椭圆形小杆菌。有荚膜，无鞭毛，无芽胞或动力。从患者或死于鼠疫的人或动物取材的新鲜标本可见典型的鼠疫杆菌呈散在或小堆，偶见链状排列。鼠疫杆菌为兼性厌氧菌，最适温度为28～30℃，初次分离需在培养基中加入动物血液，亚硫酸钠等以促进生长。

本菌抗原结构复杂，已证实有18种抗原，即A～K，N、O、Q、R、S、T及W（VW）等，其中F、T及VW最重要，为特异抗原。F为荚膜抗原，其中的F1可用于本病的血清学诊断。T抗原为鼠毒素，存在于细胞内，菌体裂解后释放，是致病及致死的物质。T抗原具有外毒素性质，可作用于血管、淋巴内皮系统，引起炎症、坏死、出血等。VW抗原可使细菌在吞噬细胞内保持毒力，抗拒吞噬。其他毒性因子包括鼠疫原、纤维蛋白溶酶、凝固酶与脂多糖内毒素等。

鼠疫杆菌对外界抵抗力强，在寒冷、潮湿的条件下，不易死亡，在－30℃仍能存活，于5～10℃条件下尚能生存。可耐直射日光1～4h，在干燥咯痰和蚤粪中存活数周，在冻尸中能存活4～5个月，但对一般消毒剂、杀菌剂的抵抗力不强。对链霉素、卡那霉素及四环素敏感。

（三）流行病学

1. 传染源

多种啮齿动物是本病的主要传染源，人感染直接或间接来自疫源地野生动物的鼠疫。各型鼠疫病人可作为人间鼠疫的传染源，肺鼠疫病人痰中可排出大量鼠疫杆菌而成为重要传染源。

2. 传播途径

鼠疫经鼠蚤传播，即鼠→蚤→人的传播方式。人鼠疫流行前常有鼠间鼠疫流行，一般先由野鼠传家鼠。寄生鼠体的疫蚤叮咬人吸血时，因其胃内被菌栓堵塞，血液反流，病菌随之进入人体造成感染，含菌的蚤类亦可随搔抓进入皮内。原发性肺鼠疫以“人→人”的方式经呼吸道传播，含菌的痰、飞沫或尘埃通过呼吸道进入人体，并引起人群间的大流行。

3. 人群易感性

人群普遍易感，预防接种可使易感性降低。可有隐性感染，并可成为无症状带菌者。病后可获得持久免疫力。

（四）病理改变

基本病变是血管与淋巴管内皮细胞的损害及急性出血性坏死性变化。淋巴结皮质和髓质界限不清、呈凝固性坏死镜检可见充血、水肿、出血、细胞退行性变性和坏死、炎症细胞浸润及细菌团块等。肺鼠疫常呈支气管性或大叶性，气管支气管黏膜极度充血，管腔内含血性泡沫状浆液性渗出液全身皮肤黏膜有出血点，浆膜腔常有血性渗出液，各器官组织均有充血水肿出血或坏死。

（五）临床表现

潜伏期短，一般 3～5d。原发性肺鼠疫为数小时到 3d，起病急，高热伴畏寒、寒战，全身毒素症状，淋巴结肿大，可有呕吐、腹泻、肝脾肿大及出血表现。肺鼠疫多由腺鼠疫血行播散引起，少数为原发性吸入性肺鼠疫。咳痰为脓血痰、胸痛、咯血，呼吸困难、发绀。肺部体征少，可有少量湿啰音及胸膜摩擦音。体征与病情严重程度不一致为本病之特征，如抢救不及时，可出现意识障碍，多死于休克及呼吸衰竭。因病死后全身皮肤呈黑紫色，故有“黑死病”之称。

（六）诊断鉴别

1. 诊断标准

（1）流行病学资料起病前 10d 内到过鼠疫流行区，或有鼠疫动物或病人接触史。

（2）临床表现起病急，有高热及全身严重毒血症症状，数小时后出现剧烈咳嗽、胸痛、呼吸困难及发绀，开始有少量粘液痰，继之则为泡沫状或鲜红色血痰。

（3）实验室检查从淋巴结穿刺液、脓、血等标本中检出病原菌和（或）检出血清特异性 F1 抗体。

2. 鉴别诊断

肺鼠疫须与其他肺部炎症鉴别，如大叶性肺炎、肺炭疽、SARS、钩端螺旋体病肺出血型、衣原体肺炎及支原体肺炎等。

（七）疾病治疗

本病发病急，病情重，进展迅速，传染性强。必须早发现，早诊断，早隔离，早治疗。

1. 严密隔离

肺鼠疫患者应隔离在单间病房，病区严格执行防鼠、灭蚤措施。隔离至症状消失，局部分泌物、血或痰培养每 3d 一次，病菌 6 次阴性，方可以出院。

2. 支持疗法

急性期绝对卧床，按需补液、降温适当给予镇静止痛剂。注意心肺功能，出现休克、心力衰竭者及时给予相应处理。

3. 抗菌治疗

早期、足量选用有效抗菌药物是取得良好疗效的关键。链霉素为首选药物，剂量 30mg/(kg·d) 分 2 次肌注。成人首日用量可为 2～4g，分 2～4 次肌注，一般用药 3～5d 后体温下降。全身症状好转后可减量至 1～2g/d 疗程以 10d 为宜。亦有主张对肺型及败血型等危重患者首日链霉素可用至 4～6g 或更多。实践表明危重患者首次用大量链霉素后，可导致赫氏反应，引起严重致死性休克，对老年患者的听神经毒性及肾脏损害应特别警惕对链霉素过敏者可用四环素 2～4g/d，或氯霉素 2～4g/d，分 4 次口服或分次静滴热退后减半亦可用庆大霉素 8 万 U，3～4g/d 肌注或静脉滴注，疗程均为 7～10d。脓毒血症症状严重者可加用肾上腺皮质激素静滴，症状好转后即可停用。实验表明多种广谱抗菌药物对鼠疫菌均有较强的抑制作用，特别是头孢三嗪（ceftriaxone）、头孢噻肟、氧氟沙星及利福平等对鼠疫杆菌与链霉素同样有效，治疗时亦可酌情选用。

（八）疾病预后

肺鼠疫病情凶险，如抢救不及时可出现意识障碍、休克及呼吸衰竭，病死率70%～100%。年龄愈小或愈老者预后愈差，关键在于早期诊断，及时治疗。

（九）疾病预防与控制

鼠疫属于甲类传染病，一旦发生危害极大。必须采取综合防治措施，严防肺鼠疫暴发流行。

1. 管理传染源

（1）灭鼠、灭蚤，监测和控制鼠间鼠疫。

（2）加强疫情报告，严格隔离病人，患者和疑似患者应分别隔离。肺鼠疫隔离至痰培养 6 次阴性。接触者医学观察 9d，曾接受预防接种者应检疫 12d。

（3）病人分泌物与排泄物应彻底消毒或焚烧。死于鼠疫者的尸体应用尸袋严密包套后焚烧。

（4）加强疫源地的监测，不仅鼠间鼠疫的情况，鼠疫宿主和媒介的密度消长也具有非常重要的预报价值。

2. 切断传播途径

加强国际检疫和交通检疫，对来自疫区的车、船、飞机进行严格检疫并且灭鼠灭蚤。对可疑旅客应隔离检疫。

3. 保护易感者

（1）进入疫区的医护人员应做好个人防护，如接触患者应预防用药，可口服复方磺胺甲揺唑，每次 1g，每日 2 次。亦可用四环素，每次 0.5g，每日 4 次口服，均连用 6d。

（2）预防接种的主要对象是疫区及其周围的人群及参加防疫、进入疫区的医务人员。目前常用的是减毒活疫苗（EV 菌苗），每毫升含活菌 10 亿个。采用皮下划痕法或皮下注射。接种后 10d 开始产生免疫力，1 个月达到高峰，6 个月后下降，1 年消失，有效期 1 年；继续暴露者每 6 个月加强注射一次。肺鼠疫病情进展迅速，存在耐药菌株，疫苗的有效性、副作用、安全性等仍有不足。

三、人感染高致病性禽流感

人感染高致病性禽流感（highly pathogenic avian influenza，简称人禽流感）是人接触甲型禽流感病毒（avian influenza virus，AIV）感染的病（死）禽或暴露在被甲型禽流感病毒污染的环境后发生的感染。病情轻重不一，轻者似普通感冒，严重者可致败血症、休克、多脏器功能衰竭、Reye 综合征及肺出血等多种并发症而致人死亡。

（一）历史暴发情况

早在 1981 年，美国即有禽流感病毒 H_7N_7 感染人类引起结膜炎的报道。1997 年，中国香港地区发生 H_5N_1 型人禽流感，共 18 人感染，6 人死亡，在世界范围内引起了广泛关注。2003 年 2 月，中国香港地区又一家庭确诊 2 例感染禽流感病毒 H_5N_1 亚型，其中1例死亡。2003年2月，荷兰鸡群中暴发H_7N_7引起的禽流感，600余万只鸡全部死亡，至少83名接触者感染禽流感病毒H_7N_7亚型，以后疫情逐渐蔓延至中亚、欧洲、非洲和中东地区。根据WHO的最新统计，从2003年起截止到2012年4月2日，全球共有15个国家和地区的600人感染甲型H_5N_1禽流感病毒，其中363人死亡，死亡率60.5%。

（二）病原学

禽流感病毒属于正粘病毒科。一般为球形，直径为80～120nm，平均为100nm，有囊膜。为单股负链RNA病毒，含8个基因片段。按照病毒外膜血凝素（HA）和神经氨酸酶（NA）表面抗原的不同，可将其分为15个H亚型（H_1～H_{15}）和9个N亚型(N_1～N_9)。禽流感血清亚型多，主要病毒亚型为H_5N_1、H_5N_2、H_5N_8、H_5N_9、H_7N_1、H_7N_3、H_7N_4、H_7N_7及H_9N_2，能感染人的禽流感病毒主要有3种亚型，按临床表现严重性依次为H_5N_1、H_7N_7和H_9N_2亚型。

禽流感病毒对热、乙醚、氯仿、丙酮等敏感，常用消毒剂如福尔马林、过氧乙酸等能迅速破坏其传染性；56℃/30min，60～70℃/3～5min，即可使禽流感病毒丧失活性；直射阳光下40～48h，紫外线可灭活病毒；禽流感病毒对低温抵抗力较强，4℃下能保存数月，－20℃或真空干燥下可长期存活。在有甘油保护的情况下，禽流感病毒可保持活性1年以上。分离禽流感病毒应在BSL-3实验室进行。

（三）流行病学

1. 传染源

传染源主要为患禽流感或携带禽流感病毒的鸡、鸭、鹅等家禽，尤其鸡是人禽流感的传染源；野禽在禽流感的自然传播中扮演了重要角色。通过广泛的调查表明，与活的病禽密切接触是人类感染的原因。

2. 传播途径

传播途径主要经呼吸道传播，也可通过密切接触感染的禽类及其分泌物、排泄物、受病毒污染的物品和水，以及实验室直接接触病毒毒株被感染。目前尚无证据表明禽流感病毒能在人与人之间传播。

3. 易感人群

人禽流感的高危人群包括从事家禽养殖业者，在发病前1周内去过家禽饲养、销售及宰杀场所者，接触禽流感病毒感染材料的实验室工作人员，与病、死禽密切接触者，如饲养、贩卖、屠宰、加工病（死）禽人员，在捕杀、处理病（死）禽过程中未按规定防范的人员，直接接触病（死）禽及其排泄物、分泌物的人员，人禽流感患者的密切接触者，包括与出现症状后的患者或疑似患者共同生活，护理患者或直接接触过患者分泌物、排泄物、体液的人员等。

4. 流行特征

本病全年均可发生，但多流行于冬、春季节，通常伴随着禽尤其是家禽中禽流感暴发，呈零星分布。无明显性别差异，任何年龄均可发病，但儿童的发病率较高。

（四）病理改变

人感染高致病性禽流感病理形态学改变以肺部最明显，主要为双肺弥漫性肺泡损伤，急性弥漫性渗出性病变为主伴肺水肿、肺出血、透明膜形成，肺泡间隔增宽，血管扩张充血、炎细胞浸润。电镜下可见肺泡上皮细胞损伤，肺泡腔内可见坏死及凋亡的上皮细胞和组织细胞；渗出的细胞以T淋巴细胞和单核细胞为主。心肌纤维变性坏死、介质水肿；脾脏淤血，炎细胞浸润；肝脏小叶结构正常，肝细胞水肿变性，汇管区可见淋巴细胞浸润；肾脏见多数肾小球毛细血管扩张、淤血；脑组织血管淤血。肺部广泛性实变、肺水肿、肺出血导致呼吸窘迫是本病的主要死因。

（五）临床表现

1. 潜伏期

潜伏期一般为1～7d，通常为2～4d，一般病例长达2周，患者在潜伏期末即有传染性，病初2～3d传染性最强。

2. 临床症状

不同亚型的禽流感病毒感染人类后可引起不同的临床症状。感染H_9N_2亚型的患者通常仅有轻微的上呼吸道感染症状，部分患者甚至没有任何症状；感染H_7N_7亚型的患者主要表现为结膜炎；重症患者一般均为H_5N_1亚型病毒感染。患者呈急性起病，早期表现类似普通型流感，体温大多持续在39℃以上，热程一般为3～4d，也可为1～7d，可伴有流涕、鼻塞、咳嗽、呼吸困难、咽痛、头痛、肌肉酸痛和全身不适。部分患者有恶心、腹痛、腹泻、稀水样便等消化道症状。少数患者可出现谵妄、烦躁等精神异常。重症患者病情发展迅速，几乎所有患者都有临床表现明显的肺炎，可出现急性肺损伤、急性呼吸窘迫综合征（ARDS）、肺出血、胸腔积液、全血细胞减少、多脏器功能衰竭、败血症、休克及瑞氏（Reye）综合征等多种并发症，严重者可致死亡。

3. 体征

体格检查可发现受累肺叶段有实变体征，包括叩浊、语颤、语音传导增强、吸气末细湿啰音及支气管呼吸音等。在病程初期常见于一侧肺的局部，但随病情进展可扩展至两肺的多个部位、合并心力衰竭时，部分患者心尖部可闻舒张期奔马律。

（六）诊断鉴别

结合流行病学史、临床表现、实验室、影像学和病原学检查，排除其他疾病，可以做出禽流感的诊断。

1. 流行病学史定义

（1）发病前7d内接触过病、死禽或其排泄物、分泌物，或暴露于其污染的环境。

（2）发病前14d内曾经到过有活禽交易、宰杀的市场。

（3）发病前14d内与人禽流感疑似、临床诊断或实验室确诊病例有过密切接触。

（4）发病前14d内在出现异常病、死禽的地区居住、生活、工作过。

（5）高危职业史：包括从事饲养、贩卖、屠宰、加工、诊治家禽工作的职业人员；从事有关禽流感病毒研究的实验室工作人员；诊治禽流感患者的医护人员。

2. 诊断标准

（1）医学观察病例

有流行病学史，1周内出现流感临床表现者。

（2）疑似病例

有流行病学史，1周内出现流感临床表现，呼吸道分泌物、咽试子、痰液、血清甲型流感病毒和H亚型病毒抗体（酶免疫法）阳性。

（3）临床诊断病例

诊断为人禽流感疑似病例，但无法进一步取得临床检验标本或实验室检查证据，而与其有共同接触史的人被诊断为确诊病例，并且没有其他疾病确定诊断依据者；或具备流行病学史中任何一项，伴有关临床表现，实验室病原检测患者恢复期血清红细胞凝集抑制试验或微量中和试验抗体阳性。

（4）确诊病例

有流行病学史及临床表现，患者呼吸道分泌物标本中分离出甲型流感病毒或检测到病毒核酸，发病初期与恢复期双份血清抗禽流感病毒抗体滴度有4倍或以上升高。

3. 鉴别诊断

临床上应注意与流感、普通感冒、细菌性肺炎、衣原体肺炎、支原体肺炎、军团菌病、传染性非典型肺炎（SARS）、肠道病毒感染、巨细胞病毒感染、钩端螺旋体病、传染性单核细胞增多症等疾病进行鉴别诊断。

（七）疾病治疗

1. 隔离防护

对疑似病例、临床诊断病例和确诊病例应进行隔离治疗，防止病情恶化及疾病播散。在人禽流感患者的治疗和护理过程中，医务人员要加强个人保护意识，进行规范有效的防护。

2. 对症治疗

卧床休息，密切观察病情变化，多饮水，进清淡饮食，早起给予鼻导管吸氧，维持氧饱和度在93%以上。有发热、咳嗽等临床症状者可应用解热药、缓解鼻粘膜充血药、止咳祛痰药等。儿童忌用阿司匹林或含阿司匹林以及其他水杨酸制剂的药物，避免引起儿童Reye综合征。维持水、电解质平衡，加强营养支持。

3. 抗病毒治疗

应在发热48h内使用抗流感病毒药物。

（1）神经氨酸酶抑制剂

奥司他韦（Oseltamivir，达菲）为新型抗流感病毒药物，实验室研究表明其对禽流感病毒 H_5N_1 和 H_9N_2 均有抑制作用。成人的标准治疗方案为75mg，2次/d，疗程为5d。儿童患者应根据体重给药：体重不足15kg者，予30mg；体重15～23kg者，予45mg；体重23～40kg者，予60mg；体重大于40kg者，予75mg，均2次/d。

（2）离子通道M2阻滞剂

金刚烷胺（amantadine）和金刚乙胺（rimantadine）可通过干扰病毒M2离子通道活性来抑制禽流感病毒株的复制，早期应用缓解症状，减轻病情，改善预后。剂量100～200mg/d，1个疗程5d，儿童按体重调整剂量，每千克5mg/d，分2次口服，疗程5d。肾功能受损者酌减剂量，有癫痫病史者忌用。

4. 中医治疗

强调辨证施治，在中成药应用上要注意辨证使用口服中成药或注射剂，可与中药汤剂配合使用。

5. 出院标准

（1）13岁（含13岁）以上人员，原则上同时具备下列条件，并持续7d以上：①体温正常；②临床症状消失；③胸部X线影像检查显示病灶明显吸收。

(2) 12岁（含12岁）以下儿童，应同时具备上诉条件，且要求病程满21d。

（八）疾病预后

禽流感病毒的预后与感染的病毒亚型有关。其中感染 H_5N_1 亚型者预后相对较差，病死率高达50%以上。感染 H_9N_2、H_7N_7 亚型者预后大多良好。1999年中国内地和香港共发现7例 H_9N_2 亚型人禽流感病例，均为急性呼吸道感染，无一例死亡。2003年在荷兰暴发的一次 H_7N_7 亚型人禽流感中，已确认有89例感染者，其中78例发生了结膜炎，7例出现流感样症状，仅1例57岁到过感染鸡场的男性兽医患者死于急性呼吸窘迫综合征(ARDS)。

本病预后还与患者年龄相关，中国香港的首例死亡病例为1例3岁儿童，越南人禽流感流行中死亡的13例患者也绝大多数是儿童。影响预后的因素还与患者是否有基础性疾病相关。入院治疗较晚者和有并发症者预后凶险。体温越高、热程越长，病情就越重。此外，白细胞降低及淋巴细胞减少也与预后相关。

（九）疾病预防与控制

1. 控制传染源

开展人间和禽类流感、特别是甲型 H_5N_1 感染的疫情监测、一旦发现禽类或其他动物感染甲型 H_5N_1 病毒，应按照《中华人民共和国动物检疫法》有关规定，就地销毁，对疫源地进行彻底消毒，对病人及疑似病人进行隔离治疗。

2. 切断传播途径

对禽类养殖场、售禽类摊档、患者所在单位、家庭进行彻底消毒，对死禽及禽类废弃物应立即就地销毁或深埋；收治病人的门诊和病房按SARS标准做好隔离消毒，防止患者排泄物及血液污染院内环境及医疗用品；医护人员要做好个人防护。加强检测标本和实验室禽流感病毒毒株的管理，严格执行操作规范，防止医院感染和实验室的感染及传播。

3. 保护易感人群

平时加强体质锻炼，避免过度劳累，不吸烟。注意饮食卫生和营养，不喝生水，勤洗手，养成良好的个人卫生习惯。对鸡肉等食物应彻底煮熟，不吃生的或半熟的动物食品。保持居室空气流通。对于密切接触者或高危人群，可以服用抗流感病毒药物如金刚烷胺、奥司他韦等进行预防。

4. 免疫预防

有效的疫苗是防控人禽流感的关键手段。由于禽流感病毒极易发生基因重组而变异，传统的甲型流感病毒三联疫苗对 H_5N_1 禽流感病毒感染不起预防作用。目前尚无市售有效预防禽流感的人用疫苗。2008年4月，我国正式批准人用禽流感疫苗，但不上市销售，仅在大流行流感发生时或紧急情况下，在政府有关部门指导下启用。2009年5月，中国农科院哈尔滨兽医研究所国家禽流感参考实验室研制成功一种 H_5N_1 人禽流感冷适应致弱活疫苗，效果优于现有的各种 H_5 亚型人禽流感疫苗，是预防 H_5N_1 人禽流大流行理想的候选疫苗之一。

四、严重急性呼吸综合征（SARS）

严重急性呼吸综合征（Severe Acute Respiratory Syndromes，SARS），在我国又称为传染性非典型肺炎，是一种因感染SARS冠状病毒引起的新的呼吸系统传染性疾病。该病主要通过近距离空气飞沫传播，以发热，头痛，肌肉酸痛，乏力，干咳少痰等为主要临床表现，严重者可出现呼吸窘迫。

（一）历史暴发情况

严重急性呼吸综合征于2002年11月在我国广东佛山地区首发，随后在广东河源、中山、顺德等市出现。2003年1月底开始在广州市流行，2月底3月初达高峰。随后蔓延到山西、北京、内蒙古、天津及河北等地，直至5月底6月初为流行末期。2003年2月下旬本病开始在中国香港流行，迅速波及加拿大、新加坡、中国台湾等地。2003年8月16日卫生部公布SARS在我国24个省、直辖市、自治区，266个县、市流行，共有5327例患者，死亡349例。按照WHO公布的材料，截至2003年8月，全球约33个国家和地区出现疫情，以中国的大陆、香港和台湾，加拿大和新加坡最为严重，全球累计8422例，共死亡916例，其中医务人员发病1725例，约占20%。

（二）病原学

SARS的病原体是一种新型冠状病毒——SARS冠状病毒（SARS coronavirus，SARS-CoV）。该病毒属于巢状病毒目，冠状病毒科，冠状病毒属。根据其基因组结构分类，它属于单股正链RNA病毒。成熟的冠状病毒颗粒直径约为60～120nm不等。其形态学上最显著的特征在于，在病毒包膜外，有放射状排列的花瓣样或纤毛样突起，长约20nm或更长，基底窄。这一酷似帝王王冠的结构，正是其名字coronavirus的来源。其基因组5’端约三分之二的区域，编码病毒RNA聚合酶复合蛋白；后三分之一的区域，编码病毒结构蛋白，按基因组上的排列顺序依次为S蛋白、E蛋白、M蛋白、N蛋白。其中S蛋白即伸出包膜的棒一球形的糖蛋白，它在病毒与宿主细胞表面受体结合及介导膜融合进入细胞的过程中，起关键性作用，也是冠状病毒主要的抗原蛋白。M蛋白则是一种跨膜蛋白，在病毒的包膜形成与出芽过程中起重要作用。E蛋白是一种相对较小的蛋白质，主要散在分布于病毒包膜上。N蛋白与人类自身的核内蛋白十分相似，具有定位到核内的特性。SARS病毒有包膜，表面有棘突，对热、乙醚、酸均敏感。该病毒的抵抗力和稳定性要优于其他人类冠状病毒。

（三）流行病学

1. 传染源

目前已知患者是本病的主要传染源。在潜伏期既有传染性，症状期传染性最强，极少数患者刚有症状时即有传染性，少数“超级传染者”可感染数人至数十人。恢复期粪便中仍检出病毒，此时是否有传染性，仍待研究。目前尚无法确定是否存在动物—人的传播方式。

2. 传播途径

近距离呼吸道飞沫传播是主要传播途径，直接接触患者的分泌物、排泄物和被其污染的物品也可传播。气溶胶传播，即通过空气污染物气溶胶颗粒这一载体在空气中作中距离传播，是经空气传播的另一种方式，严重流行疫区的医院和个别社区暴发即通过该途径传播。目前尚未发现血液传播、性传播、垂直传播及苍蝇、蚊子等媒介传播的证据。

3. 易感人群

人群普遍易感。SARS具有显著的家庭和职业聚集特征，主要流行于人口密度集中的大城市。医务人员、患者家人、与病人有社会关系的人为高危人群。早期，医务人员的发病数多、比例高，随着医院内感染控制措施的落实，医务人员发病明显减少。

（四）病理改变

肺脏大体解剖主要为肺实变。从香港和加拿大的肺活检及尸检资料发现，不同部分的肺组织可见到早期及机化期弥漫性肺泡损伤（DAD）。早期改变为肺水肿及透明膜形成，符合早期急性呼吸窘迫综合征（ARDS）表现。之后出现肺泡腔内细胞性纤维黏液样机化渗出物，与极化性肺炎一致。肺间质可见单个核细胞浸润。部分患者肺泡内可见胞质内富含空泡的多核肺细胞，电镜下未见病毒颗粒。其他表现还有局灶性肺泡出血、小气道内可见炎性坏死碎屑等。未见细胞核内或胞质内病毒包涵体。病理标本用多种免疫组化方法亦未发现病毒抗原成分，提示SARS的组织损伤不是病毒直接损伤，而是由于病毒诱发的细胞因子或其他因子造成的继发性损伤，为临床使用皮质激素治疗提供了依据。部分患者出现淋巴结肿大，脾脏肿大等改变，但相对缺乏特异性。

（五）临床表现

1. 潜伏期

潜伏期通常为2周，一般为2～10d。

2. 临床症状

SARS的临床表现通常是非特异性的，常以发热为首发症状，体温>38℃，伴有寒战、头痛、全身肌肉关节酸痛。呼吸道症状主要表现为干咳、胸闷，严重者出现呼吸困难，少有卡他症状（鼻塞、流涕等），少数病例可出现腹泻、恶心、呕吐等消化道症状。

3. 体征

肺基底部可闻及湿罗音，或有肺实变体征。出现胸腔积液，可出现局部叩诊浊音，呼吸音消失等。

（六）诊断鉴别

1. 诊断标准

我国卫生部2003年公布的SARS病例诊断标准如下：

（1）流行病学史：①与发病者有密切接触史，或属受传染的群体发病者之一，或有明确传染他人的证据。②发病前2周内曾到过或居住于报告有传染性非典型肺炎病人并出现继发感染疫情的区域。

（2）症状与体征：起病急，以发热为首发症状，体温一般>38℃，偶有畏寒；可伴有头痛、关节酸痛、肌肉酸痛、乏力、腹泻；常无上呼吸道卡他症状；可有咳嗽，多为干咳、少痰，偶有血丝痰；可有胸闷，严重者出现呼吸加速，气促，或明显呼吸窘迫。肺部体征不明显，部分病人可闻少许湿啰音，或有肺实变体征。

注意：有少数病人不以发热为首发症状，尤其是有近期手术史或有基础疾病的病人。

（3）实验室检查：外周血白细胞计数一般不升高或降低；常有淋巴细胞计数减少。

（4）胸部X线检查：肺部有不同程度的片状、斑片状浸润性阴影或呈网状改变，部分病人进展迅速，呈大片状阴影；常为多叶或双侧改变，阴影吸收消散较慢；肺部阴影与症状体征可不一致。若检查结果阴性，1～2d后应予复查。

（5）抗菌药物治疗无明显效果

根据以上流行病史、症状、体征、辅助检查作出诊断：

疑似诊断标准：符合上述（1）+（2）+（3）条或（2）+（3）+（4）条。

临床诊断标准：符合上述（1）之①+(2)+(4) 条及以上，或（1）之②+(2)+(3)+(4) 条，或（1）之②+(2)+(4)+(5) 条。

重症 SARS 诊断标准：符合以下标准中的 1 条即可诊断为重症病例：①呼吸困难，呼吸频率>30 次/min；②低氧血症，在吸氧 3～5L/min 条件下，动脉血氧分压（PaO_2）<70mmHg[①]，或脉搏容积血氧饱和度（SpO_2）<93%；或已可诊为急性肺损伤（ALI）或急性呼吸窘迫综合征（ARDS）；③多叶病变且病变范围超过 1/3 或 X 线胸片显示 48h 内病灶进展>50%；④休克或多器官功能障碍综合征（MODS）；⑤具有严重基础性疾病或合并其他感染或年龄>50 岁。

2. 鉴别诊断

SARS 临床表现往往缺乏特异性，常需与各种急性传染性或非传染性呼吸道疾病相混淆，需要认真进行鉴别诊断。临床上应注意排除上呼吸道感染、流行性感冒、细菌性或真菌性肺炎、艾滋病合并肺部感染、军团菌病、肺结核、流行性出血热、肺部肿瘤、非感染性间质性疾病、肺水肿、肺不张、肺栓塞、肺嗜酸性粒细胞侵润症、肺血管炎等临床表现类似的呼吸系统疾病。

要特别注意与流行性感冒（流感）的鉴别诊断，流感主要根据当时、当地流感疫情及周围人群发病情况，无 SARS 流行病学依据，卡他症状较突出，外周血淋巴细胞常增加，发病早期投以奥司他韦有助于减轻发病和症状，必要时辅以流感和 SARS 的病原学检查，可以帮助作出鉴别。

（七）疾病治疗

目前尚无针对 SARS 的特效治疗方法，主要根据病情采取综合性措施，强调早发现、早隔离、早治疗，正确使用激素和呼吸机，积极防治并发症。

1. 隔离与病情监测

疑似病例与临床诊断病例分开收治。密切观察病情变化，监测症状、体征、体温、呼吸频率、SpO_2、或动脉血气分析、血象、胸片（早期复查间隔时间不超过 2～3d），以及心、肝、肾功能等。患者在隔离初期往往有沮丧、绝望或孤立无援的感觉，影响病情的恢复，故关心安慰患者、给予心理辅导尤为重要。

2. 一般对症治疗

（1）卧床休息，避免用力活动。

（2）发热：超过 38℃者可作物理降温（冰敷、酒精擦浴）或解热镇痛药（儿童忌用阿司匹林）。

（3）镇咳祛痰药：用于剧咳或咳痰者，如复方甘草合剂，盐酸氨溴索等。

（4）有心、肝、肾等器官功能损害，应作相应的处理。

（5）腹泻患者应注意补液及纠正水、电解质失衡。

（6）早期可作持续鼻导管或面罩吸氧，以缓解缺氧（吸氧浓度一般为 1～3L/min）。

3. 糖皮质激素

（1）使用指征：糖皮质激素治疗早期应用有利于减轻肺部免疫性损伤，减轻低氧血症和急性呼吸窘迫综合征（ARDS）的发生和发展，并可预防和减轻肺纤维化的形成，大部

① mmHg 为非法定计量单位，1mmHg=133.3224Pa。

分患者用药后改善中毒症状，缓解高热，但是大量长期应用糖皮质激素，可能削弱机体免疫力，导致耐药细菌和（或）真菌的感染。建议出现以下三种情况时使用糖皮质激素：①有严重中毒症状，高热 3d 持续不退；②48h 内肺部阴影进展超过 50%；③出现急性肺损伤（ALI）或急性呼吸窘迫综合征（ARDS）。

(2) 用法和剂量：采用半衰期短的糖皮质激素如甲泼尼龙较为安全有效。一般成人剂量相当于甲泼尼龙 80～320mg/d，分 2 次静脉滴注，危重病例剂量可适当增加，大剂量应用时间不宜过长，待病情有所缓解即应逐渐减量和停用，以避免和减少不良反应的发生。

4. 抗菌药物的应用

根据临床具体情况，选用适当的抗感染药物，如大环内酯类、喹诺酮类、去甲万古霉素等。

5. 抗病毒治疗

目前尚未发现有效的抗 SARS-CoV 特异性药物，一般推荐使用利巴韦林，但其疗效仍不明确。

6. 免疫治疗

重症患者免疫功能低下，可试用免疫增强剂，如丙种球蛋白，对继发感染者有一定的功效。恢复期患者血清疗法只在个别患者使用过，其疗效和风险尚不明确。

7. 机械通气治疗

机械通气治疗是对重症病例的重要治疗手段，宜掌握指征及早施行。

(1) 无创正压机械通气（NIPPV）

①指征：鼻导管或面罩吸氧治疗无效，$PaO_2 \leqslant 70mmHg$，$SpO_2 < 93\%$，呼吸频率 ≥30 次/min，胸片示肺部病灶恶化。

②方法：用面罩或口鼻罩，通气模式为持续气道正压通气（CPAP），或压力支持通气＋呼吸末正压（PSV＋PEEP），CPAP 压力水平为 4～10cmH_2O[①]，PSV＋PEEP 时，PEEP 水平一般为 4～10cmH_2O，吸气压力水平一般为 10～20cmH_2O。

(2) 有创正压机械通气

①指征：不能耐受 NIPPV 治疗或 NIPPV 治疗无效；病情急剧恶化。

②方法：经口，鼻插管或气管切开插管，通气模式有 A/C＋PEEP，PSV＋PEEP，双相气道正压通气（BIPAP），气道压变化通气（APRV）等，可根据患者实际情况进行选择。

8. 中药治疗

中医学认为 SARS 的基本病机为邪毒壅肺、湿痰瘀肺、肺气郁闭、气阴亏虚。治疗原则为早治疗、重祛邪、早扶正、防传变。

（八）疾病预后

大部分患者经治疗症状缓解，病情好转，病程持续约 4 周，但约 20%的患者病情持续发展，或初期（1～2 周）一度好转，以后病情再度恶化，最终演变为急性呼吸窘迫综合征，预后极差，此时患者体内病毒抗体效价已开始降低，因此病情再度恶化可能不是由于病毒复制增殖，而是由于免疫性肺损伤的发展和随后肺纤维化。

---

① cmH_2O 为非法定计量单位，1cmH_2O＝98.0665Pa。

（九）疾病预防与控制

SARS 已列入《中华人民共和国传染病防治法》法定传染病范畴，按甲类传染病进行隔离治疗和管理，其预防重点在于控制传染源和切断传播途径。

1. 控制传染源

SARS 的传染源主要是患者，因此在疫情流行期间及早隔离患者是疫情控制的关键。要做到早期发现，早期隔离，早期治疗。密切接触者应实施医学观察，隔离观察期为 2 周。在家中接受隔离观察时应注意通风，避免与家人密切接触，并由卫生防疫部门进行医学观察，每天测量体温。如发现符合疑似或临床诊断标准时，要立即以专门的交通工具转往指定医院。

2. 切断传播途径

建立发热门诊，严格落实各项防护措施。强调通风、呼吸道防护、洗手及消毒、防护用品的正确使用、病区生活垃圾和医疗废物的妥善处理，避免医务人员的感染。开展本病的科普宣传，流行期间减少大型群众性集会或活动。保持良好的个人卫生习惯，不随地吐痰，避免在人前打喷嚏、咳嗽、清洁鼻子。积极锻炼身体，提高机体免疫力。

3. 保护易感人群

提高机体抵抗力是预防 SARS 的重要措施，保持乐观稳定的心态，均衡饮食，多喝汤饮水，注意保暖，避免疲劳，保证足够的睡眠及在空旷场所做适量运动等。尚无效果肯定的预防药物可供选择。恢复期患者的血清对本病的被动预防作用未见有报道。目前灭活疫苗正在研制中，已进入临床实验阶段。

第二章　重大呼吸道传染病口岸防控组织制度体系

近年来，非典、禽流感、甲型 H_1N_1 流感等各种突发重大呼吸道传染病接连发生，给社会经济的可持续发展和人民生命健康带来了严峻的挑战，如何预防并有效应对突发呼吸道传染病事件，也成为世界各国政府部门必须重视的一项紧迫而重要的课题。

我国向来高度重视突发公共卫生事件的预防和应对，在许多传染性疾病的预防与控制方面取得了显著成效，并积累了大量的关于疾病预防、应急响应、决策指挥、事后处理等方面的工作经验，形成了从中央到地方的系统性突发公共事件应急体系。然而，就目前来看，我国在应对重大突发公共卫生事件方面仍然存在不足之处，例如我国政府应对重大突发公共卫生事件的组织制度体系、紧急预警机制及常态性防范机制还不够完善，信息网络与预警监测体系建设还不健全，应对突发事件的应急联动工作机制尚未真正建构，这给政府部门进一步提升突发公共卫生事件防控能力带来了阻碍。

国境口岸重大呼吸道传染病检验检疫防控体系是全国突发公共卫生事件应急反应体系的重要组成部分，也是全国传染病防控网络中的重要组成要素。国境口岸交通工具往来频繁，出入境人员来源地复杂，人员入境后的活动行踪难以掌握和控制，容易聚集传染源和易感人群，因而，国境口岸一旦发生重大呼吸道传染病疫情，如得不到有效处置，就可能给经济发展和社会稳定带来无法估计的影响。尤其是当前随着我国对外开放和国际间交流的日益紧密，国境口岸出入境人员、货物、行李不断增加，加大了对重大呼吸道传染病预防控制的难度。因此，建立和完善重大呼吸道传染病检验检疫防控体系，保障国境口岸和出入境人员的身体健康已经成为我们工作的重中之重。

通过对北京、上海、福建等出入境检验检疫局，尤其是北京出入境检验检疫局在甲型 H_1N_1 流感疫情防控组织制度建设情况，特别是在组织机构、工作方案、工作制度方面经验的总结和分析，评估其在疫情防控工作中发挥的效果，总结成功经验，进而明确口岸防控重大传染性疾病工作中组织制度体系建设的重要作用，研究建立国境口岸重大呼吸道传染病防控组织制度体系，为今后类似口岸重大呼吸道传染病疫情防控工作提供组织制度的保障，并为建立系统的国境口岸突发公共卫生事件防疫防控体系提供理论和实践经验的借鉴。

第一节　应急组织制度体系现状及特点

一、基本概念

应急管理体制是政府为完成法定的应对公共危机的任务而建立起来的具有确定功能的应急管理组织结构和行政职能；应急管理机制则是政府应对突发事件的制度化、程序化的方法与措施。

组织结构是应急系统结构的重要组成部分，它决定了应急系统决策和指挥的效率，影响着应急系统的功能以及应急响应的有效性和效率。

应急指挥组织是指各级政府和相关职能部门在应急期间设立的总指挥部、现场指挥部或指挥中心等临时性机构，设立此类组织的目的主要是为了更有效地开展应急指挥与协调工作，使事态得到及时控制。

二、基本组织结构

传统组织结构的基本类型及特点传统型式的组织采用的是基于职能的组织结构，它是以亚当·斯密的分工理论为基础的。典型类型有直线制、职能制、直线职能制、事业部制、矩阵制结构和多维立体结构等。

（一）直线制

系统直线排列的，各级行政领导人执行统一指挥和管理职能，不设专门的职能机构。具有结构简单、权责明确、命令统一、指挥效率高的特点。适用于规模较小，任务单一，人员较少的组织。

（二）职能制

职能制的组织结构是一种以职能分工为基础的分级管理结构，即将管理按专业进行划分，由职能管理机构分别领导业务机构。其优点是促进管理专业化分工，解决了管理人员的品质技能与管理任务不相适应的矛盾，使决策者从日常繁琐的业务中解脱出来，集中精力思考重大问题。其缺点是破坏了命令统一的原则。

（三）直线职能制

直线职能制是在最高管理者的领导下，组织建立两套管理系统：一套是实现直线式领导的管理系统；另一套是协助经理指导和监督的职能管理系统。其优点是综合了直线制和职能制的优点。其缺点是过于强调集权、统一，不利于提高灵活性。

（四）事业部制

这种类型的组织结构特点是，组织按地区或所经营的各种事业和产品来划分部门，各事业部独立核算，自负盈亏，适应性和稳定性强，有利于组织的最高管理者摆脱日常事务而专心致力于组织的战略决策和长期规划，有利于调动各事业部的积极性和主动性，提高组织经营的灵活性和适应能力，利于组织培养人才、发现人才、使用人才，便于考核。其缺点是整体性不强，内部沟通与交流不畅。

（五）矩阵结构

矩阵结构由纵横两套管理系统组成的组织结构：一套是纵向的职能领导系统；另一套是为完成某一任务而组成的横向项目系统。其优点是集中优势解决问题，资源共享，交流畅通。其缺点是组织复杂，双向领导。

（六）多维立体结构

多维立体结构由 3 大管理系统组成：产品事业部、专业管理机构、区域管理机构。其优点是能够有效的实现资源共享，同时有利于调动人员的工作积极性。其缺点是决策过程周期长，费用高。

上述组织结构是金字塔式的层级式组织结构，随着社会的发展，越来越不能满足要求，体现出一些弊端，主要有以下四点：一是部门及部门内部的职能人员只关心自己的部门或工作而非整个组织的工作，弱化了组织的整体功能，强化了以部门主义、个人主义为代表的本位主义；二是随着传统分工的精细化程度增加，组织内部间差异性增大，加上层级众多，这将导致组织内部沟通的障碍和部门之间协作的困难，信息传递容易失真；三是职能导向型组织的业务过程中，很多过程步骤可以简化，这种不必要的步骤提高了资源成本及人力成本，增长了工作过程的流转时间；四是传统组织结构中，关注的是如何提高单个职能工序的工作效率，过程被分割，忽略了整体目标。

三、其他国家应急组织特点

（一）结构特点

建立基本模块不破坏组织原有机制。如美国的部分应急组织是为综合救灾建立的通用性规定，其模块化组织思想不但能整合相关救灾资源，而且不会造成各级部门为配合应急组织而大幅度变更原有运作机制，或重新建立另外的应变机制。

一元化分级指挥（向一人报告）。由上而下发展的模块化组织模式，规定每一位指挥官以指挥3～5人或3～5个单位原则，规定下属人员不能越级报告，以建立一元化的现场指挥纪律。

分设战术指挥部和行政指挥部。有利于分轻重缓急地进行应急管理，使前方应急工作和后方后勤工作有效分工。

（二）启示

建立现场行动指挥与联合协调分离的应急指挥协调模式。在一元化指挥原则下，将突发事件应急指挥协调机构明确划分为现场应急指挥机构与应急联合协调机构两个层次。即在各类突发事件现场，建立现场应急指挥部，统一指挥各方面的力量，使现场的各类应急救援处置行动能在统一的指挥框架下开展行动，而非直接参与现场救援行动的相关各方，在场外建立联合协调中心，集中、统一协调相关各方为现场行动提供各类所需的帮助，其主要职责是为现场应急指挥机构提供各类资源保障，而不直接指挥应急救援处置行动。

规范应急指挥组织的基本结构与职能。按照模块化组织方式规范应急指挥结构。各级、各类应急指挥机构应该建立模块化的组织结构，规范不同组成部分的名称、职能、人员要求、资源配置等。现场指挥部、联合协调中心，以及其他各类应急指挥机构的组织结构应该具有基本相同的组织结构。

建立标准化的应急指挥与协调程序。建议统一规范应急指挥协调机构运行的概念、原则、程序和术语等；制定指挥机构的建立、扩展与收缩，指挥权转移，行动计划制定，公共信息管理，资源调配管理，多机构联合协调等标准化程序；根据突发事件的性质、程度和影响范围，灵活选择独立指挥、联合指挥、区域指挥和分级指挥等不同的指挥模式。

四、我国应急组织的基本类型

中国传统的应急管理体制是一种建立在政治动员基础上的平战转换和部门分割型体制，存在临时性、模糊性、协调不畅等问题。在2003年“非典”之后，我国应急管理体制建设取得长足进步，在充分利用现有政府行政管理机构资源的情况下，形成了依托于政府办公厅（室）的应急办发挥枢纽作用，协调若干个议事协调机构和联席会议制度的综合协调型应急管理新体制。

从组织结构上看，我国的应急组织基本上是由传统的组织结构组成，根据其规模大小、功能要求，采取了各种不同的组织结构。最基层一级的应急组织往往采用直线制结构，如消防队、派出所；专业性要求比较高的应急组织内部通常采用职能制结构，如地震监测、气象预测和疾病控制部门的结构；一些大中型的应急组织采用直线职能制；一些技术要求高，相对独立性强的应急组织采用事业部制结构，如核电站的应急组织结构；我国省、市一级的应急组织采用矩阵制这种方式；多维立体结构的适应对象为公安、武警和军队系统。

第二节　甲型 H_1N_1 流感口岸防控组织制度体系效果评价

组织制度是组织中全体成员必须遵守的行为准则，主要包括组织中各种规定、办法、标准、方案等。组织制度规定了组织的指挥系统，明确了人与人之间的分工和协调关系，并规定各部门及其成员的职权和职责。完整的组织制度应当具有一个稳固的“三角支架”结构，即有合理的领导机构，能保证决策的制定和执行；有合理的职能体系，使组织成员能够有效地实现专业化分工和协作；有有效的权力系统，使组织成员能够接受并执行组织管理者的决定。组织制度最典型的特征是组织决策者和执行者之间通过决策形成各自独立、权责分明、相互制约的关系，并通过该组织的规章制度得以确立和实施。

著名危机管理专家库奥林泰立（Quarantelli）曾指出，危机管理需要一个富有弹性的、适应性很强的组织结构以满足各种危机所需。作为公共危机管理的一种形态，重大呼吸道传染病检验检疫防控组织制度的建立也是为了能够有效地预防各种重大呼吸道传染病，并在其发生时实施及时有效的应对。突发事件种类繁多、形态各异、难以预测，而应急响应是一个过程，快速响应是对应急组织的基本要求，这就要求应急组织不仅要通过专业分工降低成本、提高质量及工作效率，还要注重组织的灵活性以及缩短应急的响应时间。因此，基于重大呼吸道传染病检验检疫防控的组织制度体系，应该是一个全方位、立体化、多层次和综合性的应急管理网络，是一个能动员各方面力量的系统性组织制度体系集合。

依据重大呼吸道传染病检验检疫防控的组织工作内容，以及突发公共卫生事件应急处理步骤，国境口岸重大传染病检验检疫防控的组织制度体系应当包含的内容和功能见表2-1。

表 2-1　国境口岸重大传染病检验检疫防控的组织制度体系

突发疫情处理步骤	主要工作及功能
1　敏感的警报与通报系统	1）单位主管掌握事情发展状况； 2）做出正确妥善的处置与应变
2　迅捷有力的危机处理小组	1）尽速召集相关人员成立危机处理小组； 2）搜集信息； 3）诊断危机； 4）确认决策和防治工作方案

续表 2-1

突发疫情处理步骤	主要工作及功能
3 灵活协调的跨部门任务与分工合作	1）针对危机状况，厘定危机小组负责人，协调跨部门人力与资源的分配； 2）构建联防联控体系，动员各种力量参与防疫防控
4 适时的信息沟通	1）将事故原因、范围、处理情况与检讨改善等做适当的说明，并请示上报； 2）备好书面资料，妥善面对媒体
5 妥善的善后与检讨	1）做好善后的处理与检讨； 2）记录与传承经验，预防危机再发

就甲型 H_1N_1 流感防控而言，北京口岸重大呼吸道传染病检验检疫防控组织制度体系的建立与应用，为积极应对、妥善处置口岸重大突发疫病疫情提供了坚实的组织保障，在该体系的大框架下，领导机构得以明确，工作职责得以落实，方案制度得以推行，队伍得以调集，物资得以到位，信息情况得以迅速传递，措施方法得以有效实施，检验检疫机构的所有资源能够得到迅速的整合和合理分配。因此，对于探索建立国境口岸重大传染病检验检疫防控组织制度体系也具有借鉴意义。

第三节 重大呼吸道传染病口岸防控组织制度体系

一、体系建立的组织构架和功能

以北京出入境检验检疫局应对甲型 H_1N_1 流感疫情防控工作为例，其建立的组织构架和实现的主要功能介绍如下。

（一）组织体系的基本要求

一个高效有序的应急组织体系，首先要实现的是对突发事件的快速应急响应，这必然要求在建设组织体系时不可拘泥于传统的科层制的组织形式，而要建立一个基于各专业分工合作上的面向整个突发事件过程的反应快速、组织灵活的组织制度。过程团队根据过程的不同层次以及过程内部的不同任务，可以将过程的基本活动单元划分为不同的过程团队。过程团队是指一个具有共同目标、有不同职业技术的人组成的小组，其典型特征是高度自治、分工协作、相互负责。过程团队有决策权力，这样会节约时间，加快响应速度。这样的组织主要具有以下优点：

一是柔性化和灵活性突发事件的应急响应，讲的就是一个“快”字，而且突发事件种类繁多，应急系统不可能只针对一种突发事件，组织结构要适应这个趋势，必须是动态的、有弹性化的，能迅速地回应环境发生的变化。组织的柔性化和灵活性，就是要有效地保持着组织与外界环境的联系和平衡，即组织主动积极地自身调整以求适应，这样，它就能有效调动和节约组织资源。

二是组织结构的扁平化。过程的优化和重组会减少不必要的审核和监督，清除非增值活动，同样会使组织减少不必要的层级。扁平化的核心就是减少应急管理的中间层次，告别那种金字塔式的模式。

三是组织结构的网络化。网络化实际上是在扁平化基础上的延伸，信息网络是组织内部相互联系和沟通的基础，信息技术、网络技术是一个不可缺少的前提。网络化结构促进了信息的全方位沟通，提高了组织的应变力和创新力。面向过程的组织是应急组织发展的趋势，因此，为了提高应急的效率和有效性，有必要分析应急组织结构设计的步骤和特点，建立面向过程的应急组织。

（二）应急组织体系

针对口岸突发重大呼吸道传染病口岸防控工作，北京出入境检验检疫局成立了以领导小组为核心的应急指挥层和以技术专家组、综合保障组等九个保障组为技术支持的业务层并建立了定期的会商制度。各小组的分工及职能如下。

1. 领导小组

传达贯彻国家质检总局、北京市委市政府甲型 H_1N_1 流感疫情防控工作指示精神，安排部署口岸防控应急工作；组织调动本局的技术力量和相关资源，指挥做好口岸应对甲型 H_1N_1 流感出入境检验检疫应急处理工作；部署、组织、指导、协调各部门按照应急预案开展甲型 H_1N_1 流感疫情应急处理工作，统筹安排应急处置资源；对甲型 H_1N_1 流感疫情防控、应急工作落实情况以及应急资源调配与储存情况、应急预算使用情况等进行监督检查；及时向国家质检总局汇报甲型 H_1N_1 流感疫情防控工作情况，结合实际工作，提出合理化意见和建议。

2. 技术专家组

研究、制订北京口岸应对甲型 H_1N_1 流感卫生检疫应急处理方案，并组织实施；为防控、应急处理工作提供专业咨询、技术指导，为应急决策提供建议和意见；与当地卫生行政部门、口岸管理部门、海关、边检等相关部门沟通协调，共同做好口岸应对甲型 H_1N_1 流感疫情的防控和应急处理工作；负责收集、整理、分析甲型 H_1N_1 流感疫情信息和疫情变化情况，提出工作建议；负责甲型 H_1N_1 流感防治业务技术指导工作、人员培训以及疫情处理、医疗救治、流行病学调查、卫生处理等排查工作。

3. 综合协调组

负责领导小组例会的组织和服务工作。通知并协助做好会议室相关准备工作；负责甲型 H_1N_1 流感疫情防控督查督办工作。督促有关部门及时传达领导小组例会会议精神，督促责任部门落实局领导交办的与甲型 H_1N_1 流感防控相关工作，督促有关部门落实国家质检总局、北京市委市政府交办的与甲型 H_1N_1 流感防控相关工作；负责全局应急值守工作。保证甲型 H_1N_1 流感疫情防控期间本局与国家质检总局、北京市委市政府及各委办局、各直属检验检疫局及本局内部的联络畅通，及时向上级领导报告紧急重大情况，安排领导带班制度，做好领导服务工作；负责全局机要交换工作。保证全局公文流转的顺畅，及时取回和送达各类机要文件、密码电报；负责收集全局与甲型 H_1N_1 流感疫情防控相关的文件、通知的电子模板；负责全局办公设备和公务车辆的购置、调拨工作。合理购置、调拨办公设备，协调全局公务车辆调度使用。

4. 政策法规组

负责梳理与甲型 H_1N_1 流感疫情防控工作有关的法律依据，并建立“法律依据库”；

负责收集、整理与甲型 H_1N_1 流感疫情防控工作有关的政策文件，并建立“政策文件库”；对甲型 H_1N_1 流感疫情防控工作开展中领导小组、其他保障组织和一线工作人员等提出的需求、问题提供法制支持和服务。

5. 业务指导组

收集分析国内外各类相关情报信息，上报领导小组，提出预警建议；负责对突发公共卫生事件的起因、性质、影响、责任、经验教训和恢复重建等问题进行调查评估，并提交相关报告；负责对防范重点、情报信息、人员技术装备、资料库建设等提供意见和建议。一旦发生突发公共卫生事件，为领导小组决策提供科学依据，并对突发公共卫生事件性质判定、分级和处置进行核定与研究，提出指导意见和决策性建议。负责组织、策划和指导突发公共卫生事件的培训和演练工作。根据国家质检总局应对突发公共卫生事件的中长期技术研究规划要求，积极参与相关课题的研究。

6. 科技保障组

负责统计汇总各部门提出的甲型 H_1N_1 流感所需现场查验设备和实验室检测设备；负责对所需设备的型号、功能等进行调研，并向政府采购领导小组汇报；负责向各部门推荐提供防控甲型 H_1N_1 流感的适用设备；根据政府采购领导小组的决定，负责实施防控设备的采购工作；负责与设备厂商及供应商沟通，确保提供及时的售后服务；负责完成国家质检总局科技司的防控工作要求；负责与计量部门协商，保障及时完成设备计量工作，确保设备准确正常的运行；负责组织协调我局科技人员与外单位的协作攻关，研究快速检测动物体上的甲型 H_1N_1 流感病毒的实验方法、研究快速检测人体甲型 H_1N_1 流感病毒的实验方法。

7. 人员保障组

研究、制订本局应对甲型 H_1N_1 流感卫生检疫应急处理的人员队伍保障方案；在全局范围内启动防控人员应急调配程序，协调各分支机构、各处室、各直属单位，及时保障各防控岗位人员到位；按照“平战结合，分类管理，协调运转”的原则建立突发公共卫生事件应急队伍，并结合我局口岸检验检疫应急处理职责开展专业技术人员处理突发公共卫生事件能力的培训，提高快速应对的能力和技术水平。

8. 物资保障组

负责组织、部署、协调全局范围内防控甲型 H_1N_1 流感应急处置物资的供应；负责协调全局范围内对防控甲型 H_1N_1 流感卫生防护用品和其他物资的供应；负责对应急处置物资的计划、采购、发放和使用等情况实施监督检查。

9. 材料综合组

负责采集、搜集北京口岸防控甲型 H_1N_1 流感疫情的相关信息（包括新闻报道、上报信息、大事记、典型案例、统计数据、好人好事等），整理、汇总形成本局应对甲型 H_1N_1 流感疫情的阶段性情况汇报和最终的工作总结；随时关注工作动态，保持报告内容及时更新。

（三）运作形式

北京出入境检验检疫局在 2009～2010 年甲型 H_1N_1 流感暴发期间，认真贯彻落实党中央、国务院的重要指示，按照国家质检总局，北京市委、市政府的统一部署，根据北京口岸的特点和疫情防控形势以及政策的不断调整和变化，建立了以应急领导小组为决策核心，以各专业技术小组为支持，大量专业人员组成的的一线应急部门为基础的面向整个口岸防控过程的专业组织机构，并借助完善的工作流程方案、会商会制度实现了各个口岸各个部门的充分沟通和紧密配合，同时引入了联防联控机制，使整个口岸防控工作更加完善有序。北京出入境检验检疫局的这一做法最终保证了北京口岸疫情防控工作的顺利进行，得到国家质检总局和北京市委、市政府的一致肯定，并且得到了哈佛大学肯尼迪学院的认可。具体运作形式如下。

1. 加强组织领导

成立应急领导小组，负责整个防控工作的战略指挥工作。战略层对应着高层管理和决策过程，主要职责是审定突发事件防范和应急计划。2009 年 4 月甲型 H_1N_1 流感暴发后，北京出入境检验检疫局第一时间成立了由齐京安局长挂帅的疫情防控应急领导小组，采取靠前指挥的领导方式，组织调动全局的技术力量和相关资源，指挥做好口岸应对甲型 H_1N_1 流感出入境检验检疫应急处理工作；部署、组织、指导、协调各部门按照应急预案开展疫情应急处置工作；对应急工作落实情况以及应急资源调配与储存情况、应急预算使用情况等进行监督检查。

实施会商制度，保持信息畅通，解决各个部门之间的沟通工作。应急领导小组定期召开的领导小组会商会议，属于战术层，主要任务就是共同分析疫情防控形势，探讨疫情防控策略及措施，研究解决疫情防控中出现的各类问题，确保防控策略的合理性和可行性，防止措施制定与实施的脱节，使疫情防控工作高效、顺利进行。从另一方面来看，会商制度的建立为一线部门、管理处室和局领导之间提供了交流平台，减少了中间不必要的管理环节，使得整个防控组织结构更加扁平化，应急体系的反应更加迅速，极大地提高了防控工作效率。

成立疫情防控技术小组提供专业的技术支持，属于业务层。为做好技术处理和应对工作，北京出入境检验检疫局针对甲型 H_1N_1 流感防控成立了专门的技术小组，研究、制订北京口岸应对甲型 H_1N_1 流感卫生检疫应急处理方案，并组织实施；为防控、应急处理工作提供专业咨询、技术指导，为应急决策提供建议和意见；与当地卫生行政部门、口岸管理部门、海关、边检等相关部门沟通协调，共同做好口岸疫情防控和应急处理工作；负责收集、整理、分析疫情信息和疫情变化情况，提出工作建议；负责相关防治业务技术指导工作、人员培训以及疫情处理、医疗救治、流行病学调查、卫生处理等排查工作。

国境口岸重大传染病检验检疫防控运作模式见表 2-2。

表 2-2　国境口岸重大传染病检验检疫防控运作模式

战略层	战术层	业务层
领导小组	会商制度	技术专家组
		综合协调组
		政策法规组
		业务指导组
		科技保障组
		人员保障组等专业技术小组

2. 全面指挥动员

作为专业性的应急处理组织机构，具有专业知识背景的一线工作人员是整个组织保证高效正常运转的关键因素。2009年4月30日，国家质检总局决定在全国空港口岸恢复入境健康申明卡申报制度，这就意味着口岸的工作量将会急剧增加，而口岸专业人员的缺口也将不断扩大。

为此，北京出入境检验检疫局广泛动员全局干部职工特别是有医学背景的工作人员积极投入到甲型 H_1N_1 流感疫情防控工作中，树立全局观念，强化责任意识，扎实有效地做好疫情防控。北京出入境检验检疫局先后抽调300余人支援首都机场口岸一线，进一步增强疫情防控力量。同时，根据疫情的发展情况和口岸工作实际，经过多方协调，通过国家质检总局和北京市教委先后抽调了200名干部、翻译人员和首都医科大学在校大学生志愿者充实到首都机场口岸，确保防控工作顺利开展。

另外，北京出入境检验检疫局根据口岸防控措施变化，对口岸检疫排查岗位设置以及人员配置进行适时调整，使人力资源利用效率最大化。

3. 完善工作流程

甲型 H_1N_1 流感发生后，北京出入境检验检疫局迅速启动了《北京出入境检验检疫局突发公共卫生事件应急实施方案》。按照“预防为主，常备不懈；统一领导，分级负责；反应及时，有效应对；依靠科学，协调合作”的原则，根据甲型 H_1N_1 流感疫情的实际防控情况，进一步完善了实施方案，明确了指挥领导组织和6个保障组织的职责，从疫情监测、报告与发布、应急反应和处置、善后处理、应急处置保障等方面入手，重新梳理了国境口岸突发公共卫生事件应急管理全流程，为今后开展应急管理工作提供了规范和蓝本。

4. 构筑联防联控机制

联防联控工作机制是政府领导下的多部门综合协调机构，包含了工作协商、信息通报发布和督办检查等工作制度。作为国家公共卫生体系的一部分，北京出入境检验检疫局的疫情防控工作纳入了北京市疫情防控体系。在国家质检总局和北京市委、市政府领导下，作为牵头单位，北京出入境检验检疫局与卫生、旅游、公安、交通、边防、海关等数十个相关部门联合组建了北京市突发公共卫生事件应急指挥部入境监测组，与北京市的相关部门建立入境有症状旅客的转送、信息共享等机制，构建了全新的联防联控工作模式。

5. 实行信息报送制度

北京出入境检验检疫局建立了通畅的信息报送制度。纵向信息报送方面，实行口岸疫情防控信息日报制度，每日分时段统计报送出入境人员、交通工具检疫查验、疾病监测等业务数据和输入性甲型 H_1N_1 流感确诊病例检疫查验信息。横向信息报送方面，将疫情的相关情况及时报送给北京市卫生局、北京市疾控中心等部门。

同时，疫情防控期间，北京出入境检验检疫局总值班室充分发挥应急值守职能，24h解答咨询，收发各类文件传真。办公室则通过对各类信息的收集整理，第一时间向有关部门报告情况，保证了信息报送、沟通渠道的畅通。

甲型 H_1N_1 流感防控期间信息报送流程见图2-1。

（四）评价

通过北京出入境检验检疫局甲型 H_1N_1 流感疫情的防控组织体系建设情况，我们可以做出如下评价：

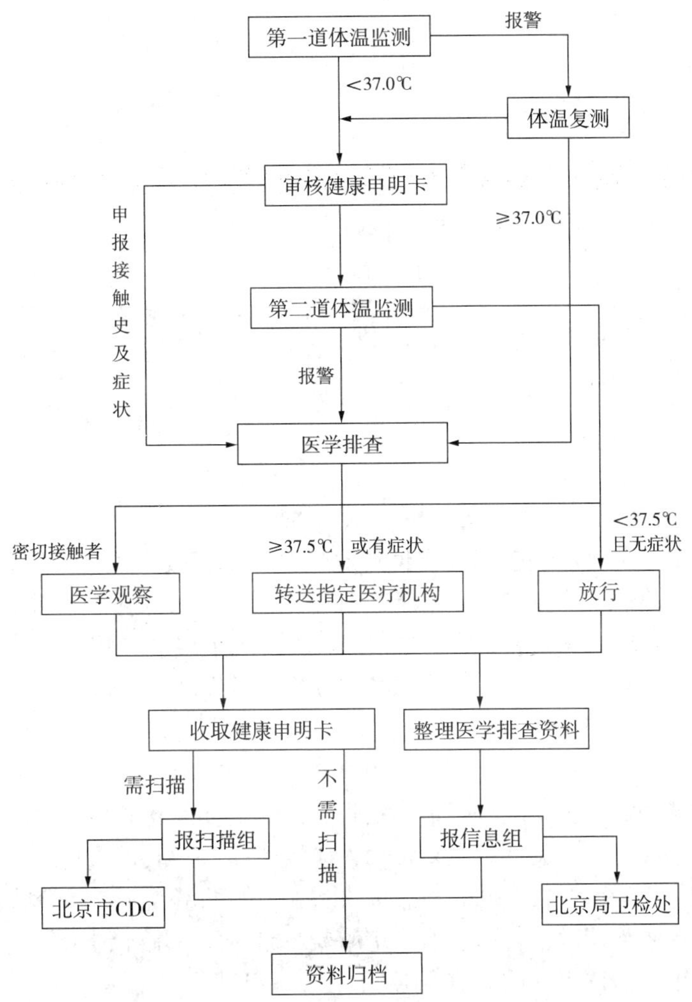

图 2-1　甲型 H_1N_1 流感防控期间信息报送流程

（1）科学的领导机构，能持续发挥作用。北京出入境检验检疫局建立了面向整个应急过程的覆盖战略、战术、业务 3 个层面的立体化的管理机制。将原有的划分较细的职能部门和业务处室整合成对外能够具有相对完整功能的能够应对突发公共卫生事件的大部门形式。

（2）明确的职能体系。明确分工，一把手负责制。领导小组负总责，各专业技术小组分工明确、工作井然有序，会商会议定期召开，信息畅通。确定了整个防控组织制度体系各组成部分应完成的功能以及其之间的关系，并协调和优化各部分性能及其相互间的关系。

（3）流畅的权力系统。北京出入境检验检疫局在甲型 H_1N_1 流感疫情防控过程中对战略、战术、业务 3 个层面的立体化的管理机制进行进一步补充、完善，在局内细化形成了“一把手挂帅、局领导现场指挥、业务主管处室参与、口岸主管领导直接负责、一线人员具体实施”的五层次流畅的管理模式和执行体系，大大提高执行力。

（4）经过实战考验的队伍。北京出入境检验检疫队伍的业务素质和实战能力在疫情防控工作中得到了锻炼和提升。

二、体系建设途径

基于北京出入境检验检疫局在防控甲型 H_1N_1 流感期间应急组织体系建设的成功经验，建议通过以下几个方面来建立口岸防控组织制度体系：

（一）建立强有力的组织机构保障

为了有效控制疫情并将危害控制在最小范围，应尽速召集相关人员成立领导小组，共同了解与掌握重大呼吸道传染病发生原因及现况，研判危害程度与趋势，决定妥善处理方式与行动项目。同时，可建立 24h 不间断的值班值守网络。遇有重大呼吸道传染病疫情暴发，领导小组应分派专人开展应急值守工作，对疫情发生发展的信息进行及时的搜集整理，对上级机构的决策和指示要求第一时间上传下达，确保信息沟通渠道畅通。

（二）建立权责明确的分级管理体系

有效的权责分配体系有利于提高疫情应急决策和执行效率，提高应急管理综合效果。对此，应采取以下措施：一是建立一把手亲自挂帅、局级领导现场指挥、业务管理处室参与协调、口岸主管领导直接负责、一线人员具体实施的五级分工管理体系，确保应急处理工作权责明确、政令畅通、决策有力；二是建立完善重大呼吸道传染病紧急应变工作章程和作业规范，以确保各级人员处理危机的及时性、有效性及一致性；三是按照“分级负责、逐级报告”的原则，建立起层级明确的请示报告工作制度，及时、准确、客观、高效地对重大呼吸道传染病相关情况进行请示报告。凡发现重大疫情，有关人员应及时向本部门主要负责人请示报告；相关部门主要负责人应按照职责分工要求，及时向相关职能处室或业务综合管理部门请示报告，同时报总值班室；职能处室或业务综合管理部门主要负责人应及时向分管局领导请示报告；总值班室应及时向办公室主任请示报告；办公室主任应及时向局长请示汇报。请示报告工作制度有利于各级部门待上级领导指令下达后采取行动，杜绝擅自处理疫情以及延报、误报、瞒报等问题的发生。

（三）建立顺畅的信息沟通渠道

一是建立重大呼吸道传染病检验检疫防控工作领导小组会商制度，做到对疫情信息的及时诊断和掌握。建议会商可采取每日例会或隔日例会的形式，也可视情况临时召集会议。会议主要负责听取各部门疫情变化发展情况、防控措施、应急资源保障情况等汇报，就新情况、新问题进行研究，讨论下一步对策。每次会商会议之后应形成纪要，并及时发送给各位参会人员，以便落实责任，有效指导下一步工作。

二是建立科学便捷的信息化平台。该平台的主要功能应包括重大事件的报送和审批、应急方案和处置方案的查询与生成、卫生处置个案的记录、应急物资管理、值班管理和生成值班快报等，从而既可用于日常值守办公，又可用于突发事件的应急管理。通过建构信息化防控平台，口岸检验检疫机构可以在应急管理工作中宏观掌控各类业务、办公及重大事项信息，实现资源调配，充分整合现有办公系统，促进全局各部门之间工作的联动，提高应急指挥的科学性、统一性、时效性和执行力。

（四）建立灵活的联防联控机制

为了动员各种力量防范疫情，可将与重大呼吸道传染病检验检疫防控相关的各政府部门，如卫生、公安、旅游、铁路、交通、口岸、海关、边检、机场等都纳入口岸疫情防控体系，从而形成各单位密切联合，联防联控的防疫防控工作新模式。确保一旦出现疫情，各成员单位快速反应、有效应对、科学处置，最大限度地确保人民群众生命安全。此外，除专业力量外，还可适当地动员社会力量参与，提高广大公众发现、报告、处置重大呼吸道传染病事件的能力以及公众自救能力，最大限度地减轻突发事件危害程度。

第三章　重大呼吸道传染病口岸防控人员、物资、经费配置机制

面对人感染高致病性禽流感、SARS、甲型 H_1N_1 流感等重大呼吸道传染病疫情，应急人员、物资和经费能否合理配置是决定防控工作能否顺利开展关键问题，在上述疫情防控工作中，都不同程度地出现过人员、物资、经费紧缺的情况，如何建立一种科学高效的应急保障配置机制，无疑是应对重大呼吸道传染病乃至突发事件防控能力建设的重要研究课题。本章通过对甲型 H_1N_1 流感口岸防控中，检验检疫人员、防护用品、消毒用品等物资的预算制定、采购、配置、储存管理等方面工作的总结和分析，明确人员、物资配置方案，建立重大呼吸道传染病检验检疫防控人员、物资配置机制，并结合口岸防控工作实际提出应用方案，为口岸重大呼吸道传染病疫情防控工作提供有效保障。

第一节　重大呼吸道传染病国境口岸防控人力资源配置机制

近年来，重大呼吸道传染病频发，给国境口岸防控人力资源配置工作带来极大挑战。重大呼吸道传染病作为一种突发公共卫生事件，在应急管理实践中必须把人作为首要考虑因素，将有限的人力资源有效投入到疫情防控中，迅速消除或降低所带来的威胁和损失，正所谓排好兵、布好阵，才能打好仗。由此我们也引入人员资源配置这个概念，来更好地理解重大呼吸道传染病国境口岸防控人力资源配置的做法和经验。所谓人力资源配置，是指组织根据目标和任务需要，通过正确选择、合理使用、科学考评和有效培训等措施，使合适的人员去完成组织结构中规定的各项任务，从而保证整个组织目标和各项任务顺利完成的职能活动。不同的突发公共卫生事件下人力资源配置虽各有特点，但在宏观上把握协调一致、协同应对原则，统一调度各方面应急力量，优化整合政府、民间资源；在微观上注重权责一致、人岗匹配原则，把合适的人放在合适的岗位，人尽其才，才尽其用。

一、重大呼吸道传染病国境口岸防控人力资源配置分析

危机情境下，人力资源成为有效应对处置的一个重要约束条件。一方面，在危机管理过程中需要合理利用和配置有效的人力资源，提高管理者对危机的预见性、控制力，建立切实可行的危机管理运行体系，统筹各方面资源，应对突然暴发的或潜在、尚未发作的威胁民众生命健康的危机事件，避免带来无法挽回的不良后果的情境。这就需要管理人员在面对危机事件发生的前、中、后三个阶段，针对潜在或者现实的危机，有组织、按计划、分步骤地采取切实有效的对策和行动，遵循节约时间、降低波及范围和合理利用资源的原则，通过提高危机意识和危机处理、控制能力，有效防止危机发生，减少危机伤害，最终达到解除危机的目的。另一方面，强化全员的危机意识，加强整体的配合与协调，形成一种响应机制，一旦发现应急信号，每个人能够迅速调整到自己的岗位，切实担负起自己的

责任，并且高效运作。这首先需要培训口岸防控人员的专业技能，减少自身的差错率，其次培养防控人员的合作与奉献精神，减少内部管理摩擦，再次进行危机管理训练语言系，包括心理训练、危机处理知识培训和危机处理基本功的演练等，一旦发生危机，一线人员能具备较强的心理承受能力，同时能够快速反应。

针对重大呼吸道传染病的突发事件，我们的紧急应对措施缺少不了以下方面：一是建立一个相对完善的公共卫生应急信息系统，实时实地进行检测；二是建立一个实验室快速诊断应急网络系统；三是建立现场流行病调查控制系统；四是启动全国性大都市的医学应急网络。

加强对人的核心能力建设是建立“公共卫生应急信息系统”的关键。口岸防控人员的能力是做好突发公共卫生事件的监测和处理的核心，为了适应当前的检验检疫机制，人员的管理必须是长期的，动态的。包含以下几方面内容：一是管理人员对防控人员应急处理的指挥能力；二是防控人员的检验检疫意识的转变；三是防控人员的专业配置结构，特别是针对流行病学的调查，实验室的监测人员和卫生防御人员的配备，这几个关键的岗位需要减少人员的流动；四是人员的培训和考核，特别是对于疫情防控中事件处理的基本原则的培训；五是不断完善和修改事件的处理标准。

在人员到位的基础上，现场检疫设备的同步补充，建立现代化的“公共卫生快速实验和确诊网络实验室”，提供一线的卫生保障、流行病预警和应对战略。“流行病监测和控制系统”可以转被动为主动，具有新时期突发公共卫生事件的特异性和全面性。鉴于突发事件产生后，对于国境口岸防控人员投入的相对不足，启动“全国性大都市医学应急网络”可以快速有效地解决专业人才输入不足的问题，从各个高校各个社会机构中抽调有用之才帮助防控人员一起度过危机。事件发生后，必须适时地进行观念更新，时刻强化员工们的危机意识，在管理工作中把正常的管理和危机管理有效地结合起来。

人力资源配置是通常涉及人事关系、自身条件、组织机制和行业现实。对于人力资源配置，初期的分析宜粗不宜细，宜岗位不宜整体。人力资源配置的程序大抵分为以下五个步骤：一是制定用人计划。人与事的总量配置涉及人与事的数量关系是否对应，就是多少事要用多少人去做，使用人计划的数量、层次和结构符合组织的目标任务和组织机构设置的要求，分析出当期人力不足的情况后，就需要更关注如何合理配置人力供给和需求。二是确定人员的来源。即确定是从外部招聘还是从内部重新调配人员。在危机管理下进行的人力资源配置状况分析，是基于内部的人力资源配置不足为着落点。通常在人员短缺的情况下，首先应该考虑内部调节，因为此方法风险小、成本低；其次，可考虑外部补充、招聘、借调、任务转包等措施，当内部配置调节都难满足组织当前的实际需要时，就需要进行外部招聘。外部招聘的关键在于实现所招人员与待招聘岗位的有效匹配，不浪费一兵一卒。从而体现疫情防御的危机管理中“即时能上岗”的硬道理，是人力资源管理中最期望的结果。三是人才测评。通过心理测验、情境模拟等客观化方法对人的能力、水平、性格特征等因素进行测量，并根据职位需求及组织特性对其素质状况、发展潜力、个性特点等心理特征作出科学地评价，从而确定备选人员。四是人力资源配置。常用的方法有：以员工为标准进行配置，按员工岗位测试的每项得分，选择最高分任用，缺点是可能同时多人在该岗位上得分较高，结果仅择一人，另外忽略性格等因素，可能使优秀人才被拒门外；以岗位为标准进行配置，从岗位需求出发为每个岗位选择最合适的人，此方法组织效率高，但只有在岗位空缺的前提下才可行；以双向选择为标准进行配置，就是在岗位和应聘者之间进行必要的调整，以满足各个岗位人力资源配置的要求，此方法综合平衡了岗位和员工两个方面的因素，现实可行，能从总体上满足岗位人力资源配置的要求，效率高。五是绩效考核。最终，人与事的配置还是要看岗位员工的使用情况，并据此决定员工的续聘、调动、升迁、降职或辞退。对口岸防疫人员使用效果经常采用的关键考核指标是工作动机和工作能力。美国心理学家迈尔曾提出过这样一个公式：工作绩效＝动机×能力，其中能力因素基于先天遗传，也与后天学习训练有关，动机因素则是个体需求与社会环境相互作用而激发的一种内部驱动力。要提高员工的绩效需要从两方面入手：激励和培训。Fredrick Herzberg 的双因素理论认为激励因素的改善能产生使员工感到满意的结果，从而能够极大地激发员工工作的热情。而培训则能让员工通过一定的教育训练技术手段，达到能力水平的提高。

二、重大呼吸道传染病国境口岸防控人力资源配置模型与应用

在重大呼吸道传染病的应急管理中，存在着宏观因素不可控的问题，传统的计划型人力资源配置完全滞后于事件的发展，所以引入企业人力资源管理中的“个人-岗位动态匹配模型”。该模型从组织的微观因素着手，并在一定的原则和模式的指导下，使人力资源的配置更加有效、合理，从而使重大呼吸道传染病国境口岸防控人力资源配置做到人尽其才，才尽其用，人事相宜，最大限度地发挥防控人员对于延缓疫情的职能作用。

（一）个人-岗位动态匹配模型理论基础

人力资源配置就是通过考核、选拔、录用和培训，把符合企业发展需要的各类人才及时、合理地安排在所需要的岗位上，使之与其他经济资源相结合，形成现实的经济运动，使得人尽其才，提高人力资源生产率，最大限度地为企业创造更多的经济效益与社会效益。人力资源配置既是人力资源管理的起点，又是人力资源管理的终点，其最终目的是要达到个人-岗位的匹配，提升组织的整体效能。人力资源配置效益的高低直接影响单位其他资源的合理利用和整体配置效益，它是决定整个系统能否持续、稳定、快速发展的关键因素。

1. 个人-岗位动态匹配模型主要遵循原则

（1）能级对应原则。合理的人力资源配置应使人力资源的整体功能强化，使人的能力与岗位要求相对应。单位工作岗位有层次和种类之分，它们占据着不同的位置，处于不同的能级水平。每个人也都具有不同水平的能力，在纵向上处于不同的能级位置。岗位人员的配置，应做到能级对应，就是说每一个人员所具有的能级水平与所处的层次和岗位的能级要求相对应。

（2）优势定位原则。人的发展受先天素质的影响，更受后天实践的制约。后天形成的能力不仅与本人的努力程度有关，也与实践的环境有关，因此人的能力的发展是不平衡的，其个性也是多样化的。每个人都有自己的长处和短处，有其总体的能级水准，同时也有自己的专业特长及工作爱好。优势定位内容有两个方面：一是指人员自身应根据自己的优势和岗位的要求，选择最有利于发挥自己优势的岗位；二是指管理者也应据此将人员安置到最有利于发挥其优势的岗位上。

（3）动态调节原则。动态原则是指当人员或岗位要求发生变化的时候，要适时地对人

员配备进行调整，以保证始终使合适的人工作在合适的岗位上。岗位或岗位要求是在不断变化的，人也是在不断变化的，人对岗位的适应也有一个实践与认识的过程，由于种种原因，使得能级不对应，用非所长等情形时常发生。能级对应、优势定位只有在不断调整的动态过程中才能实现。

（4）内部为主原则。一般来说，各单位在使用人才，特别是高级人才时，总觉得人才不够，抱怨本单位人才不足。其实，每个单位都有自己的人才，问题是“千里马常有”，而“伯乐不常有”。因此，关键是要在单位内部建立起人才资源的开发机制，使用人才的激励机制。如此，在紧急情况下需要人才时，先从内部抽调，这样可以省去很多协调和培训的时间，同时给有能力的人提供机会与挑战，造成紧张与激励气氛，是促成单位整体发展的动力。当确实需要从外部招聘人才时，则不能“划地为牢”，死死地扣在单位内部。

2. 个人-岗位动态匹配模型主要步骤与成分

（1）人力资源规划。单位目标只能通过配置合格的人力资源来实现，人力资源的配置需要有周密的人力资源规划。人力资源规划是单位人力配置的前期性工作，是一个人员流动进行动态预测和决策的过程，它在人力资源管理中具有统领与协调作用。其目的是预测人力资源需求和可能的供给，确保在需要的时间和岗位上获得所需的合格人员，实现单位发展战略和个人的利益。任何组织或企业，要获得合格、高效的人员结构，就必须进行人力资源规划。

（2）职位空缺申请与审批。人力规划更多的是对单位所需人员数量以及企业内部所能提供的人员数量的一种预测，至于具体哪些部门、哪些岗位存在空缺，则需由各部门主管提出职位空缺与申请，并由人力资源部进行仔细严格的审批，如果没有比较严格的审查，或是形式上设立这个审查而实质上根本不起作用，那么就极有可能导致整体的人口膨胀。因此，严格的职位申请与审批是有效的人力规划以及有效的人力资源利用与配置的基础。

（3）工作分析。确定了所需岗位以及各岗位空缺人员数量后，就应对这些岗位进行岗位分析，以确定职位工作任务、职责及任职资格条件等。事实上，工作分析应作为人力资源管理的一项基础性工作来做，而不必等到有招聘需求时临时来进行，如果工作分析做得好，形成了规范的工作说明书，那么在有招聘需求时，就只需看随着企业内外环境的变化，该岗位的职责及任职资格等是否有了新的变化。

（4）人才测评。有了工作分析后，可知道岗位对人员在知识、技能、个性等方面的要求，于是，可据此来设计人才测评的指标，并选用相应的测量工具。对求职者进行科学的人才测评，可了解他（她）是否能胜任某一职位，从而为人才合理配置提供依据。由于企业人力资源配置很多是在企业内部完成的，因此，通过人才测评与绩效考评等手段，对企业人力资源进行普查，在此基础上建立企业的人才库，将非常有利于企业进行人力资源配置。

（5）招聘与合理配置。进行了工作分析与人才测评后，就要对从单位内部或外部招聘来的人员进行合理配置，将合适的人安置在合适的岗位上，达到个人与岗位匹配。实际上，个人与岗位匹配包含着两层意思：一是岗位要求与个人素质要匹配；二是工作的报酬与个人的动力要匹配。可以这样讲，招聘和配备职员的所有活动，都是要实现这两个层面的匹配，而且不能偏颇。其中的道理并不复杂，举例来说，有一家企业想招聘一名研究开发部经理，强调应聘者一定要具备什么样的知识、技能、才干和经验。应聘者当中也的确有具备这种素质的人，这是不是意味着可以实现个人-岗位匹配呢？答案是：不一定。如果招聘企业给这个职位定的报酬标准与应聘者的期望有差距，个人-岗位匹配照样无法实现。

（6）动态优化与配置。把人员招进来并进行了合理有效的配置后，还必须通过调配、晋升、降职、轮换、解雇等手段对人力资源进行动态的优化与配置，因为随着企业内外环境的变化，岗位的任职资格势必会有新的要求，而随着时间的推移，在该岗位上工作的人，也可能变得不再适合这个工作岗位的要求或其能力已远远超出该岗位的要求。因此，有必要重新进行工作分析与人才测评，对岗位责任、岗位要求及现有人员的知识、技能、能力等进行重新的定位。该升的升，该降的降，使人力资源的配置趋近合理。这是企业人力资源持续达到优化配置的关键因素。因此，领导者尤其是人力资源部门应跟踪企业内外环境的变化，及时更新工作分析文件，各级管理者对岗位与下属应有全面、正确的了解，这样才有可能使企业整体的人力资源达到优化配置。

（7）产出。单位采取正确的措施和手段对人力资源进行合理配置后，合适的人工作在合适的岗位上，一方面充分发挥人员的能力和价值；另一方面也将使岗位工作最大限度服务于整体工作，从而使得员工的工作绩效、工作满意度、出勤率等得到提升，从而提高组织的整体效能。

（二）个人-岗位动态匹配模型应用

人力资源配置是否合理，无论是对单位的短期绩效还是长远发展都有重大影响，因此，应予以足够的重视。单位在完成人才招聘或调配后，还应遵循人力资源配置的有关理论与方法，使人才达到人-岗匹配，尽量做到事适其人，人尽其才，才尽其用，人事相配，这样才能减少内耗，最大限度地发挥人力资源的作用，促进单位持续、稳定、快速发展。

下面，以首都国际机场防控甲型 H_1N_1 流感为例，来具体分析个人-岗位动态匹配模型在实践中的应用。自甲型 H_1N_1 流感暴发以来，北京出入境检验检疫局按照国家质检总局的要求，迅速采取了恢复入境人员填写健康申明卡，加强对国际入境旅客的体温监测、医学巡查和排查以及对来自疫病流行国家和地区的航班实施登机检疫查验等一系列有力防控措施。由于加大了检查力度，检验检疫现场一再出现人员紧缺状况。因此，通过加强协作配合、准确分析形势，达到充分利用人员体力、智力、知识力、创造力和技能，促使人力资源和物力资源实现最佳结合，从而实现最大社会效益显得至关重要。北京出入境检验检疫局人力资源部门按照局党组要求迅速采取措施，全力做好人员调配、招聘等工作，确保人员迅速到位。在明确以上原则的基础上，个人-岗位动态匹配模型的人力资源配置主要通过以下几个步骤循序展开：

1. 岗位分析

在确定岗位空缺数量后，认真梳理防控一线岗位，并一一确定岗位职责，而后提出岗位需要的人员任职资格。根据疫情防控的需要，旅检临时增设了审核、收取入境健康申明卡、红外测温、医学排查等多个岗位，航检实行了入境航班架架登机检疫、并对机上人员逐一测温的检疫模式。针对这一情况，北京出入境检验检疫局人力资源管理部门深入旅检、航检工作现场，在充分了解现场岗位设置和人员配备情况的基础上，认真分析、测算岗位需求，梳理出防控一线各种岗位共 39 个（类），其中，旅检岗位 29 个（类），见表3-1、表 3-2；航检岗位 10 个（类），见表 3-3，并逐一明确了相应的工作职责。

表 3-1 T2 航站楼旅检岗位职责一览表

区 域	岗 位	职 责
入境旅检通道	6 个柜台、12 条通道	审核旅客申报表
	引导	对旅客进行引导
	2 台移动式红外测温仪	对入境旅客首次测温
	首次体温复测	体温复测记录
	5 台红外测温仪、3 个柜台	收表及二次测温
	排查	体温复测、医学排查及转送病人
	机动（科长）	应对紧急情况
出境旅检通道	1 个柜台、2 台红外测温仪	查验及测温
过站通道	1 个柜台、2 台红外测温仪	查验及测温
VIP 通道	查验	审核旅客申报表
入境旅客携带物	查验	旅客携带物查验

表 3-2 T3 航站楼旅检岗位职责一览表

区 域	岗 位	职 责
西侧入境旅检通道	2 台移动式红外测温仪	首次测温
	体温复测	体温复测记录
	引导	对旅客进行引导
	10 个柜台、20 条通道	核表
	5 台红外测温仪、4 个柜台	收表及二次测温
	体温复测	二次体温复测
	排查	体温复测、医学排查及转送病人
	机动	应对紧急情况
东侧入境旅检通道	引导	对旅客进行引导
	8 个柜台、16 条通道	核表
	2 台移动式红外测温仪	首次测温
	体温复测	体温复测记录
	5 台红外测温仪、4 个柜台	收表及二次测温
	引导	对旅客进行引导
	机动	应对紧急情况
出境	查验及测温	10 个柜台、14 台红外测温仪
VIP 通道	查验	测温
入境旅客携带物	查验	携带物查验

表 3-3　T2、T3 航站楼航检岗位职责一览表

区　　域	岗　　位	职　　责
T2 航站楼	航空器	登机查验
	报检前台	受理报检
	信息录入	录入航班信息
	机动	应对紧急情况
T3 航站楼	航空器	登机查验
	报检前台	受理报检
	信息录入	录入航班信息
	机动	应对紧急情况
专机公务机楼	专机、公务机	登机查验
应急处置（应急队）	机动	突发事件处置

2. 人力规划

人力规划是人力资源利用和配置的基础，通过对所需人员数量以及内部能够提供的人员数量进行预测，由业务部门提出岗位空缺需要，人力资源部门进行调研审批，防止人多事少，出现人浮于事、效率低下的现象。防控初期，以岗定人是最有效的人力资源调配原则。按照疫情发展形势，人员需求可以分为三种情况：一是特急状态下，需要 477 人左右；二是应急状态下，需要 341 人左右；三是在常态下，需要 246 人左右。下面，以特急状态下岗位人员设置为例，以岗位来测算规划出人员需求数量。

（1）旅检岗位。特急状态下，应配备 332 人，其中处级领导 5 人、综合科（含信息组）9 人、扫描组 13 人、特勤科 20 人，查验岗位人员 285 人（T2 航站楼 91 人、T3 航站楼 194 人）。其中查验岗位设置见表 3-4 和表 3-5。

表 3-4　T2 航站楼岗位人员设置

<table>
<tr><th>区　　域</th><th>岗　　位</th><th>人数/人</th></tr>
<tr><td rowspan="7">入境旅检通道</td><td>6 个柜台、12 条通道</td><td>10</td></tr>
<tr><td>引导</td><td>2</td></tr>
<tr><td>2 台移动式红外测温仪</td><td>4</td></tr>
<tr><td>首次体温复测</td><td>3</td></tr>
<tr><td>5 台红外测温仪、3 个柜台</td><td>5</td></tr>
<tr><td>排查</td><td>3</td></tr>
<tr><td>机动（科长）</td><td>1</td></tr>
<tr><td>出境旅检通道</td><td>1 个柜台、2 台红外测温仪</td><td rowspan="2">4</td></tr>
<tr><td>过站通道</td><td>1 个柜台、2 台红外测温仪</td></tr>
<tr><td colspan="2">小　　计</td><td>32</td></tr>
<tr><td colspan="3">白天：倒班 18 人＋白班组 14 人＝32 人
合计：倒班 54 人（18×3）＋白班组 28 人（14×2）＝82 人</td></tr>
</table>

续表 3-4

区　　域	岗　　位	人数/人
VIP 通道	查验	1
入境旅客携带物	查验	5
小　　计		6
每天 6 人在岗，需 9 人倒班，合计 9 人		

表 3-5　T3 航站楼旅检岗位人员设置

区　　域	岗位（流程）	人数/人
西侧入境旅检通道	2 台移动式红外测温仪	3
	体温复测	2
	引导	2
	10 个柜台、20 条通道	18
	5 台红外测温仪、4 个柜台	6
	体温复测	2
	排查	6
	机动	1
	小计	40
东侧入境旅检通道	引导	2
	核表	16
	首次测温	3
	体温复测	3
	收表及二次测温	6
	引导	1
	机动	1
	小计	32
出境	查验及测温	4
共　　计		76
白天：倒班 30 人＋白班组 46 人＝76 人 合计：倒班 90 人（30×3）＋白班组 92 人（46×2）＝182 人		
区域		人数/人
VIP 通道		2
入境旅客携带物		6
小　　计		8
每天 8 人在岗，需 12 人倒班，合计 12 人		

（2）航检岗位。特急状态下，应配备 145 人，其中处级领导 4 人、综合科 9 人、查验岗位人员 132 人（T2 航站楼 42 人、T3 航站楼 69 人，公务机楼 9 人，应急队 12 人）。查验岗位设置见表 3-6。

表 3-6　航检处查验岗位人员设置

<table>
<tr><th>区　　域</th><th>岗　　位</th><th>人员分配/人</th></tr>
<tr><td rowspan="4">T2（每天航班 42 架次左右）</td><td>航空器</td><td>13</td></tr>
<tr><td>报检前台</td><td>1</td></tr>
<tr><td>信息录入</td><td>1</td></tr>
<tr><td>机动</td><td>1</td></tr>
<tr><td colspan="2">小　　计</td><td>16</td></tr>
<tr><td colspan="3">白天：倒班 10 人＋白班组 6 人＝16 人
合计：倒班 30 人（10×3）＋白班组 12 人（每天 6 人在岗）＝42 人</td></tr>
<tr><td rowspan="4">T3（每天航班 86 架次左右）</td><td>航空器</td><td>25</td></tr>
<tr><td>报检前台</td><td>1</td></tr>
<tr><td>信息录入</td><td>1</td></tr>
<tr><td>机动</td><td>1</td></tr>
<tr><td colspan="2">小　　计</td><td>28</td></tr>
<tr><td colspan="3">白天：倒班 13 人＋白班组 15 人＝28 人
合计：倒班 39 人（13×3）＋白班组 30 人（每天 15 人在岗）＝69 人</td></tr>
<tr><td>专机公务机（航班量不固定）</td><td>专机、公务机</td><td>9</td></tr>
<tr><td>应急队</td><td>机动</td><td>12</td></tr>
</table>

防控初期，按照特急状态配置，首都机场口岸检验检疫除去现有人员 213 人，缺口 264 人左右。

3. 人力资源配置

有了空缺，有了需求，就能选用相应的测量工具对调配人员的知识、技能和个性等方面进行综合测评，决定其能否胜任。在实际调配人员工作中，主要通过考察其专业背景（医学专业）、工作经历（从事过旅检、航检一线工作）以及面试情况（主要针对外部招聘人员，考察心理承受能力和综合素质）来综合测评。依据测评结果，对内部抽调和外部招聘人员进行合理配置，达到人岗匹配（岗位素质匹配、个人工作动力匹配）。

（1）抽调内部力量。及时向口岸查验现场临时增派人员，支援口岸查验现场防控工作。一方面从北京出入境检验检疫局内部抽调人员，经过调配从各部门共抽调 110 人充实到旅检、航检现场，北京出入境检验检疫局相关部门共计 139 人次在节假日、双休日期间到旅、航检现场加班协助工作；另一方面迅速抽调本局其他部门人员支援旅检、航检现场工作。与旅检处、航检处协商确定其工作岗位和工作方式，并与办公室、服务中心配合解决了支援人员服装及证件等问题，确保支援人员尽快上岗工作。

（2）组织外部招聘。根据岗位缺口，迅速组织社会招聘，充实一线协检员。在危机管理下进行的人力资源配置状况分析，基于内部的人力资源配置不足。当内部配置调节都难满足单位当前的实际需要时，就需要进行外部招聘。外部招聘的关键在于实现所招人员与待招岗位的有效匹配，不浪费一兵一卒，从而体现疫情防控危机管理中“即时能上岗”的硬道理，这也是人力资源管理中最期望的结果。这次面向专业院校和社会专职人才的支援性质的招聘，目标就是如何成功选拔和录用到疫情防控所需人才，实现人员与岗位的有效匹配。人员不足的情况缓解后，北京出入境检验检疫局考虑到工作量的加大，一线任务的严峻，紧急培训招聘了一批协检员，协助落实排查工作，减轻一线工作人员负担。

在明确紧缺岗位职责、人员缺口数量、拟招聘人员条件的基础上，人力资源部门积极联系北京卫生学校、北京农业职业学院、北京联合大学等开设相关专业的高校，从 2009 年 5 月下旬～6 月初，共组织了 7 批招聘，招聘人员 180 名，全部补充到旅检、航检现场以及医学检验、信息录入等辅助岗位，通过及时补充检验检疫疫情监测岗位所必须的专业人才，输入专业领域的新生力量从而弥补内部资源的不足，保证了疫情防控工作的正常开展。

（3）启动联防机制。充分发挥北京市疫情防控协作机制作用，协调在京高校提供志愿服务。鉴于突发事件产生后，对于国境口岸监测人员投入的相对不足，启动“全国性大都市医学应急网络”，可以快速有效地解决专业人才输入不足的问题，从各高校、各社会机构中抽调急需的有用之才帮助口岸人员一起度过危机。事件发生后，必须适时更新观念，时刻强化危机意识，在管理工作中把日常管理和危机管理有效结合起来。

一是为进一步补充现场医学排查和小语种服务人员，2009 年 5 月下旬，北京出入境检验检疫局人力资源部门积极与首都医科大学、北京外国语大学等高校联系，选派支援服务人员 187 人，支援检验检疫现场工作；二是针对一线人员紧缺的问题，北京出入境检验检疫局主管局领导在北京市甲型 H_1N_1 流感防控协作组会商会上提出有关需求，经北京市政府安排，市教委协调首都医科大学、北京外国语大学等高校，派出医学专业师生支援北京出入境检验检疫局一线检验检疫工作。对于专业需求的不断拓展，这次任务的针对性相对强的特点，北京出入境检验检疫局接下来面对在京高校寻求专业技术领域支持，招募了一批医学和小语种方面的专才，给予及时的医疗资助和前线援助、正所谓“以适合的人，做恰当的事”。

（4）动态优化。通过调配、轮换等手段对人力资源进行优化配置，使得人力资源配置持续趋于合理。内部抽调人员对防控工作较熟练，一般安排在主要岗位；外部招聘人员需要一个熟悉过程，一般安排在辅助岗位或次要岗位。人力资源部门跟踪防控内外部环境的变化，及时更新工作分析文件，通过各级管理者对下属较为全面的了解，根据实际需要，动态调整岗位和人员间的配置，实现人员能力与岗位需求之间的动态平衡。

针对口岸检疫查验重点，优化口岸检疫查验人员和岗位配置。人与事的关系主要体现在工作负荷状况，事的数量与人的承受能力相适应，使得人员能够保持身心健康。在实操方面，若工作负荷过重应减轻工作负担或新设一个岗位来分担原岗位的工作，无论是过轻过重都不利于人力的合理配置和利用。在疫情危机管理中，充分考虑到各个时段排查工作量的增加，采取人员优化政策，使得查验工作在各个时间段都能有条不紊的进行。

根据口岸疫情防控重点时段、重点岗位的分析，每天 10：00～18：00 为口岸检疫查验工作量最大的时间段，确定 T3 航站楼的航空器检疫查验、入境旅客体温监测、健康申明卡核查收取、医学巡查、医学排查等岗位为重点岗位。其中来自甲型 H_1N_1 流感重要流行区航班数量较为集中的12：00～14：00 和 16：00～18：00 时段为口岸甲型 H_1N_1 流感防控的重点时段。人与事的质量配置就是人与事之间的质量关系，就是事情难易程度和人的能力水平的关系。只有适才适用找到动态的衡量，才是最有效的人力资源管理方略。

因此，在疫情防控形势最为严峻的防控初期阶段，为确保入境航空器和旅客检疫查验工作有效进行，北京出入境检验检疫局适当调整人力资源配置，采用白班“值一休一”和24 小时班“值一休二”相结合的值班制度，将原有的“四班三运转”改为“三班三运转”，确保白天重点时段工作人员相对充足。同时，推迟现场工作人员午餐和晚餐就餐时间，以保证入境旅客最为集中的12：00～14：00 和 16：00～18：00 时段检验检疫人员数量，确保检疫工作顺利开展。同时，根据甲型 H_1N_1 流感旅客查验工作流程，在旅检现场设置红外测温仪监测体温、审核健康申明卡、体温复测、现场医学排查、收取健康申明卡、负压隔离室排查、染疫嫌疑旅客转送等岗位，确保防控工作职责明确、流程科学、开展有序。

根据防控工作变化需要，北京出入境检验检疫局不断调整检疫查验工作流程。以入境通道增设健康申明卡核查岗位为例，根据人员专业和能力特点进行配置，在保证北京出入境检验检疫局正式人员担任健康申明卡审核、医学排查结果判定、旅客转运等检疫执法职责的基础上，充分发挥聘用和支援人员医学背景的优势，由其负责有症状旅客的初步医学排查和流行病学调查。同时，根据口岸防控措施变化，对口岸检疫排查岗位设置以及人力资源配置进行适时调整，提高检疫查验效率，促使人力资源利用效率最大化，确保疫情防控工作能够持续有效进行。

为确保重点航班的重点查验，北京出入境检验检疫局创新性地组建了 2 个应急队。对出现载有疾病症状旅客的航班，在尽可能加快旅客通关速度，节省时间的前提下，确保对航班内全员实行体温初筛。每架次所需人员依机型不同，配置人数为 4～6 人，其中单排通道 4 人、双排通道 6 人。依此原则，确定 T2、T3 航空器查验各由业务骨干组成 2 支应急队，每队 12 人，以满足能够同时处理两架载有疾病症状旅客航班的需求。

通过本书第八章第五节第三部分防控措施的调整与完善对于疫情防控效果的影响分析可知，北京出入境检验检疫局在疫情防控工作中人员调配效果显著，保障了口岸疫情防控工作顺利开展，特别是根据岗位需求进行人员排兵布阵，既有效提高了口岸甲型 H_1N_1 流感确诊病例的检出率，又大幅度缩短了旅客通关时间，对控制传染源、切断传播途径、保护易感人群发挥了不容忽视的重要作用。

三、重大呼吸道传染病检验检疫防控人力资源配置机制的建立

危机情境下，人力资源成为能否有效控制疫情的一个重要约束条件。一方面，民众在威胁生命健康的危机事件发生时心绪不稳定，各部门应该组织协同运作，动用各种可能的资源争取迅速控制局势；另一方面，人员的调度一定要做到快速决策。对于负责人力资源配置的管理人员而言，决策能力包括快速判断、快速反应、快速决策、快速行动及快速修正的综合能力。

（一）人力资源配置管理机制

人力资源配置分析通常涉及人事关系、自身条件、组织机制和行业现实，特别是这次

面向专业院校和社会专职人才的支援性招聘，目的就是选拔和录用到疫情防控所需人才，实现人员与岗位的有效匹配。人与事的总量配置涉及人与事的数量关系是否对应（即分析人员与工作量之间的关系），当分析出人力不足的情况后，就需要更关注如何合理配置人力供给和需求。

第一，注重实效原则。重大呼吸道传染病疫情和其他突发性事件发生之后，相关部门在启动应急机制的同时，要第一时间在防控现场开展实地调研，了解应对疫情所急需的岗位和人员缺失情况，快速掌握紧缺岗位职责、人员缺口数量、拟招聘人员条件，编制应急事件人力资源规划，在各个“关口”排好兵。

第二，快速集结原则。重大呼吸道传染病的发生往往具有突发性、快速传播性及短期不可控性，因此，要求相关部门要迅速反应，人员调配必须快速到位，以最短的时间调配到所需的人员数量，第一时间投放到防控一线，补充急需的岗位，延缓或是阻止疫情不断蔓延。

第三，能岗匹配原则。防控一线既需要大量的实际工作执行人员，又需要调配一定比例经验丰富、业务能力较强的领导干部坐镇指挥协调，特别是遇到突发情况，能够利用以往的经验做出及时有效的处置，为后续处理奠定基础。另外，根据防控整体工作要求，划分岗位类别，对一些对防控工作相对重要的、关键性的岗位，要有针对性地安排业务能力较强、综合素质较高的人员开展工作，努力做到人岗相适、能岗匹配。

第四，专业匹配原则。重大呼吸道传染病的检验检疫防控，各岗位需要的专业知识不尽相同。对于检疫排查岗位，具有医学专业背景的人员比其他专业人员进入工作状态明显要快，执行防控措施的效果也明显较好。所以在抽调支援时，尽量调配医学专业背景的人员。同样，在一些疏通服务岗位上，就需要一些小语种专业的人员，用旅客听得懂的语言进行宣传和沟通，通过人文关怀，及时解疑答惑，稳定紧张情绪，在实现有效沟通的同时，促进防控工作有效进行。

第五，协调联动原则。防控工作在较短的时间内，需要大量的人员，单从某一单位或系统很难及时调配到足够的人员，这就需要多方参与、联防联控，在充分发掘内部力量的同时，动员社会力量加入，如本系统、医院、高校、兄弟单位、志愿服务组织等，通过成立领导小组，从不同的渠道抽调到需要的人员，对于节省时间、提高防控效率有着至关重要的作用。

第六，动态调整原则。疫情的发生和变化并不是一成不变的，随着感染人员的增多，染疫面积的扩大，防控任务会越来越重，防控工作会越来越复杂。相关部门必须仔细研判疫情发展形势，对防控工作的开展过程进行全面跟踪，根据疫情的变化、工作开展实际、人员工作能力等情况，对人员配备进行动态调整，以适应防控工作的需要。

（二）人员管理

口岸工作人员的能力是做好突发公共卫生事件监测和处理的核心，为了适应当前的检验检疫机制，人员的管理必须是长期、动态的，具体包含管理人员对防控人员应急处理的指挥能力、防控人员的专业配置结构以及防控人员的培训和考核。做好应急处理中的人员管理，应从以下因素入手进行统筹管理：

第一，分类因素。在较短的时间内，大量的人员开赴防控一线，单位不同、文化程度不同、经历不同、素质不同，因防控需要临时集中在一起，管理起来就会出现一定难度。

这就需要统筹兼顾，科学有效，突出针对性和实效性。最基本的可以实行分类管理，即根据人员情况或是岗位职责，划分为不同类别的人员，再采取相应的管理措施，对症下药，量体裁衣，从而收到事半功倍的效果。如按照人员性质，可分为正式人员和聘用人员两类，因正式人员相对熟悉本单位情况，特别是组织纪律和沟通协调，管理则侧重于技术效果层面，主要在提升业务能力上下功夫；聘用人员到岗时间较短，面临防控情形的短期内很难在业务能力上有大的飞跃，应侧重于纪律执行层面，重点放在将布置的工作有效地落实。也可按照岗位职责划分，也可分为重点岗位人员和辅助岗位人员两类，重点岗位要求高，一般都是防控的关键点；辅助岗位在整个防控工作处于从属地位，起到串联和辅助作用，这样根据工作内容的不同分别提出不同的要求，重点岗位人员要加强业务研判，辅助岗位人员重在于做好相应辅助工作，二者有机统一于共同的防控目标。

第二，心理因素。在重大呼吸道传染病发生时，由于防控的不确定性，社会上会出现或多或少的不稳定因素，可以用人心惶惶来形容，不安情绪会迅速蔓延。特别是国境口岸防控一线，往往被认为是最危险的地方，被担心是最易传染的重点区域。这样就会造成两种不良心理：一是有可能岗位上的人员不愿意留；二是有可能调配的人员不愿意来。当然鉴于职责使命，表现在外的可能不太强烈，但不能忽略人的心理因素。俗话说，人定胜天，也就是讲的这个道理。对现有在岗人员要进行科学心理疏导，减少疫情带来的焦虑和不安，不断增强防控的信心和勇气，在人员队伍中建立起强大的心理防线。同时，调配人员时应将心理素质作为一个重要标准要求，要考虑其在以往急难险重任务中的表现，充实到防控一线的人员要意志坚定、不畏艰苦、不怕牺牲、勇于负责，不能有半点的退缩和畏惧，引导和教育他们以高度负责的态度完成好每一项任务。

第三，激励因素。海茨伯格（Hertzberg）的双因素理论（激励保健因素理论）认为员工的态度严重影响任务成败。员工激励是人力管理实践的核心，有助于充分发挥人力资源管理调动和组织成员的积极性和创造性，对社会的责任感和对集体的归属感。在应急情况下，每一位工作人员都处于高度紧张、巨大压力的状态下，思想容易产生波动，通过报纸上的宣传报道、开会时的适度点名表扬、平时的关怀慰问，及时肯定防控成绩，交流防控经验，鼓舞一线防控人员士气，形成防控合力和共同目标。马斯洛（Maslow）的需求层次理论是这次运用到的最广泛的激励工具。他认为人的需求层次从底层到顶层依次包括生理需求、安全保障需求、情感和归属需求、受尊重需求和自我价值实现需求。在这次防控任务中，人员激励考虑到需求层次理论，就能激发防控人员的积极性，获得对组织和工作任务的认同感和归属感，把自己的需求和组织目标紧密联系在一起。参与防控重大的呼吸道传播疾病涉及到受尊重和自我价值实现这两个高层次的人类需求，防控人员对任务的认同感越强，越能促进任务完成的效率。威廉·大内（William Ouchi）的“Z型组织”理论也认为高效率的关键因素是员工在企业中的归属感和认同感。因此，只要将个人行为上升到群体和组织的高度，当现场查验任务上升转化为保家卫国的危机防御工作时，必将激起防控人员高涨的工作热情，紧要关头，把握住人才能力的发挥，实行多专多能，注重对专业价值的开发利用。美国心理学家斯金纳（Bunhus Frederic Skinner）提出的强化理论（正强化和负强化），主张对员工加强正强化，即发挥正激励作用，用正面的报道宣传教育引导一线防控人员成为效率工作的重点实施方向。在应急状态下，激励机制必须有别于平常的模式，应该突出“快、短、准”，即激励要及时快速，工作中随时发现，随时激励，随时点评；占用时间要短，不能开会长篇大论；表扬的要准，选择事迹要典型，起到激励先进、交流经验、凝聚人心的目的。

第四，绩效因素。绩效，从管理学的角度看，是组织期望的结果，是指组织中个人（群体）特定时间内的可描述的工作行为和可测量的工作结果，以及组织结合个人（群体）在过去工作中的素质和能力，指导其改进完善，从而预计该人（群体）在未来特定时间内所能取得的工作成效的总和。重大呼吸道传染病发生时期虽是非常时期，但不能因为工作紧张，而忽略了对人员工作的及时考核。如果不重视，随着战线的拉长，就会造成干多干少一个样，干与不干一个样，削弱整体防控力量。应设置贴近实际的绩效考核办法，如跟踪考核绩效（检疫数、阳性检疫率等）、工作满意度、出勤率等，适时检验防控人员的工作质量，校正不当的工作措施，促进防控工作持续有效推进。

（三）培训管理

开展灵活有效的培训，可迅速提高增派和新招聘人员防控能力和水平。人与事的质量配置就是人与事之间的质量关系，就是事情难易程度和人的能力水平的关系。只有适才适用找到动态的衡量，才是最有效的人力资源管理方略。对于新招聘的各类基础参差不一的人员，为了能让大家尽快投入到紧张忙碌的防控工作中去，应该采取见效更快的培训措施，使新人快速进入角色，发挥应有作用。面对防控工作时间紧、任务重的实际，需及时对各类支援人员进行灵活有效的教育培训，在最短的时间内让他们掌握尽可能多的岗位知识和操作技能。人与事的配置还要看岗位员工的使用情况，这是动态衡量人事关系的重要内容。

具体实践中，一方面，编制简明版防控工作手册，内容全面涵盖了岗位操作关键点，言语简练，通俗易懂，既能让支援人员很快了解掌握岗位流程和步骤，又能有效运用到实践完成岗位工作任务；另一方面，实行“老带新”组合，由1名工作经验相对丰富的老同志负责帮助2～3名新同志熟悉工作岗位，在应急条件下边教边干、边干边学，辅导新同志学习防控工作手册，讲明实际工作过程的关键节点和重要步骤，保证防控质量和效率。由防控状态下的培训可以看出，日常培训工作应注意以下几条原则：

第一，日常培训与应急培训相结合原则。日常培训中，针对重大呼吸道传染病特点，通过内部培训、外派学习或聘请专家讲课等，系统学习了解重大呼吸道传染病的规律和特点，掌握基本的应知应会，夯实防控知识基础，提高应对能力和水平。同时，也要抓好应急培训，特别是如何应对突发公共卫生事件，可以通过情景模拟、沙盘推演等方式，让防控人员身临“真枪实弹”情景，促进防控人员将基础知转化成内在业务能力，提高应急反应水平和防控效果。

第二，人员防控与设备应用相结合原则。在人员到位的基础上，现场检疫设备需同步补充，迅速建立现代化的“公共卫生快速实验和确诊网络实验室”，提供一线的卫生保障、流行病预警和应对战略。同时，“流行病监测和控制系统”可以转被动为主动，具有新时期应对突发公共卫生事件的特异性和全面性。通过甲型 H_1N_1 流感防控工作实践可以得出，人员虽然是防控的关键，但高科技设备的投入往往能够起到提高防控效率和质量的作用。所以，对人员的培训要把先进的检测设备纳入计划，一并培训和练习，熟练掌握操作技巧，充分利用科技手段，构筑“人机一体”的防控体系。

第三，单项培训与综合演练相结合原则。在平时分开单项培训的基础上，还要强化综合演练的相互配合和协调。单项培训一般是以岗位为划分基础，如北京出入境检验检疫局口岸防控甲型 H_1N_1 流感，将岗位划分为航空器检疫岗、红外测温岗、健康申明卡审核岗、医学排查岗等等，可以根据岗位特点进行有针对性的培训，促进岗位流程的熟练和技能的提升。重大呼吸道传染病发生时，旅客从航空器到旅客检疫通道的过程，经过了多个岗位，如有染疫嫌疑，则需要各个岗位联动配合来处置，因此有必要组织进行综合演练的培训，增强实战的能力。

（四）档案管理

做好档案管理，对于防控过程中的分析研判、防控后的经验总结、防控体系的建立完善，都具有重要的意义。档案可以大体分为纸质、电子和口头三种，前两种易于收集和整理，只要及时归档管理即可。第三种口头档案不便于收集、不易于记录、不容易形成文字材料，这就需要有针对性地对口述人和记录人提出要求，特别是在应急条件下处理关键环节和重要部位采取的灵活有效的方法，事后一定要及时记录整理出来，作为防控工作档案的一部分妥善保存。整个防控档案的管理一定要规范合理，包括成立专门小组、制定方案、物资保障等，将防控工作档案进行总结分析，提炼经验，固化机制，形成系统的防控体系教材，为以后突发事件的处置提供决策依据。

（五）预案编制

建立预案，能使应急情形下的人力资源管理有章可循，有效应对。应充分总结口岸疫情防控人力资源管理经验，编制职责清晰、目标明确、步骤合理、保障措施到位的重大疫情防控应急预案。内容应包括疫情发生时人员紧缺岗位和人员数量缺口预判、人员调配应急机制、人员管理和人员培训机制、快速反应流程、协调联动机制等，保证在发生类似疫情时，能够快速反应，提升防控的质量和效果。

（六）比较分析

以北京国境口岸在甲型 H_1N_1 流感防控为例，通过应用个人-岗位动态匹配模型，有效提升了有限防控人员的合理调配水平，充分调动能调动的人员力量，快速地实现现有人力资源防控作用最大化。延缓或遏制了疾病通过国境口岸向国内传播，在全国多个口岸的疫情防控工作中，起到了表率作用。同时，通过有效的人员管理、人员培训、人员激励途径，在甲型 H_1N_1 流感防控中，防控质量和水平明显强于北京口岸 SARS 传播中的防控水平，实现了北京口岸防控历史最佳效果。

四、重大呼吸道传染病国境口岸防控人力资源配置展望

21 世纪，是全球性旅行时代，正值世界旅游业飞速发展之时，人口的大量流动却加速了传染病的蔓延，疫病的传播途径和传播速度不断变化，给公共卫生和人群健康带来日益严重的挑战。同时随着城市化的高速发展，北上广深这样的大城市因人口密集和环境污染使得对传染病的控制更为困难。把好国境卫生检疫关口关系到国际健康民生，应对突发公共卫生事件的能力也是考验政府能力的重要指标之一，政府应对突发公共卫生事件的能力越高就越能够保障社会、政治、经济等的稳定发展不受打断或干扰。从 2003 年“非典”（SARS）的出现，人们开始关注公共危机管理。政府也开始了普遍建立突发事件的应急预案，虽然还是“应急”，但凸显出了“预案”这个概念，令人们深刻认识到危机管理的重心在于危机的事先防范。尤其是甲型 H_1N_1 流感的暴发，增强了人民对公共危机管理的关

注度。还有 2004 年禽流感的暴发，各地频发的自然灾害导致的重大伤亡事故，其实都在预示着当代中国正因巨大的社会变迁进入一个“高风险社会”。对于重大危机的应对政策势在必行。

为此，中央和地方各级政府提出了诸多政策措施，例如加大政府投入、建立健全指挥系统、让信息网络畅通无阻、监控体系的完善等措施，但却极少有人关注卫生应急情况下的人力资源管理问题。积极探索适合我国国情，适合疾控体系实际的人力资源管理模式，是我们当前人事改革的重要课题。在经历了 2003 年 SARS 的惨痛教训后，我国应对突发公共卫生事件的能力有明显提升，应急储备系统及其应急人员建设也日趋完善。然而，整个应急人力资源管理仍存在各方面的问题，需要在实践中不断加强和完善。构建有效的传染病危机管理体系是检验检疫部门在国境口岸预防和控制呼吸道传染病疫情的关键措施。因此，分析应对甲型 H_1N_1 流感中的人员调配经验，通过建立人力资源配置应急预案、引入个人-岗位动态匹配模型、利用人力资源配置激励理论等研究分析方法，加强对国境口岸重大呼吸道传染病防控过程中防控人员有效调配的总结和探索，实现防控人员的有效调配，对未来提升类似重大呼吸道传染病疫情防控效率，有效延缓疫情蔓延有着至关重要的作用，应予以广泛推广。

结合国外公共卫生管理模式和新公共管理理论、危机管理理论、现代人力资源管理理念，对重大呼吸道传染病国境口岸防控人力资源配置进行展望，改革现有的突发公共卫生事件发生时所急需人力资源的获取方式与途径、绩效管理、职业发展以及团队建设，是对突发公共卫生事件应急预案的有效补充。在实践中应对以下几个方面不断加强和完善：

首先，人力管理文化应该崇尚稳固、渐进、创新，与之相适应的职位、工作、人（即人力资源管理平台）强调的是渐变，是相对稳定的，而操作系统中的招聘系统则强调员工的稳定素质，一般从内部提升管理者。

其次，制订有预见性的人力资源规划。根据组织的发展战略，评估组织的人力资源现状及发展趋势，预测未来组织发展的条件下，有计划地逐步调整人员分布状况，为组织对人员的考核录用、培训开发、晋升、调整工资等提供了可靠信息和依据，人力资源规划的主要内容包括：晋升规划、补充规划、培训规划、调整规划和工资规划等。

再次，建立科学的人力资源工作体系。本着效率最高原则，建立并调整人力资源工作体系，其内容主要包括：岗位分析体系，确立每一项工作及其岗位对员工的具体要求，它是岗位招聘工作的依据，也是对员工的工作表现进行评估的标准；绩效评估体系，对照岗位分析体系中的具体要求和工作任务安排，对员工的业务能力；工作表现及工作态度等进行评估，薪酬分配体系；组织设计体系，通过划分并确认部门职责，确认工作制约关系和协作关系，保证组织管理制度的贯彻、改进。

最后，形成人才“引得进，用得好，留得好”的机制，充分挖掘人力资源潜能。其主要工作内容包括：员工的教育培训，帮助员工了解和适应单位组织和接受组织文化，形成并发展本组织的氛围，统一员工的价值信念，提高组织的内凝力和员工的社会责任感；人员的甄选、调整和使用，根据组织的岗位需要，了解人员的素质结构，能力特长，职业适应性，为量力用人，视人才授权提供可靠依据，人员使用还注意双向开发，当员工能任职位不足时，扩大其职位外延，当员工能力有余时，增加其工作内涵；建立完善的人员激励机制，鼓励和关心员工的个人发展，尽量将员工需要导向高层次的自我实现需求上来，这样既有利于促进组织的发展，又使员工有归属感，进而激发其工作积极性和创造性，提高组织的绩效。

从管理发展的总体趋势看，文化管理是对科学管理的新发展，是管理适应现代社会经济发展大趋势的必然选择，管理实践应当充分体现文化管理的基本精神。文化管理就是从文化的高度来管理企业，以文化为基础，强调人的能动作用，强调团队精神和情感管理，管理的重点在于人的思想和观念。人力资源管理的最高层次是文化管理，也就是说检验检疫部门的人力资源管理最终要实现检验检疫部门价值观与员工个人价值观的融合与渗透，使员工把个人追求与实现检验检疫部门目标统一起来。因此，检验检疫部门要让员工明确检验检疫部门的远景目标及价值观，并在整个人力资源管理的制度、技术、工具中充分体现，以规范员工行为。

综上所述，为应对未来随时发生的突发公共卫生事件，提高应对能力，检验检疫部门人力资源的科学管理显示对疾控的生存与发展至关重要，只有优化发展，才能建立起一个充满生机与活力的人力资源管理机制，从而为检验检疫部门创造良好的发展契机。

第二节　重大呼吸道传染病口岸防控物资配置机制

一、国内外应急物流系统建设现状

（一）应急物流概述

物流的概念起源于美国，一开始使用的英语词汇是“physical distribution”，后演变为“logistics”。美国物流管理协会对物流的最新定义是“物流是供应链运作中，以满足客户需求为目的，对货物、服务和相关信息在产出地和销售地之间实现高效率和低成本的正向和反向的流动和储存所进行的计划、执行和控制的过程。”GB/T 18354—2006《物流术语》中的定义则是：“物流是物品从供应地向接收地的实体流动过程，根据实际需要，将运输、储存、装卸、搬运、包装、流通加工、配送、信息处理等基本功能实施有机结合。”故物流首先是一个过程，这个过程综合了运输、仓储、流通加工、装卸、配送和信息管理等具体过程；同时物流也是一种管理，这种管理充分利用网络和信息，融合了现代管理理念和管理技术。而所谓的应急物流，是 2003 年中国暴发 SARS 疫情以后出现的新概念。关于应急物流的定义，较为国内学术界所认同的观点是“应急物流是指以提供突发性自然灾害、突发性公共卫生事件等突发性事件所需应急物资为目的，以追求时间效益最大化和灾害损失最小化为目标的特种物流活动。”应急物流与普通物流一样，由流体、载体、流向、流量、流程、流速等要素构成，具有空间效用、时间效用和形质效用。普通物流既强调物流的效率，又强调物流的效益，而应急物流在许多情况下是通过物流效率来完成其物流效益的实现。

以 2003 年抗击非典为例，我国应急动员系统共为各地协调解决了：民用口罩 1547 万只，医用口罩 259 万只，医用防护服 183 万套，体温计 439 万支，红外快速测温仪 8950 台，各种消毒剂 764t，过氧乙酸原料 9000t，以及大量药品和其他医疗物资等，这其中现代物流的作用确实功不可没。随着政府职能的不断改革完善，国家更加关注各行业、各地区如何应对突发事件、自然灾害和大规模疫病。对预防各类突发事件，保障公共安全和社会稳定越来越重视，依托现代物流搞好应急保障已被提上政府议事日程，成为各方面关注和研究的热点。

（二）应急物流系统的构建

在传染病日益猖獗、突发公共卫生事件发生越来越频繁的今天，一个国家要保障疫情防控顺利开展，最大限度减少疫情带来的损失，必须建立有效的应急物流管理系统。建立应急物流系统的目的在于使应急物流的流体充裕、载体畅通、流向正确、流量理想、流程简洁、流速快捷，使应急物资能快速、及时、准确地到达事发地。一个有效的应急物流系统应当包括以下几个子系统。

1. 应急物流保障系统

应急物流的保障系统包括基础设施保障和法律制度保障，前者譬如各种通讯网络、交通网络、物资储备、信息沟通等硬件设置必须齐备、可用；后者则要求在重大呼吸道传染病等突发公共卫生事件发生时，政府在动员相关人员和社会资源时，能够在法律上有法可依，在协调上畅通无阻，在预案上有所准备。譬如在法律保障方面，我国虽然在《突发公共卫生事件应急条例》中规定："国务院有关部门和县级以上地方人民政府及其有关部门，应当根据突发事件应急预案的要求，保证应急设施、设备、救治药品和医疗器械等物资储备"，但未对应急物资采购、管理、调配等内容进行明确规定，在应急物资保障方面缺乏具有执行指导效力的法律法规及部门规章，目前主要依靠重大传染病暴发时，临时建立各级联防联控机制，其中包括应急物资保障协调机制，通过 SARS、甲型 H_1N_1 流感等重大传染病疫情防控工作实践，这种方式基本能够满足防控工作需要，但是由于是临时启动，在防控工作之初难免会因物资储备缺乏、配置流程不畅等原因而引发应急物资配置不足，调度困难等问题，无法满足防控工作需要，同时由于缺乏平战结合，日常储备的管理规定和科学测算物资需求的标准，容易造成应急物资的紧缺或浪费。因此，制定合理有效的应急物流管理规章制度并将其法制化，是建立应急物流保障系统的基础要求。

2. 应急物流指挥系统

所谓应急物流指挥系统，是指国家、地区及各单位在应对重大传染病等突发公共卫生事件中，为做好救援物资的筹措、运输、调度、配送等工作而建立的一个特殊的物流指挥中心。应急物流指挥系统的设立和有效运作，必须依靠强有力的公共权力部分，必须有政府来领导和实施。本着减少结构层次，明确部门职责的原则，应急物流指挥系统又当由应急物流指挥系统本部和加盟物流中心或物流企业。应急物流指挥系统本部除中心领导机构外，应包括四个专业子系统，即信息、人财、物资与调控子系统。它们分别负责相应事务。

3. 应急物流信息系统

应急物流信息系统事实上是应急物流指挥系统的一个子系统，由于重大传染病疫情的不确定性，故对于一个应急物流指挥系统来说，信息的有效获得和传递具有核心的意义，同时，运用电子信息化手段对物资采购、储存、配置情况进行实时动态化管理，并建立物资需求模型实行科学测算，能够大大提高应急物流管理效率，并为指挥决策提供参考依据。信息网络中心可以依托政府公共信息平台，建立完善的应急物流公共信息网络平台。此平台可与应急物流指挥系统的中心领导机构、各子系统、各参与物资配置部门以及各加盟物流中心或企业保持密切的联系，保持数据的不断更新。应急物流信息系统还应是政府向公众发布信息的平台和公众向政府反馈信息的渠道。

4. 应急物流配送系统

应急物流系统功能的最终实现，取决于应急物流配送系统能否及时、准确地将相应物资输送到目的地，故应急物流配送系统在整个应急物流系统中具有关键性的地位。如何建立一个高效的应急物流配送系统，可以从以下两个途径考虑：一是要有效整合社会资源，以市场化的手段与国内网络覆盖面广、硬软件设施齐备、行业信誉度高的大型专业物流企业签订协议，以取得他们的帮助和支持；二是要大胆尝试“军地物流一体化”的应急物流模式，对军地物流资源进行有效整合和优化，以实现军地物流兼容部分高度统一、相互融合、协调发展。

（三）国外应急物流体系的构建

由于发展中国家的国情特点，我国应急物流管理研究起步较晚，而美国、日本、德国等发达国家起步较早，已针对自然灾害、公共卫生事件等重大事件，基本建立起较为完善的应急物流体系，值得我们借鉴和参考。

1. 美国：常设应急物流管理专门机构

经过多年的努力，针对各种自然灾害和突发公共卫生事件，美国建立了完备的应急体系。可能造成重大伤亡的危机发生时，美国政府就会立即宣布进入联邦紧急状态，并启动应急计划，所有应对事务的统筹由联邦紧急事务处理部（FEMA）负责。对于各种应急处置工作，美国强调运用先进的高新技术，强调事先预防和模拟演练，同时，针对人口稠密的大都市及人口稀少的地区突发事件，均有不同的预案以及应对方式。在FEMA，这里设有物流管理的专门单位，平时主要负责应急物资的管理储备、预测各级各类应急物资需求、规划应急物资配送路线，以及救灾物流中心设置等工作。当危机发生时，物流管理单位便会迅速转入联邦紧急反应状态，根据危机需求接受和发放各类应急物资。而在国际应急方面，美国设有对外灾害援助办公室（OFDA），负责处理各种紧急事务。目前，OFDA在世界范围内设有7个应急仓库，这些仓库紧靠机场、海港，存储基本的救灾物资，诸如毯子、塑料薄膜、水箱、帐篷、手套、钢盔、防尘面具、尸体袋等等，一旦某个地区发生重大自然灾害，OFDA就会从距离最近的仓库调拨救援物资送至灾区。

目前，在法律法规方面，美国的灾害应急处理法规主要有《灾害救助和紧急援助法》《国家地震灾害减轻法》《全国紧急状态法》等。

2. 日本：对应急物资分阶段管理

众所周知，由于日本特殊的地理位置以及地质条件，该国经常遭受地震、台风等自然灾害的侵袭，因此，在设计防灾、救灾计划，以及开展防灾、救灾演习上，日本政府一向非常重视。

日本的防救灾体系分为三级管理，包括中央国土厅救灾局、地方都道府以及市、乡、镇。每级组织都会定期举行防灾汇报，并制订防救灾计划，包括防灾基础计划、防灾业务计划、地域防灾计划等等。

此外，日本各重要灾害地区也都制订有本地区的防灾计划，详细规划了防灾组织体系和紧急运输、重要救援物资储备以及避难所的设置等等，并定期举行各种救灾演习（包括每年度的大规模地震演习）。可以说，日本已经建立起了完整的救灾体系。而在救灾的物流管理上，日本的主要做法有：制定灾害运输替代方案，事前规划陆、海、空运输路径（因海运和空运受震灾影响小，所以多利用这些资源）；编制救灾物流作业流程手册，明确救灾物资的运输、机械设备以及其他分工合作等事项；预先规划避难所，平时可作他用，一旦发生灾害，立即转成避难场所使用。

事实上，日本的救灾物资管理，已经充分利用了现代商业的物流发展成果，根据救灾物资性质分送不同的仓库，对社会捐赠灾区的必需物资，经过交叉站台（crossdocking）分类后直送灾民点，对社会捐赠的非必需物资或超过灾区需要的物资，则送到储存仓库，留待日后使用。

日本将供应链的管理经验应用于应急物资供应中，在救灾早期阶段，考虑救灾实际，根据救灾预案，主要采用供应推动方式，主动向灾区运送物资。而到了中后期，则考虑各地生产自救情况，转为灾区需求拉动的方式，根据灾民需要有针对性地供应物资。

3. 德国：民间组织发挥巨大作用

德国拥有一套较为完备的灾害预防及控制体系。德国的灾害预防机制是由多个担负不同任务的机构组成的。在发生疫情以及水灾、火灾等自然灾害的时候，他们各司其职、齐心协力，最大限度地减少损失。

对于应急物流，德国技术援助网络等专业机构可以为应急物资的运送和供应等方面提供专业知识和先进技术装备的帮助，并在应急物流中政府负责所有工作，包括应急物资的收集、存放和运输；配送中心 24h 作业；要求军队协助进行交通管制、治安维护和紧急物品的运输。

另外，德国还有一家非营利性的国际人道主义组织，即德国健康促进会，长期支持健康计划并对紧急需求做出立即反应，在应急物流管理中也发挥了极其重要的作用。据了解，该组织每年通过水路、公路、航空向世界 80 多个国家和地区配送 300 多万公斤的供给品，并利用计算机捐赠管理系统，保持产品的高效率移动，一旦需求被确定，供给品通常在 30～60d 内就会迅速运送到指定地点，避免了医药物品的库存。同时，一旦有应急通知，德国健康促进会就会立即启用网络通信资源，收集突发事件的性质、范围等信息，并迅速组织应急物品送往需要地区。

二、甲型 H_1N_1 流感口岸防控物资管理分析

近年来，我国遭遇的重大呼吸道传染病疫情主要有 2003 年的 SARS 和 2009 年的甲型 H_1N_1 流感，SARS 疫情暴发初期，一度因商家囤积和人群抢买出现了防控物资紧缺的情况，后期经国家调控管理，应急物资基本能够满足疫情防控需要，经过 SARS 的历练，甲型 H_1N_1 流感防控期间，应急物资调配工作相对较为顺利，其经验值得总结借鉴。

（一）建立疫情防控物资保障组织机构

在 2009 年 4 月 30 日疫情防控之初，国务院组织各有关部委建立了应对甲型 H_1N_1 流感联防联控工作机制，下设综合、口岸、医疗、保障、宣传、对外合作、科技、畜牧兽医等 8 个工作组和 1 个专家委员会，其中物资保障是重要组成部分。在此框架下，各地方也建立了相应的联防联控组织机构，并设立专门部门负责应急物资调配工作，以北京市为例，北京市政府联合有关部门成立了 8 个应急工作机构，承担北京市甲型 H_1N_1 流感防控工作，其中物资保障组由北京市商委、发改委、经信委、国资委、财政局、质监局、工商局、粮食局、药监局、安监局等部门组成，负责疫情防控应急物资的供应。由于该组囊括了应急物资采购、配送、储存、管理的各个相关部门，因此在多部门协同作用下，物资供给工作顺畅有序，为疫情防控工作提供了有效保障，同时由于国境口岸的疫情防控工作与

地方防控工作有机结合为一个整体，在联防联控机制作用下，部分应急物资也由物资保障组统筹协调供给，为口岸疫情防控工作提供了有力支持。

除此之外，检验检疫部门作为国境口岸疫情防控主责部门，为有效保障疫情防控工作顺利开展，在防控之初便迅速组建了由财务部门、科技部门、卫生检疫业务主管部门、后勤服务部门组成的疫情防控物资采购小组，分别负责经费预算和管理、设备试剂管理、物资需求测算和审核以及物资采购及发放等工作，分工协作，明确职责，以保证疫情防控物资采购工作的计划、执行和管理有效进行。

（二）强化物资配置流程管理

在明确物资采购负责部门的基础上，加强物资配置流程管理，如北京出入境检验检疫局进一步制定了详细的物资申请采购配置程序，建立了“需求-审核-采购-登记-发放-管理”系列工作流程，使物资采购工作有序开展。图 3-1 为物资申请发放流程图。

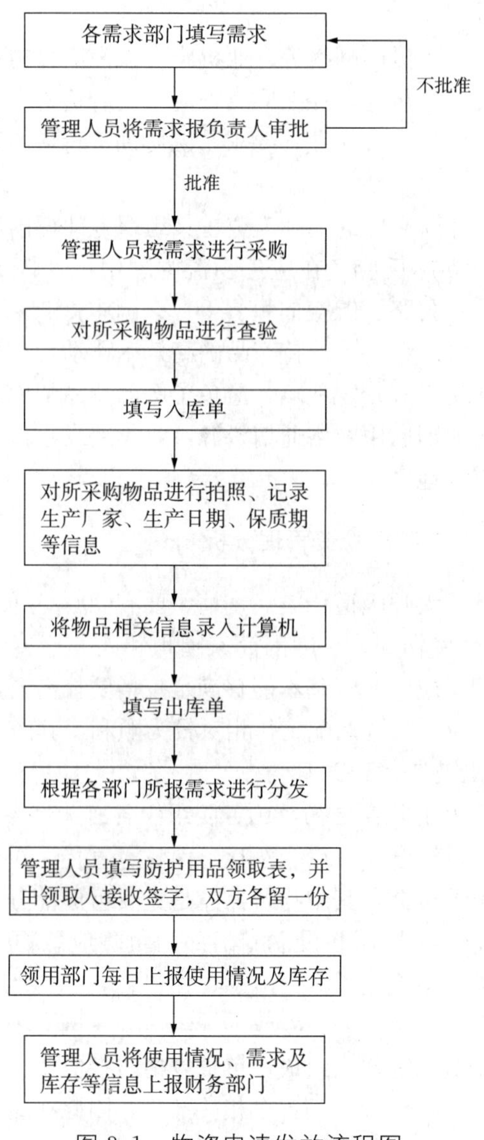

图 3-1　物资申请发放流程图

（三）科学测算物资需求量

物资需求量的科学测算是保障应急物资有效供给同时避免浪费的必要条件。在甲型 H_1N_1 流感防控期间，检验检疫部门通过对口岸规模、检疫查验工作量、人员数量及调配情况、岗位设置、疫情防控业务情况的分析，测算出防护用品的每日需求量，其中包括实际消耗量和必需储备量，以北京首都机场防控高峰期为例，根据第一节中各检疫查验岗位的设置，可以进行防护物资消耗量的测算，具体见表 3-7～表 3-9。

表 3-7 首都机场 T2 航站楼旅检岗位防护用品需求量

区域	岗位职责	工作人员数/人	主要防护用具需求量（副或套）			
			防护口罩	防护手套	防护服	防护目镜
入境旅检通道	审核健康申报卡	10	40	30	—	—
	对旅客进行引导	2	6	—	—	—
	对入境旅客首次测温	4	12	—	—	—
	体温复测记录	3	12	9	—	—
	收表及二次测温	5	20	15	—	—
	体温复测、医学排查及转送病人（平均每天转送可疑病例 10 人次）	3	30	30	30	30
	应对紧急情况	1	4	3	—	—
出境旅检通道	查验及测温	4	16	12	—	—
过站通道	查验及测温					
VIP 通道	审核健康申报卡	1	4	3	—	—
入境旅客携带物	旅客携带物查验	5	20	15	—	—
合　计		38	164	117	30	30

表 3-8 首都机场 T3 航站楼旅检岗位每日防护用品需求量

区域	岗位职责	工作人员数/人	主要防护用具需求量（副或套）			
			防护口罩	防护手套	防护服	防护目镜
西侧入境旅检通道	首次测温	3	9	—	—	—
	体温复测记录	2	8	6	—	—
	对旅客进行引导	2	6	—	—	—
	审核健康申报卡	18	72	54	—	—
	收表及二次测温	6	24	18	—	—
	二次体温复测	2	8	6	—	—
	体温复测、医学排查及转送病人（平均每天转送可疑病例 30 人次）	6	90	90	90	90
	应对紧急情况	1	4	3	—	—

续表 3-8

区域	岗位职责	工作人员数/人	主要防护用具需求量（副或套）			
			防护口罩	防护手套	防护服	防护目镜
东侧入境旅检通道	对旅客进行引导	2	6	—	—	—
	审核健康申报卡	16	64	48	—	—
	首次测温	3	9	—	—	—
	体温复测记录	3	12	9	—	—
	收表及二次测温	6	24	18	—	—
	对旅客进行引导	1	3	—	—	—
	应对紧急情况	1	4	3	—	—
出境	查验及测温	4	16	12	—	—
VIP 通道测温收表		2	6	6	—	—
入境旅客携带物查验		6	24	18	—	—
合　　计		84	389	291	90	90

表 3-9　首都机场口岸航空器查验岗位每日防护用品需求量

区域	岗位职责	工作人员数/人	主要防护用具需求量（副或套）			
			防护口罩	防护手套	防护服	防护目镜
T2（平均每天查验航班 40 架次）	登机查验	13	120	120	120	120
	受理报检	1	3	3	—	—
	录入航班信息	1	—	—	—	—
	应对紧急情况	1	3	3	3	3
T3（平均每天查验航班 86 架次）	登机查验	25	260	260	260	260
	受理报检	1	3	3	—	—
	录入航班信息	1	—	—	—	—
	应对紧急情况	1	3	3	3	3
专机公务机（航班量不固定，按 10 架测算）	登机查验	9	30	30	30	30
应急队	突发事件处置	12	36	36	36	36
合　　计		65	448	448	442	442

上述统计均是在 2009 年 5～6 月甲型 H_1N_1 流感防控形势最紧张时期，根据口岸检验检疫不同岗位对防护口罩、防护手套和防护服三种主要防护物资的实际每日平均需求量和理论需求量进行的综合测算，测算标准如表 3-10 所示。

表 3-10　防护用品测算标准

<table>
<tr><th rowspan="2">区　域</th><th rowspan="2">岗　位</th><th colspan="4">每人每天主要防护用具需求量（副或套）</th></tr>
<tr><th>防护口罩</th><th>防护手套</th><th>防护服</th><th>防护目镜</th></tr>
<tr><td rowspan="8">直接接触出入境旅客的重点查验岗位</td><td>审核健康申报卡</td><td rowspan="6">4</td><td rowspan="6">3</td><td rowspan="6">—</td><td rowspan="6">—</td></tr>
<tr><td>体温复测记录</td></tr>
<tr><td>收表及二次测温</td></tr>
<tr><td>查验及测温</td></tr>
<tr><td>旅客携带物查验</td></tr>
<tr><td>二次体温复测</td></tr>
<tr><td>体温复测、医学排查及转送病人</td><td colspan="4">由处理疑似病例数量决定，每处理 1 个病例需要更换一套防护用品，则：每天防护用品消耗总量＝处理疑似病例数量×每次处理工作参与人员数</td></tr>
<tr><td>登机查验</td><td colspan="4">由登机检疫次数决定，每检疫 1 架航班需要更换一套防护用品，则：每天防护用品消耗总量＝登机检疫航班数量×每次处理工作参与人员数</td></tr>
<tr><td rowspan="4">间接接触出入境旅客的查验岗位</td><td>对旅客进行引导</td><td rowspan="4">3</td><td rowspan="4">3</td><td rowspan="4">—</td><td rowspan="4">—</td></tr>
<tr><td>对入境旅客首次测温</td></tr>
<tr><td>首次测温</td></tr>
<tr><td>受理报检</td></tr>
<tr><td rowspan="2">应急岗位</td><td>应对紧急情况（航空器查验）</td><td>3</td><td>3</td><td>3</td><td>—</td></tr>
<tr><td>应对紧急情况（旅客查验）</td><td>4</td><td>3</td><td>2</td><td>—</td></tr>
</table>

按此统计，在甲型 H_1N_1 流感防控形势最为严重的时期，北京首都机场口岸每日检疫查验岗位共消耗防护口罩 1001 副、防护手套 856 副、防护服 562 套、防护目镜 562 副，为防止紧急情况下物资能够满足工作需要，应按照 10 日消耗量设置储备量，因此，首都机场口岸防护用品的必需储备量应为防护口罩 10010 副、防护手套 8560 副、防护服 5620 套，防护目镜 5620 副。根据疫情形势的变化应随时按上述标准进行测算调整。

（四）建立出入库管理制度

甲型 H_1N_1 流感防控期间，各直属检验检疫局的物资采购部门都建立了详细的出入库管理制度，如北京出入境检验检疫局要求所有供货商都必须有合法的经营手续并存档备案，所进货物要明确生产厂家、生产日期、保质期。重要货物要拍照存档并记录其产品特性，物资出入库都需要进行登记，并留存电子档案。实行物资采购情况日报制度，每日对库存情况进行清点统计，详细了解物资消耗情况，为物资需求量测算提供参考依据。

三、重大呼吸道传染病口岸防控物资配置管理机制

（一）防控物资及其特点

重大呼吸道传染病口岸防控物资属于应急物资的一种，应急物资是指为应对严重自然灾害、突发性公共卫生事件、公共安全事件及军事冲突等突发事件应急处置过程中所必需的保障性物质。在重大呼吸道传染病口岸防控工作中，防控物资的充分有效保障是核心环节，有利于确保口岸疫情防控中检疫排查、卫生处理等工作有序开展；有利于保障检验检疫人员的身体健康；有利于最大限度降低疫情对经济、社会带来的负面影响。

为确保在疫情发生时，迅速且可靠地筹措到必需物资，筹措防控物资应充分了解防控物资的特性需求、供应商、地理分布等。重大呼吸道传染病具有突发性、普遍性和非常规性的特点，相应的物资配置也具有应急物资的特性，与普通物资相比，防控物资具有以下特点：

（1）不确定性。疫情发生的时间、危害程度和波及范围的不可预测使防控物资的筹措数量、发放范围、调配方式等具有不确定性，从而提高了疫情防控物资筹备工作难度。

（2）不可替代性。防控物资是在特定环境下启用的特定物资。如在疫情发生后所用的疫苗，疫情防控中使用的防护用品等都无法用其他物资替换，该特点使得原本就稀缺的防控物资在应急状态下显得更加短缺。

（3）时效性。防控物资要最大化其使用价值，就必须在有效时间内送达需求者，以充分发挥其效用与价值。这就对防控物资配置工作时限提出了严格要求。

（4）滞后性。防控物资的启用在时间上滞后于疫情的发生，是在疫情发生之后，依据疫情的危害程度、牵涉范围等来调配的。

（5）公益性。重大呼吸道传染病的影响群体是社会公众，政府储备和使用应急物资的根本目的并非是经济效益第一，而是保障人民群众生命财产安全。应急管理是全社会公众在政府主导下所参与的社会活动。

（二）防控物资的分类分级

1. 防控物资的种类

用于重大呼吸道传染病口岸防控的应急物资主要有以下几类：

（1）防护用品：用于国境口岸出入境人员和交通工具检疫查验、具有疾病症状旅客医学排查、卫生消毒处理等工作中检验检疫人员及患病旅客防护隔离，主要包括防护口罩、防护目镜、防护手套、防护服、防护靴套、防护帽、白大褂等。

（2）消毒药械：用于对来自传染病流行区和载有疾病症状旅客的交通工具、疾病症状旅客排查场所卫生消毒处理，主要包括84消毒液、过氧乙酸等各类消毒药剂和消毒用喷雾器。

（3）医学排查用品：用于国境口岸疾病症状旅客的医学排查，主要包括急救箱、消毒棉签、消毒纱布、压舌板、血压计、消毒床单、听诊器、医用垃圾袋、医用酒精、碘伏、注射器、快速检测试剂、实验室检测试剂等。

（4）预防药物：用于口岸一线检验检疫人员的传染病预防。

（5）体温检测设备：用于口岸出入境人员体温检测，主要包括固定式和移动式红外体温监测仪、红外耳温仪、口腔式测温仪、手持式体温检测仪、水银温度计等。

（6）宣传用品：用于口岸检验检疫政策和疫情防控知识的宣传，主要包括宣传展板、宣传单、宣传海报、检疫证单、指示牌等。

(7) 其他保障用品：用于重大传染病检验检疫防控工作支持，主要包括检疫用车、值班生活物资、办公用品等。

2. 防控物资的分级

综合考虑防控物资需求的特点和疫情发生的处理方式，基于防控物资需求特征可建立分级评价体系（包含一级指标和二级指标），分别评估防控物资的重要性、稀缺性和时效性特征，每个特征根据其具体特点分别设置评价指标，最终明确相应的物资级别及特性，见图 3-2。

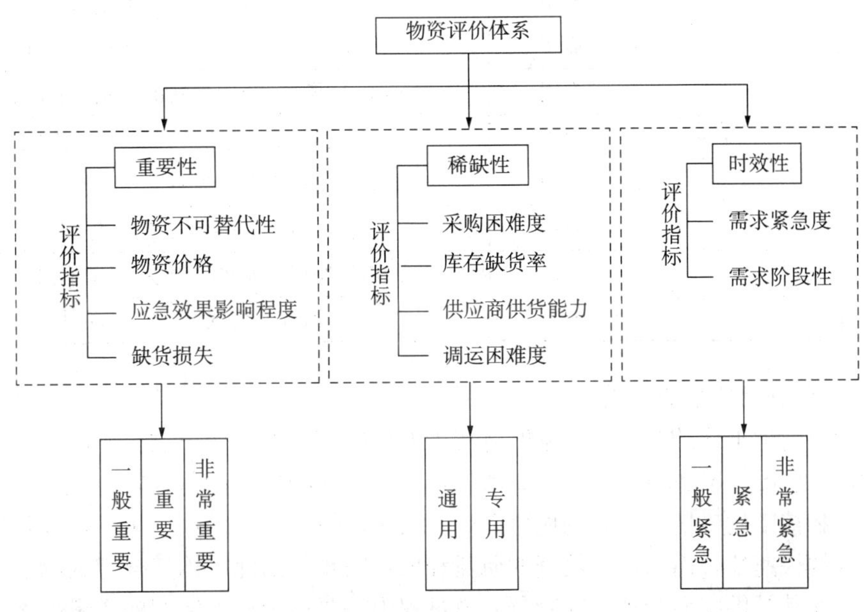

图 3-2 防控物资分级评价指标

（三）防控物资的储备模式

当重大呼吸道传染病疫情发生时，短时间内需要大量防控物资，这就需要有充足的物资储备。目前，在中国应急物资储备方式主要有资金储备、实物储备、合同储备、产能储备。结合防控物资分级评价体系，可以建立相应的储备模式，根据应急物资时效性、重要性和稀缺性由高到低排列，依次采取由政府至企业、实物储备至产能储备的分级储备模式，详见表 3-11。

表 3-11 防控物资分级与储备模式对应表

时效性	重要性	稀缺性	储备模式
非常紧急级	非常重要	专用	政府储备
		通用	政府储备
	重要	专用	政府储备
		通用	政府、协议企业实物储备
	一般重要	专用	政府、协议企业实物储备
		通用	政府、协议企业实物储备

续表 3-11

<table>
<tr><th>时效性</th><th>重要性</th><th>稀缺性</th><th>储备模式</th></tr>
<tr><td rowspan="6">紧急级</td><td rowspan="2">非常重要</td><td>专用</td><td>政府储备</td></tr>
<tr><td>通用</td><td>政府、协议企业实物储备</td></tr>
<tr><td rowspan="2">重要</td><td>专用</td><td>政府、协议企业实物储备</td></tr>
<tr><td>通用</td><td>协议企业实物储备</td></tr>
<tr><td rowspan="2">一般重要</td><td>专用</td><td>政府、协议企业实物储备</td></tr>
<tr><td>通用</td><td>协议企业实物储备</td></tr>
<tr><td rowspan="6">一般紧急级</td><td rowspan="2">非常重要</td><td>专用</td><td>政府、协议企业实物储备、生产能力储备</td></tr>
<tr><td>通用</td><td>政府、协议企业实物储备、生产能力储备</td></tr>
<tr><td rowspan="2">重要</td><td>专用</td><td>政府、协议企业实物储备、生产能力储备</td></tr>
<tr><td>通用</td><td>协议企业实物储备、生产能力储备</td></tr>
<tr><td rowspan="2">一般重要</td><td>专用</td><td>政府、协议企业实物储备、生产能力储备</td></tr>
<tr><td>通用</td><td>政府、协议企业实物储备</td></tr>
</table>

（四）防控物资的采购模式

防控物资管理工作的难点在于采购过程中的供应商选取、价格制定。应急物资采购是指在应对紧急状况的准备阶段或是紧急状态期间进行的物资采购行为，包括以储存为目的的事前采购和传染病疫情发生后的应急采购。对于疫情发生后的应急采购，往往易出现盲目追求采购的快速性，而忽视了物资的质量和成本问题，因此，构建合理的物资采购管理十分必要，尤其是供应商管理，在紧急生产过程中需要检验检疫部门的质量监督，保证应急物资的安全性。

目前，政府部门主要采用的采购方式为：招标采购、单一采购、协议采购等，分别于前期储备、应急储备、快速大批量采购需要时进行采用。这种传统方式的采购并不利于长期合作伙伴关系的维持，因此，政府也在积极采取一些新型的采购方式，如 JIT 采购、供应链采购，也许不久还将出现期权采购。JIT 采购是指制造商与供应商签订“在需要的时候，向需要的地点提供能保证质量的所需要数量的物料”。采购方根据自己的需求，向供应商发出看板指令，看板是在同一道工序或者前后工序之间进行物流或信息流的传递。JIT 是一种拉动式的管理方式，它需要从最后一道工序通过信息流向上一道工序传递信息，这种传递信息的载体就是看板。没有看板，JIT 是无法进行的。因此，JIT 生产方式有时也被称作看板生产方式。采购方要求供应商根据看板指令的需求品种、需求数量，在指定的时间送到指定的需求地点。因此，采购管理的 JIT 模式的内容包括：适量采购，适时采购，适价采购，适地采购。基于供应链的采购，使 JIT 采购成为可能，流程更加透明，能够加强与外界的联系，提高采购效率。同时，看板管理方式的采用提高了需求与供给匹配程度，能够在一定程度上解决库存积压或短缺的问题。

（五）建立防控物资管理机制

防控物资的管理是对物资的需求分析、采购、储存、保障运输、配送和使用直至消耗或回收的全过程管理。对防控物资进行科学的管理能够确保物资需求的适度，避免浪费或不足，使其价值最大化，保证在疫情发生时防控物资的合理调配。

1. 防控物资管理的原则

确保防控物资在特定时空的有效高速运转，物资管理应注重品质，确保安全，合理储存，流程优化，全程监控。注重品质是防控物资管理的首要环节。优质品质是应急物流高效的重要保障。这就要求在前期采购招标严格把关的基础上，根据防控物资所处的具体自然环境，保持其自身的理化特性，为物资储存、运输、搬运等创造良好的外部环境。确保安全是应急物流和防控物资管理的根本要求。安全工作是防控物资管理工作的基础。应急物流追求高速高效要求在物资的运输、配送、发放等过程中保证安全稳妥，确保万无一失。合理储存要求对应急物资存放的时空合理化，便于统计核查、快速搬运、配送和管理，节省时空，提高效率。流程优化是防控物资管理的内在要求。物资管理流程优化可以最大限度地减少物流环节，节省物流时间，符合应急物流追求时空效益最大化的特点。全程监控是指对防控物资的需求、筹措、储存、运输、配送到消耗整个过程动态和静态监督控制，需要收集防控物资的实时动态信息，为指挥机构判断情况，做出决策提供可靠依据。

2. 防控物资管理流程

防控物资管理的流程如图 3-3 所示。当重大呼吸道传染病等突发公共卫生事件发生后，通过部门决策体系，迅速启动应急指挥系统，包括启动应急物流管理中心和应急物流信息系统，并建立应急物流指挥机构。应急物流指挥机构根据事件的大小、性质、影响范围等，对所需应急物资作初步的需求分析，并通过应急物流信息系统查询应急物资的储备、分布、品种、规格等具体情况，决定应急物资的发放、数量、种类等，随后通过各种渠道筹措应急物资，组织运输与配送，直到送达需求者手中。应急物流管理中心利用应急物流信息系统对应急物资的采购、储存、运输、配送、信息处理等各个环节进行管理和监控，并将应急物资的相关信息反馈于信息系统，以供指挥机构分析情况得出决策。应急物流信息系统内含应急物资数据库，可供查询搜索应急物资的各种信息，还可以通过 GPS（全球卫星定位系统）技术、可视化技术等现代物流技术对应急物资的全过程进行实时监控，掌握最新动态数据。应急物流信息系统的重要作用还体现在为应急物资的调度、运输、配送提供优化模型，为指挥机构的决策提供智力支持，以便应急物资在最短的时间内以最快的速度、最安全的方式运送到需求者。

应急物资管理的全过程就是应急指挥机构和应急物流中心在应急物流信息系统的基础上对应急物资的信息进行搜集、分析、反馈并得出决策的过程。因此应急物资的管理必然依赖于应急物流信息系统，应急物流的快速实现必须加强应急物流信息系统的建设。

为满足重大传染病疫情等突发事件应急处置物资管理需求，应研究建立应急物流信息系统，应急物流管理系统的优化，物流各环节的优化所采用的方法和途径都有赖于应急物流信息系统的建设。

应急物流信息系统的主要功能有：一是应急物流组织指挥。为应急物流情况收集分析、物流计划拟制、物流供应链关系划分、物流业务组织与协调、应急防控工作等提供信息处理手段。二是掌握应急物流处理能力。各类应急物资、装备的数量、质量、分布，以及运力、应急物流配送中心的存储收发能力等相关信息的获取与处理。三是掌握应急物流资源。主要应急物资、经费、设施、设备等相关信息的获取与处理。四是动态控制与指

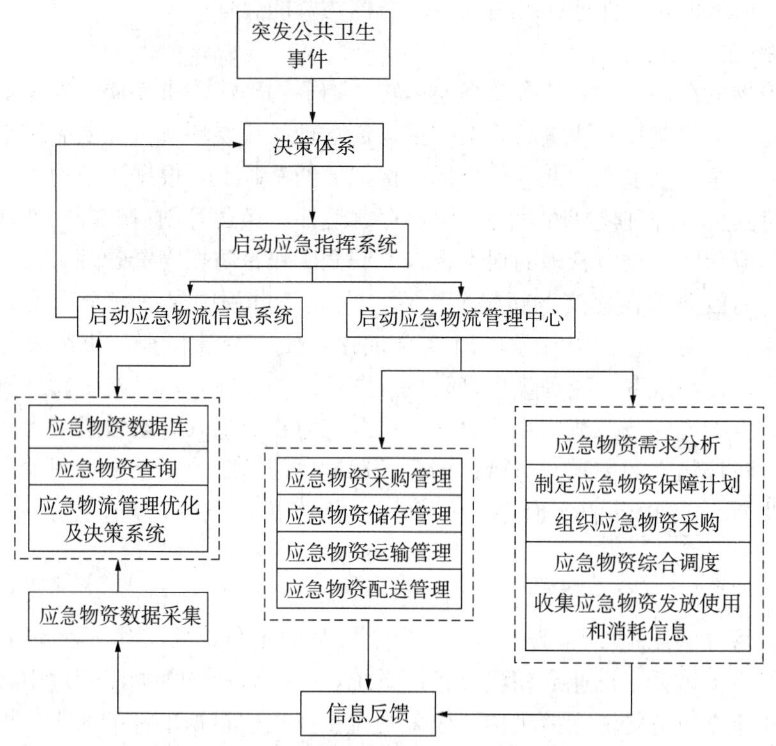

图 3-3　应急物流管理系统结构图

挥。对应急物流人员、装备、应急物资和运输工具的类别、数量、质量、位置、状态变化、情况处置和运输组织等信息的获取与处理，并可对途中的运输过程进行指挥调度。五是应急物流业务处理。应急物流作业相关信息的获取与处理，如网上统计、请领、计划、调拨、结算、公文处理等。六是辅助决策功能。建立应急物流的各种模型，为应急指挥机构和人员提供优化决策和选择。

通过供应链管理方式来优化应急物资配置管理，使得储备网络开放化，管理制度精细化，物资供应协同化，物资管理信息化，物资流通高效化，仓储设施现代化，物资保管科学化。只有这样，重大呼吸道传染病口岸防控物资配置的现状及不足才能得到有效解决。

第三节　重大呼吸道传染病口岸防控经费管理机制

一、国内外经费管理机制发展现状

（一）经费管理概念

重大呼吸道传染病口岸防控经费管理机制是防范和化解风险的前提和重要基础，是形成应急保障战斗力、取得口岸传染病防控主动权的关键。防控经费管理机制包含筹资、分配、运行和监督四个方面，目的要求达到保障有力、运转高效、反应迅速。

1. 经费的筹资

重大呼吸道传染病口岸防控经费的筹资渠道主要包括国家和地方财政资金预算，来自三部分：一是中央财政与地方财政的预备费；二是列在抚恤和社会福利救济费项目下的救灾支出；三是各级财政卫生事业费中的防治防疫经费。其中，预备费在处理口岸重大突发传染病事件中可以发挥巨大的稳定功能。《中华人民共和国预算法》第三十二条规定：各级政府预算应当按照本级政府预算支出额的百分之一至百分之三设置预备费，用于当年预算执行中的自然灾害开支及其他难以预见的特殊开支。预备费的管理上，目前我国采用的是流量式管理年度余额为零的管理方式，应借鉴国外经验，转变为基金式管理，实行单独的项目管理，结余转存，这样既可以保证应对突发事件时的总量供应和管理的规范性，减少行政命令对预算基金管理的过度调整，也能保证其他各项预算和财政支出的正常运转。

2. 经费的分配

（1）分配原则包括四个方面：一是统一指挥，分类保障。根据具体行动任务、强度、环境等实施分类保障。二是集中财力，突出重点。区分保障对象和保障内容的主次、先后和轻重缓急，将有限的资金合理调配使用。三是方便快捷，讲求效益。建立方便快捷的应急经费保障程序，使各级财政能够快速高效地将资金供应到位。四是分级负责，全程监督。遵循统一领导、按级负责的原则，成立包括纪检、审计、财政、监察、卫生等多部门的综合监督体系，对应急经费的预算请领、分配、划拨等过程进行监督，保障资金运行全程的安全。

（2）经费的分配范围：包括疫情发生前预警管理经费、疫情发生过程中的应急救助经费和疫情结束后的恢复重建经费三个部分。

疫情发生前预警管理经费的保障范围主要包括预案的制定，应急处理专业队伍的建设和培训经费。建立有关的物资、设备、设施、技术与人才资源储备，开展防治突发公共卫生事件相关科学研究的经费，以及应急演练、预警监测、信息报告和宣传教育等。

疫情发生过程中的应急救助经费主要包括应急响应、情况通报、信息发布、现场处置、医疗救护、卫生防护、医学隔离和科研攻坚等。

疫情结束后的恢复重建经费主要包括：预案的制定和补充、参与危机应对人员的补助、突发公共卫生事件发生地疾病预防控制机构和医疗救助机构的财政补偿，以及突发公共卫生事件应急体系升级的费用。

（3）经费的拨付方式：主要有银行划拨、现金前送、银行卡支付、就地拆借、开设流动银行等。可实行点对点、面对点的拨付方式，使资金由专门渠道直接进入使用者账户。

3. 经费的运行

应科学、高效地使用防控经费，对其实行法治化、全程监管的运行模式。经费的运行分为三个阶段，第一阶段是准备阶段，编制经费保障预案，成立经费保障指挥机构，完成资金准备工件，调整年度预算和预备费数额，先期加大拔款，申请上级补助，接受转移支付等。第二阶段是响应阶段，支持在现场处置、疫情控制、医疗救护、科研攻关、健康教育、物资采购、人员补助等方面的经费使用。第三阶段是后期处理阶段，完成预算调整、资金清理回收和总结评价工作。

4. 经费的监督

建立以审计为主，财政、监察、总局等主管部门为辅的资金审计监督系统。对防控经费的筹集、使用、管理进行全过程的审计、检查、监督，具体包括经费的标准结构、保障对象、领报规定、开支范围等。检查经费的供应标准是否完善、统一和明确，经费的开支项目、范围以及使用规定等是否有明确要求，经费的配置、下拨和管理是否有理有据，经费供应、标准执行、清理决算是否透明，对经费标准坚持定期修订与不定期的调整。必要时设置资金管理组，对每项花费实行跟踪管理。评价防控经费使用效果的最终标准是：是否有效预防、及时控制和消除了突发公共卫生事件的危害，保障了公众身体健康与生命安全，维护了经济发展和社会稳定。具体说，一是供得上，要求应急经费保障能做到及时、足额、到位；二是用得好，合理分配和调度应急经费，强化使用效益；三是管得住，能充分运用财务管理的计划、组织、协调与控制职能，维护特殊活动中的财经活动秩序和纪律，防范各项资金风险，力求实现保障需求实时可知、保障资源透明可视、保障行动精确可控。

（二）经费管理机制发展方向

国际卫生检疫方式经历了三个阶段，最早采取的检疫方式是隔离式，就是对外来商旅船舶隔离检疫 40d，等待发现病人，隔离病人。后来逐步进化到采取检疫查验、颁发健康证书等措施的滤过式检疫。近十年国际上普遍采取监测式检疫，主要采取切断传播途径，保护易感人群，由单纯的微观查验转向查验与宏观监测相结合，有重点地加强对传染病的流行动态监测，与全球传染病的发生、传播与全球经济一体化的同步发展，重大呼吸道传染病通过日益便捷的国际交通工具造成全球传染病的快速传播的趋势和危害的严重性相适应。

口岸重大呼吸道传染病防控经费管理机制重点应加强以下三个方面的不足：一是重视卫生检疫预警信息系统建设，口岸传染病防控模式应向“预防为主”大力转变，将工作重点放在事先的防范上。加强疾病监测与风险预警的协调统一，有效识别各种异常征兆，及时分析，科学判断。二是经济投入重点加强人才培养、资源储备、疫情演练、预案完善和现场调查等方面。三是加强检测技术，提高配置水平，提高口岸传染病的快速侦检和快速处理能力。立足于既要保证传染病的防控又要保证口岸的正常秩序和通关速度。

（三）国内外应急经费管理情况

重大呼吸道传染病口岸防控经费在我国预备费的财政拨款中的预算拨款、专项拨款和总预备费中支出。我国预备费每年只占政府预算支出额的 1%～3%，发达国家占 5%以上。欧美日本等国公共卫生事业费占总卫生事业费的比例已达 50%左右，其中相当部分用在重大传染病事前阶段的监测和预警、事后阶段预防和治疗方面。这些国家建立了完整的突发公共卫生事件管理系统和经济支持系统，在突发公共卫生事件防治方面投入了巨大的人力、物力和财力，确保其有效运转。

美国政府花在卫生方面的开支接近全部预算的 1/5。美国资金保障方面主要有医疗保险和国家拨款。美国政府通过联邦拨款和地方投资相结合的办法，逐年增加投资力度，2001 年为 5 亿美元，2002 年为 30 亿美元，2003 年为 59 亿美元，款项中有 49%用于研究和开发。在非典发生后成立了“危机行动中心”，运作经费每年高达 710 万美元，主要功能是应对传染病等公共卫生危机，如建筑“非典”传播的信息库，同时作为与欧洲、亚洲同行相互交流的平台。CDC 疫情情报培训班已运行了 50 年，由国家拨款建立一支地方流行病学专职队伍，收集普通传染病、新发传染病及肺结核等再发传染病的疫情。美国的疫情经费管理机制还体现在物资储备方面，在需要的情况下，12h 内为美国任何受灾区一次提供 50t 以上的医药和急救用品，包括抗体、疫苗、解毒剂和一些医疗物资。美国设有公共卫生研究和防控方面的专项经费项目，如病原体研究、疫苗研发、诊断性试验、现场调研究等。

日本资金保障方面，一是通过立法明确规定了国民在应急救治中负担的比例；二是各都区市町村政府每年均按照在本年度的前3年的地方普通税收额的平均值的千分之五作为灾害救助基金进行累积。

加拿大突发事件管理的行政框架和经费管理与国家行政体系基本一致，分为三级：联邦，省和地方。法律规定，上一级的突发事件管理机构并没有对下一级的突发事件管理机构的直接领导权，只有在下级机构或地方政府向其提出援助要求时才会有权参与到下一级政府的突发事件管理过程。各级传染病防控的经费管理制度也同样相对独立，按照所管辖领域的疫情有预算和执行计划。

俄罗斯对国家重大突发公共卫生事件采用极具特色的“大总统、大安全”方式，形成以总统为核心、以联邦安全会议为决策中枢，政府和社会各公共部门分工合作、相互协调的综合突发事件管理系统，经费管理全部由俄罗斯联邦卫生防御委员会负责调拨、使用和监督。这种经费管理体制的财权全部都要依靠最高权力机关进行运作，会产生官僚，一旦发生紧急情况，就需要和依赖于一个具有最高决策权的指挥部，效率不高。

法国的公共卫生研究观测机构1998年成立，有200多位医学专家，2003年国家财政拨款为220万欧元。

相比之下，中国没有独立和常设的危机管理机构，每当危机发生时，临时成立工作小组，这种工作小组有三个缺点：一是没有专款预算，不能提供经费上的保障。二是不能有效协调各种关系，不同部门各自为阵，不能资源共享，浪费有限的财力。三是组织不具有延续性，危机处理后不能对预案进行预算调整。我国公共卫生方面的支出在国家预算中的比例很小，仅占财政支出的0.62%，约为30多亿元，2000年世界卫生组织在对191个会员国进行的医疗卫生评价中，我国排在第188位。

二、甲型H_1N_1流感口岸防控经费管理分析评估

为明确预算评估的各方职责、程序、内容和方法，提高甲型H_1N_1流感口岸防控经费使用效率，有关甲型H_1N_1流感口岸防控经费管理分析评估内容介绍如下。

（一）评估职责

财务部门负责对归口管理的甲型H_1N_1流感口岸防控项目经费（以下简称甲流专项经费）实行预算评估，在预算评估的基础上，确定并下达项目经费。对需要紧急决策的项目，可不进行预算评估，预算安排通过局务会讨论后执行。

财务部门主要职责如下：

（1）负责建立甲流专项经费评估小组，确定评估工作制度、程序的制定。

（2）根据工作需要，邀请、委托或授权相关部门协助开展甲流专项经费评估工作。

（3）负责制定甲流专项经费评估工作方案。

（4）接受有关部门对项目预算甲流专项经费评估工作的指导、检查和监督。

各单位防控甲型H_1N_1流感疫情传入工作领导小组有义务接受并配合评估工作，按要求及时提供真实、有效的材料和信息。

申请地方政府资助的经费达到一定额度的项目，应独立进行预算评估。逐步建立评估动态调整机制，促进专项经费的合理使用。

（二）评估评审程序

甲流专项经费评估的程序包括形式审查、评估小组评估、报告形成与提交等环节。

甲流专项经费评估小组依据相关规定对项目预算申报材料进行形式审查，形式审查的主要内容对预算申报材料内容的合规性、合理性和完整性进行审核，以及各项预算数据的一致性和平衡关系。

评估小组对甲流专项经费评估的内容包括经费来源和支出，重点是支出预算，主要包括支出总量、比例结构、经费轻重缓急程度、重点保障范围等。主要包括：甲流防控设备购置费评估、试剂药品费评估、物料消耗评估、培训费评估；口岸传染病隔离设施评估、仪器设备检修调试费评估；紧急调集、征用有关单位、企业的物资及劳务的合理补偿费评估；对口岸应急处理期间对因参与应急处理工作致病、致残、死亡人员给予相应的补助和抚恤评估等。

甲流防控设备购置费评估，主要核查设备购置与项目任务的相关性、设备预计的利用率、设备购置前后共享的可能性及购买数量和价格的合理性。例如：广东局在甲流防控期间购置了 4 台红外测温仪，保证了现场检疫查验工作的需要。同时，还有 2 台测温仪作为储备，保证可以随时调用。为满足现场查验录像工作的需要，广东局还购置了大容量硬盘，在每个查验台的上部加装了摄像头，该摄像头能随时捕捉体温监测仪视频终端上的报警图像及入境旅客接受查验的全过程，确保能按照需调取相关视频录相。此外，还添置了超低温冰箱、负压隔离担架、自动气溶胶喷雾器、移动式空气消毒器等设备，在入境现场硬通道的基础上建设了自动摆闸系统，确保入境旅客有序进入硬通道接受体温监测，保证体温监测的有效性、准确性，有效地减少了漏检、误检的发生。在保证有效防控甲流的同时，加强和完善了口岸核心能力设备建设，为检疫查验工作提供了硬件保障。

试剂药品费评估，要审核相关药品、检测试剂与防控的相关性，是否符合防控形式的需要，有关有效甲型 H_1N_1 流感抗病毒药物达菲、乐感清等的准备和储备，是否按照总局技术方案的规定使用，库存储备是否充足。

物料消耗评估，审核支出规模、比例结构、支出的合理性、材料购置与项目任务的相关性，审核物料种类、单价和数量的合理性，消杀药械、防护用具、急救用品，卫生处理物资的储备是否充，是否有专人管理并有调配补充机制。如广东局规定保障各类防控防护用品、消耗用品的储备达到 45d 以上；厦门局规定出现流感疫情时增加测温仪器、相关防护物品、消毒药品以及其他物品的储备至平时储备量的 50%～100%。目前，在我国应急物资的储备方式主要为资金储备、实物储备、合同储备、产能储备等。

培训费评估，主要审核有关业务讲座、交流与现场操作指导等费用支出与甲流防控的相关性。例如：广东局在甲流防控期积极组织全员学习甲型 H_1N_1 流感防控有关文件，确保政令畅通，措施不折不扣完成不走样；为保证采样质量，提高阳性检出率，先后两次请广东局卫生检疫实验室专家对检疫人员进行采样技术培训，以加强鼻咽拭子采样成功率和准确率，同时，旅检各科也多次开展自我培训，使采样阳性检出率大幅提高；对新进人员进行严格、认真的岗前培训；组织全员学习红外测温仪使用、调校规程，并对调校方法进行现场演示和指导；组织相关人员进行生物恐怖、核与辐射监测和处置程序培训，以及疟疾、登革热、霍乱、流感等快速检测培训。此类培训大大提高了一线人员的业务技能与操作技能，为有效防控奠定了基础。

甲流专项经费评估方法主要包括政策对比法、目标任务对比法、数据统计分析法、调查法、专家经验法、案例参照法和成果反推法等。在评估评审过程中，应在考虑不同领域、不同规模、不同研究阶段、不同类型项目特点的基础上，选择运用不同的方法：

一是政策对比法。指通过对比专项经费管理的政策规定、国家相关财务政策，在不违反财经政策法规的情况下，坚持特事特办、急事急办，满足一线需要为目标。

二是目标任务对比法。指根据防控任务布置情况，审核甲流专项经费是否与项目任务目标相关的方法。

三是数据统计分析法。即通过对系统内有关突发性传染病项目预决算历史数据进行分析，寻找其项目经费支出一般规律，据此对项目各项预算的规模、结构和强度进行审核的方法。

四是调查法。即通过调查获取有关项目的配备及支出标准，以判断该项预算合理性的方法。如调查现场防护用品配备标准、库存备用存量标准、现场快速查验设备标准等，在此基础上，实现物资的合理配置，可使预算安排有据可依，促使防控工作有序进行。

五是案例参照法。即通过对照以往领域内同类项目的典型案例，判断项目预算支出合理性的方法。

对应急资金的支出应进行及时的监测、分析和反馈，主要包括资金流动过程的监督和效果的评价，以及财务应急保障机制的评估和完善。各级财务部门需加强对突发疫情应急保障资金的管理和监督，保证专款专用，提高资金的使用效益，同时对财务应急响应过程、应急措施的效果等进行综合评估。可以组成财务、审计和监察部门联合督查组，跟随资金流向和管理过程，对预算编制、执行、调整和效果实行监督、检查、评估。项目完成后需及时将评估结果形成评估报告，对资产使用量、项目安排情况、检出率、监测完成率等情况进行分析评估，以了解项目资金的使用效率及保障效果。例如，表 3-12 所示绩效评价体系中细化了有关疫情疫病专项资金的绩效考核内容。

表 3-12　口岸重大呼吸道传染病防控经费项目支出绩效评价表

一级指标	权重	二级指标	分值	三级指标	目标值（标准）	分值	采集数据项		指标值	指标得分	解释说明
							数据项 1	数据项 2			
预算绩效	50	预算管理	75	预算执行进度（7 月）	40%	7	实际支出数	预算批复数含上年结余	0%	0	
				预算执行进度（11 月）	80.21%	8	实际支出数	预算批复数含上年结余	0.00%	0	
				预算调整次数（实际调整数）	0	5				0	
				项目预算资金是否被核减	否	25				0	
				结转结余资金率	0%	25	结转结余资金	预算批复数含上年结余	0%	0	
				是否开展预算编报考评	是	5				0	

续表 3-12

一级指标	权重	二级指标	分值	三级指标	目标值（标准）	分值	采集数据项		指标值	指标得分	指标解释
							数据项 1	数据项 2			
预算绩效	50	财务管理	25	用款计划差错率	0%	7	被检查出的次数	应上报次数	0%	0	
				是否存在违规行为	否	13				0	
				是否开展会计决算报表考评	是	5				0	

一级指标	权重	二级指标	分值	三级指标	目标值（标准）	分值	采集数据项		指标值	指标得分	解释说明
							数据项 1	数据项 2			
项目产出	25	产出数量	24	口岸出入境人员传染病有症状者检疫筛查率	100%	6			0%	0	
				口岸出入境人员传染病确诊病例检出率	100%	6			0%	0	
				实验室检测项目达标率	100%	6			0%	0	
				阳性目标卫生处理率	100%	6			0%	0	
		产出质量	48	队伍建设、方案完善	100%	6			0%	0	
				培训、演练	100%	6			0%	0	
				试剂、疫苗、药物储备	100%	6			0%	0	
				仪器设备持续投入	100%	3			0%	0	
				学科带头人培养、科研制标	100%	3			0%	0	
				传染病信息网建设	100%	6			0%	0	
				消毒和防护用品储备	100%	6			0%	0	
				公告和警示通报的执行能力	100%	6			0%	0	
				与系统和地方协调配合能力	100%	6			0%	0	

续表 3-12

一级指标	权重	二级指标	分值	三级指标	目标值（标准）	分值（权重）	采集数据项		指标值	指标得分	解释说明
							数据项 1	数据项 2			
项目产出	25	产出时效	28	安全风险监控计划完成率	100%	6			0%	0	
				疫情疫病监测计划完成率	100%	6			0%	0	
				口岸卫生监督频次完成率	100%	6			0%	0	
				应急事件处置妥善率	100%	5			0%	0	
				卫生检疫技术支撑项目完成率	100%	5			0%	0	
		产出成本									

一级指标	权重	二级指标	分值	三级指标	目标值（标准）	权重	指标值	指标得分	理由（至少四条）	解释说明
项目效果	25	经济效益	20	是否对地方经济做出贡献	是	20		0	①	5 分
									②	5 分
									③	5 分
									④	5 分
		社会效益	20	是否对地方社会稳定做出贡献	是	20		0	①	5 分
									②	5 分
									③	5 分
									④	5 分
		环境效益	20	是否有利于保护生态环境	是	20		0	①	5 分
									②	5 分
									③	5 分
									④	5 分

续表 3-12

一级指标	权重	二级指标	分值	三级指标	目标值（标准）	权重	指标值	指标得分	理由（至少四条）	解释说明
项目效果	25	可持续影响	40	是否有利于保护口岸安全	是	20		0	①	5分
									②	5分
									③	5分
									④	5分
				是否有利于促进人民身体健康水平提高	是	20		0	①	5分
									②	5分
									③	5分
									④	5分
		服务对象满意度								
总分	100	得分	—							
填报单位（公章）：							单位负责人：			

三、建立重大呼吸道传染病防控经费管理机制

（一）制定科学合理的保障预案

近年来，随着全球经济的一体化，传染性疾病在国际间传播的风险不断提高，疫情的变化给口岸的疫情防控工作带来前所未有的压力与挑战。如何为疫情防控工作制定科学合理的保障预案，有效的提供疫情保障资金成为检验检疫机构财务部门的重要课题。2009年甲流防控期间，北京出入境检验检疫局财务部门及时制定有效的经费保障方案，在国家质检总局和地方政府的支持下，使北京出入境检验检疫局在疫情防控期间做出快速反映，确保检验检疫部门在防止甲型 H_1N_1 流感在我国迅速蔓延，维护社会稳定方面发挥了积极作用。同时，为构建口岸突发疫情财务应急保障机制，提供了可以借鉴的经验。

财务应急保障机制是检验检疫机构应急保障机制的一个重要组成部分，主要是为检验检疫机构应急处置能力提供财力保障。构建财务应急保障机制，涉及方方面面，同时必须在现行部门预算管理的框架下运行，主要需从以下三个方面构建口岸财务应急保障机制。

1．财务应急组织指挥系统

体系内各部门职责清晰明确，既要防止财务部门权力弱化，造成“被动”拨款，降低资金的使用效益，又要防止财务部门职责无限放大，造成以资金为导向，弱化了预算的目标。

成立财务应急保障协调小组，由局长任组长，主管局长任副组长，局内成员单位包括财务处、办公室、人事处、卫生处、科技处、信息处、法规处、监审室等相关职能部门。

必要时增加一线单位财务部门和业务部门相关人员。承担主要防控工作的分支局，必要时参照直属局成立财务应急保障协调小组，负责本单位应急保障工作。

在协调小组下设立办公室，负责日常工作和成员单位间的组织、协调工作。设置联络员一名，负责联络工作。

直属局财务处是全局突发疫情财务应急保障综合协调主管部门，负责财务应急保障工作。要提前制定财务应急保障预案，并指导和帮助下级单位财务部门做好应对突发疫情工作。及时了解疫情进展情况，加强与国家质检总局及相关职能部门以及地方政府各级财政部门的沟通与协调，争取中央和地方政府的财政支持。研究提出财务应急保障措施建议并组织落实，分析总结财务应急保障工作效果。各级财务部门负责研究制定本级应对突发疫情的支出管理办法，提出资金的筹集与分配方案，负责应急保障资金的拨付工作。

直属局财务处研究提出应急保障措施建议，应按规定程序报批。紧急情况下，各级财务部门可根据局领导的指示精神，采取先安排支出或拨付资金等措施，再按规定程序补办相关手续。

其他业务处室根据职责分工，负责对分管业务和部门应急保障资金的使用情况进行监督与管理，根据疫情防控需要和存量资产状况提出资源调配方案、新增设施和消耗品的配置标准和预算，以及宣传、培训等费用预算。法规处负责相关工作指导相关工作依法开展；监审室负责监督相关经费的使用和管理的合规性。

2. 财务应急反应系统

主要为财务应急反应的方式和程序问题。直属局财务处应建立与国家质检总局各部门、以及分支机构的应急监测预警和指挥调度系统的有效衔接，综合分析、科学判断监测数据和动态信息，加强应急保障措施和决策机制的超前研究，提高处置效率。

突发疫情发生后，需要直属局给予经费应急保障的，局机关相关部门或分支局应在向直属局报告业务工作的同时，及时向直属局财务处申请经费。报告内容应包括：疫情的基本情况，包括发生时间、地点、原因、影响程度和损失程度；已采取的主要措施、事态发展预测及控制程度；相关的突发疫情应急预案启动情况，需要直属局财务处解决的突出问题等。报告一般应为正式文件。紧急情况下也可先电话报告，随后报送正式报告。

报告统一由直属局办公室承接；办公室接到报告后，立即按局内职责分工，通知到相关处室负责人。直属局财务处接到相关的报告后，立即着手进行信息收集等基础工作，对事件进行初步评价和判断，研究提出具体建议报局领导。局领导根据实际情况，决定是否成立突发疫情财务应急保障协调小组，启动应急预案。

3. 财务应急保障手段

主要指紧急状态下，财务部门可以动用的财务工具和手段。检验检疫机构财务应急保障工作，必须在现行部门预算管理的框架下运行，应急保障工具的选择和运用应符合相关法律法规。

应急工具的选择也就是资金的筹集问题，检验检疫机构重大疫情防控应急资金的筹集主要以申请中央预算拨款为主，同时争取地方财政的支持。处置突发疫情所需经费，主要有以下三个渠道：

一是已在年度项目经费中安排的，财务部门应及时安排资金。二是需要由部门预算进行调剂的，各级财务部门在保证人员工资和必要支出外，可要求预算单位调整部门预算支出结构。三是在专项经费和预算调剂不能满足处置突发疫情工作需要时，财务部门可提出动用预留经费、以及申请上级主管部门追加预算等方案。

在此，特别谈谈预留经费问题。根据《中华人民共和国预算法》第三十二条的规定，各级政府可以按照本级预算支出的1%～3%设置预留费。在现行部门预算管理框架下，基层预算单位一般情况下不安排预留费预算。实行部门预算改革以来，部门预算的编制逐步走向科学化、精细化。但是，从近几年实际工作来看，非典、甲流、高致病性禽流感、食品安全等事件不断涌现，检验检疫部门承担的责任日趋重大，需要应对的突发事件逐渐增多，意想不到的突发性支出不在少数。坦率地说，以现有的人员水平，在编制年度预算时很难全部预计到这部分支出；即使预计到一部分，考虑到预算执行等问题，也难以在部门年度预算中安排。以北京出入境检验检疫局为例，非典过后，为了及时应对类似事件，将支付时间可以适当延后的一部分经费先扣留在北京出入境检验检疫局，大约占年度预算的1%，作为预留经费，以备不时之需。在当年 9～10 月，如果没有突发事件，或突发事件经费到位后，再将这部分预留经费预算还原本来的用途。在 2009 年甲流防控初始阶段，发挥了很好的作用。不过，随着预算管理日趋严格，这种权宜之计显然与预算管理及预算执行进度要求不相符，且缺乏政策依据。为了缓解这一矛盾，可为检验检疫基层预算单位增设预留经费预算。

为了保证在应急状态下能够及时、有效组织和使用资源，应提前做好预算编制等各项准备，采用弹性预算的方法，编制常态下疫情防控和突发疫情防控两种形态下的疫情防控专项经费预算。

无论是常态下还是应急状态下，编制疫情防控经费预算的目的都是为检验检疫机构防控能力提供保障。因此。预算的编制，必须以直属局疫情防控方案为依据，制定一定时期内具体、清晰、明确、可行的预算目标；明确口岸疫情防控工作涉及的设施、人员、消耗品和宣传培训经费等配制安排的数量标准，并通过应急指挥系统等方式及时公布；建立专项经费测算模型，并通过预算管理系统，将预算编制内容固化和表格化，显示相关参考价格和存量资产状况，提示预算编制和提交的时间，自动关联归口管理部门送审以及出示审核结果。

按照常态传染病防控和重大疫情防控两种形态，编制弹性预算。其中，根据直属局《口岸常态传染病防控方案》，编制常态下疫情疫病防治专项经费预算，在部门年度预算项目经费中申请；根据直属局《口岸重大传染病防控方案》，提前编制紧急状态下专项经费预算，作为备用项目，以“应急疫情防控专项经费”申报，直属局财务处按照预算审核的方式，审核汇总后备案。

疫情暴发后，各相关单位的财务部门会同有关部门，对预先编制的紧急状态下专项经费预算——“应急疫情防控专项经费”预算进行再次审核和调整，及时向国家质检总局提出申请财政经费。

应急资金的分配应遵循统一指挥、分类保障，集中财力、突出重点，方便快捷、讲求效益，分级负责、全程监督的原则。必须专款专用，各级财务部门按照“特事特办、急事急办”原则，实行快速审核和拨款程序。对紧急情况下，财务部门可根据局领导的指示精神，先办理拨款，再补办相关手续。

财务应急反馈系统在疫情防控工作中，要对应急资金的支出进行及时的监测、分析和反馈，主要包括资金流动过程的监督和效果的评价，以及财务应急保障机制的评估和完善。

依据有关法律规章要求和应急工作实际需要，对财务应急保障机制相关内容进行动态管理，不断充实、完善和提高。每一次重大突发疫情发生后或者每2年，由直属局财务处组织一次内部评审，补充、修订和调整相关内容，保证应急保障机制反应迅速、权责明晰、规范有序、运转高效、保障有力。确保检验检疫机构及时控制国境口岸突发重大疫情的危害，有效履行保护公众健康和生命安全、维护社会稳定的职责。

（二）对经费实施有效的管理

1. 快速响应、及时调整

在甲型 H_1N_1 流感疫情防控之初，往往急需大量经费用于现场查验设施配置、防护和消毒等物资采购，以及协检员聘用、检测试剂储备等防控工作保障。在此情况下，一方面，可紧急调用常规行政经费保障疫情防控工作有序开展，例如：珠海局在疫情突发之时，紧急充实应急物资储备，成立由多部门组成的防控物资保障组和临时物资政府采购小组，充分协调各种关系，集体决策，多渠道筹集经费，从其他经费中垫支447万元，以加强预防性药物、现场医学检查、个人防护、生物样本采集运送、实验室检验、消毒处理、宣传教育培训等方面的物资储备。另一方面，需组织有关部门和人员对疫情防控经费需求进行测算，在充分考虑防控工作各个层面可能产生的费用后，可申请再次追加疫情防控专项经费。待实际拨付经费后，召集有关部门研究制定详细的资金使用计划并加以执行，使疫情防控工作在充足的经费保障下得以顺利进行。

在向上级主管部门申请相应预算经费的同时，可依托与市政府有关部门的联防联控机制，将口岸疫情防控工作纳入地方疫情防控网络中，向市政府申请相关防控经费和物资，拓宽防控经费保障渠道，进一步充实防控力量。例如：甲流防控期间福建局除得到国家质检总局1931万元专项经费外，还向福建省地方各级政府申请到了285.62万元的防控经费补助，及时解决了一批口岸检疫查验急需的设备与物资，使口岸体温监测及视频监控系统得以提高和完善，福州长乐机场、马尾客运站隔离留验室得以修建，口岸传染病及生物安全快速检测能力得以增强，口岸防护及消毒等消耗性物资也得到及时补充。

2. 综合统筹、运转高效

组织各相关部门制定现场防护用品配备标准和库存备用存量标准，实现现场快速查验设备标准化，使预算安排有据可依，促使防控工作有序进行。

3. 机动灵活、针对性强

防控经费数额大，无论是自筹资金还是财政经费，都是分批下达，涉及部门多，情况千差万别，延用以往项目资金管理方式难以满足实际需要。为此，需对各类项目进行针对性管理，科学合理地测算经费需求，详细测算防护、监测、检验、人员、设施、培训、宣传等各类项目的资金需求，及时了解掌握采购方式、付款时间和付款方式。

4. 提升管理、透明高效

依托信息化手段，加强财务管理，将资金应用最需要的方向，提高应急经费使用效率。将防控专项经费安排和使用纳入预算管理系统，经费申请、审批、报销全部通过网上运行，对资金的使用情况进行全过程、全方位的动态监督。各级领导、相关部门和责任人员可以随时通过系统查询即时信息，准确了解防控经费使用动态，根据疫情发展形势，及时调整经费使用计划，在科学合理的基础上，确保资金使用安全、规范、有效。

5. 动态管理、全面反映

提升应急资金的管理方式，对专项经费实行信息化、全过程、全方位的动态管理，在预算管理系统中设置“应急专项经费”项目，按照支出的经济用途设置系项目，所有应急专项经费，疫情无论资金来源，全部在该项目中反反映，预算编制、执行全部通过系统完成，随时提供即时数据。

6. 及时反馈，合理评价

突发疫情处置结束后，各级财务部门要及时对突发疫情应急保障资金进行清算，按照是否能够达到供得上、用得好、管得住的标准，对资金使用效果进行评价，并及时上报直属局财务处。

7. 加强培训，提升能力

疫情疫病专项经费管理工作是各局财务管理的重要组成部分，疫情防控工作的各项具体要求，大部分要通过财务管理工作才能落实。因此高素质的财会队伍是做好专项经费管理工作的保障，要想充分发挥会计在疫情疫病应急保障工作中的作用，就必须对会计人员的综合能力提出更高的要求，建设一支素质高、业务精、敬业心强的财务干部队伍就显得尤为重要。

第四节　建立重大呼吸道传染病检疫保障综合测算管理模式

一、搭建重大呼吸道传染病检疫保障信息管理平台

近年来，信息化技术手段在政府部门行政管理中的应用范围越来越广，在重大传染病口岸防控工作中，在建立人员、物资、经费管理模式的基础上，引入信息化管理手段，搭建重大传染病检疫保障信息管理平台，有利于提高资源配置效率，降低人为测算误差，丰富统计分析手段，提供科学决策依据，保障疫情防控工作顺利、高效开展。

重大传染病检疫保障信息管理平台主要涵盖决策体系、应急指挥系统、检疫保障测算系统、信息反馈系统等部分，其结构如图 3-4 所示，该平台的功能主要是通过对重大传染病口岸防控物资、人员和经费需求的测算分析和配置管理，实现防控工作的合理保障，并为防控决策提供参考依据。

二、建立防控保障人员、物资、经费综合测算模型

在重大传染病检疫保障信息管理平台中，最重要的组成部分便是检疫保障测算系统，而其中需求分析部分则是重中之重，科学的需求分析是合理保障的先决条件。为实现这一目标，北京出入境检验检疫局在“应急指挥系统”中设计了“模型管理”模块，根据口岸应对重大传染病疫情等各类突发公共卫生事件口岸部署情况，设计相应的通道设置、岗位设置、人员配置、物资配备方案，明确通道数量、人员数量及能力要求、物资配备数量及标准等要素，进而在特定时间区间进行测算，据此可估算出该类事件人员、物资、经费保障需求，以作为重大传染病疫情防控排兵布阵及人员、物资、经费配置决策参考依据。见

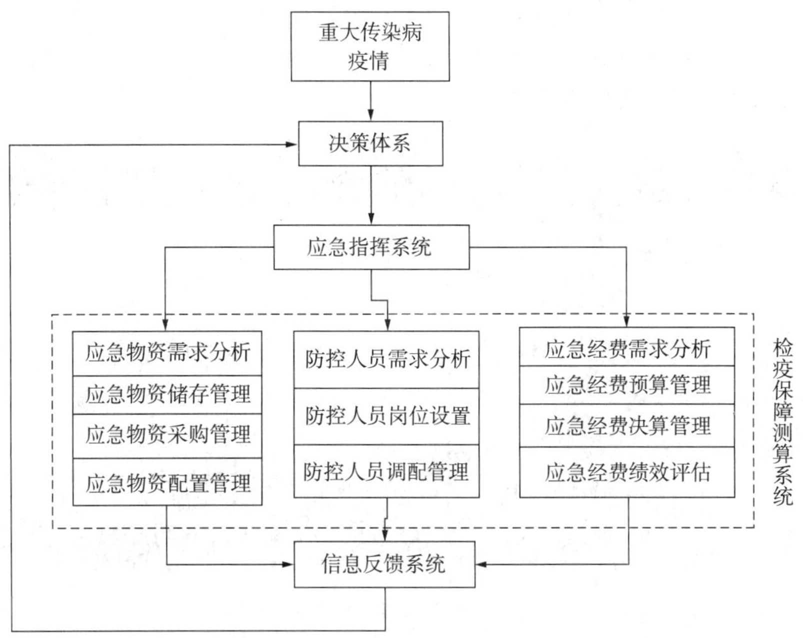

图 3-4　重大传染病检疫保障信息管理平台结构图

图 3-5～图 3-7。

图 3-5 显示的是在应对重大传染病时，北京出入境检验检疫局所辖首都机场口岸和西站口岸各个检疫查验岗位的设置情况，由管理员根据防控工作实际情况进行编辑维护，其中每个岗位都根据其业务特点，设置了所需人员和物资的需求要素，包括人员性别、专业资质和日需求数量，物资种类和日需求数量等要素，这是进行需求分析测算的第一步。

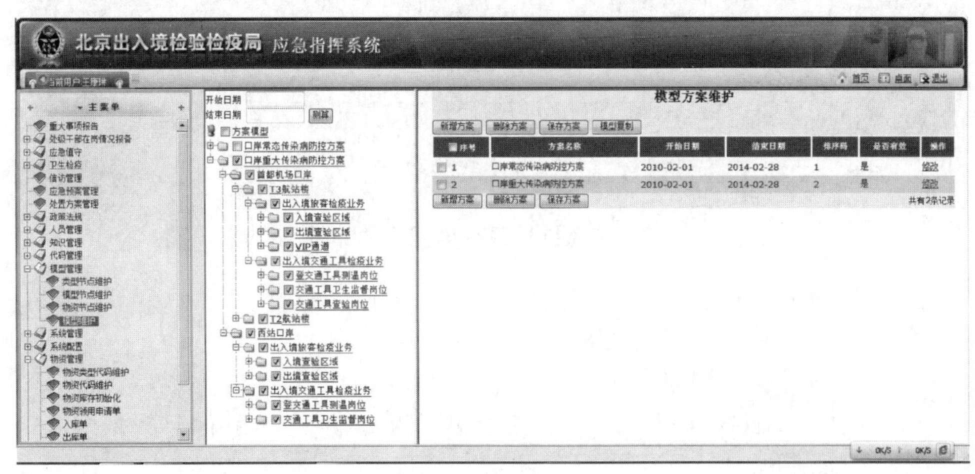

图 3-5　应急指挥系统模型方案树形图

图 3-6 反映的是在设置岗位需求的基础上，按照防控工作天数进行的总体测算情况，显示了通道、岗位、人员、物资等要素的数量及种类，并可在提前维护物资数据库前提下，实现对防控经费的测算。

图 3-7 可直观反映出各个岗位对于人员、物资的详细需求，作为重大传染病口岸防控工作排兵布阵指挥图，在此基础上可进一步从技术上优化完善，实现防控沙盘的展示效果，从而作为防控决策指挥的参考依据。

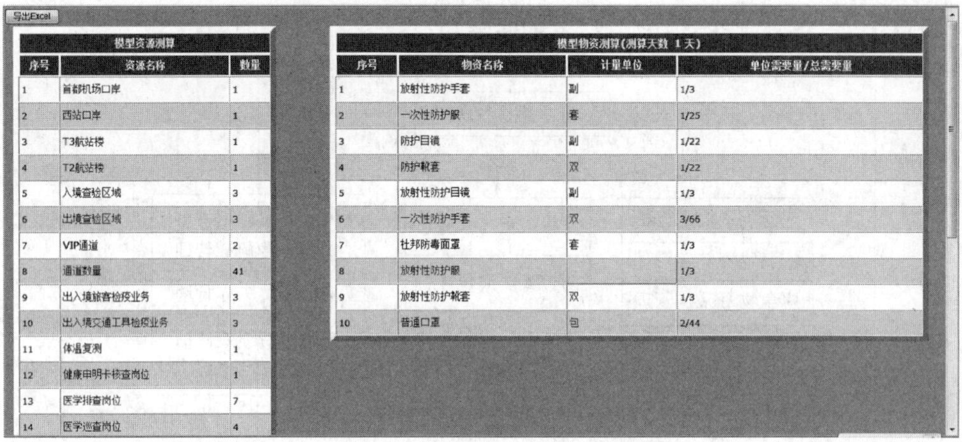

导出Excel

模型资源测算

序号	资源名称	数量
1	首都机场口岸	1
2	西站口岸	1
3	T3航站楼	1
4	T2航站楼	1
5	入境查验区域	3
6	出境查验区域	3
7	VIP通道	2
8	通道数量	41
9	出入境旅客检疫业务	3
10	出入境交通工具检疫业务	3
11	体温复测	1
12	健康申明卡核查岗位	1
13	医学排查岗位	7
14	医学巡查岗位	4

模型物资测算(测算天数 1 天)

序号	物资名称	计量单位	单位需要量/总需要量
1	放射性防护手套	副	1/3
2	一次性防护服	套	1/25
3	防护目镜	副	1/22
4	防护靴套	双	1/22
5	放射性防护目镜	副	1/3
6	一次性防护手套	双	3/66
7	杜邦防毒面罩	套	1/3
8	放射性防护服		1/3
9	放射性防护靴套	双	1/3
10	普通口罩	包	2/44

图 3-6　应急指挥系统模型测算总体展示图

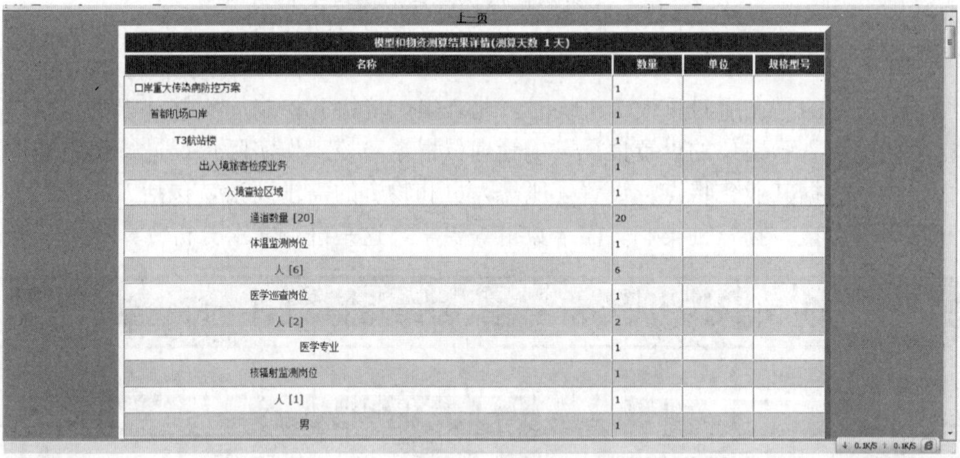

上一页

模型和物资测算结果详情(测算天数 1 天)

名称	数量	单位	规格型号
口岸重大传染病防控方案	1		
首都机场口岸	1		
T3航站楼	1		
出入境旅客检疫业务	1		
入境查验区域	1		
通道数量 [20]	20		
体温监测岗位	1		
人 [6]	6		
医学巡查岗位	1		
人 [2]	2		
医学专业	1		
核辐射监测岗位	1		
人 [1]	1		
男	1		

图 3-7　应急指挥系统模型测算布局图

第四章　重大呼吸道传染病口岸防控措施

2009年甲型 H_1N_1 流感的暴发，使口岸卫生检疫工作经受了建国以来前所未有的严峻考验，凸显出了口岸核心能力建设的紧迫性和重要性。在此次疫情防控工作中，检验检疫部门通过采取各项严密的口岸检验检疫措施，建立了坚固的防控屏障，共排查有疑似症状的出入境人员11185人次，转送定点医院或饭店2006人次，其中168人被确诊为甲型 H_1N_1 流感，有效延缓了我国疫情的暴发，为疫苗生产、防控物资储备、地方社区防控准备工作等争取了宝贵时间，为防止甲型 H_1N_1 流感在我国迅速蔓延，维护社会稳定发挥了积极作用，充分体现出在重大国际传染病防控工作中，检验检疫部门发挥"削峰延时、建立屏障、赢得时间，稳定社会"的重要作用。

第一节　重大呼吸道传染病口岸出入境人员检疫查验处置

通过对甲型 H_1N_1 流感防控工作中所采取的防控措施的科学性和有效性进行分析和评估，了解所实施的防控措施的效果，找出存在的问题。结合重大呼吸道传染病疫情口岸防控工作特点，进行国境口岸重大呼吸道传染病检验检疫防控工作模式研究，建立完善有效的口岸重大呼吸道传染病疫情检验检疫防控体系，更好地履行检验检疫部门口岸卫生安全保障的重要职责，最大限度降低重大呼吸道传染病对人类健康的危害，维护口岸公共卫生安全和社会稳定。总结、梳理甲型 H_1N_1 流感防控期间的工作经验，对甲型 H_1N_1 流感有效的防控措施进行固化和改进，探讨如何全面提升口岸卫生检疫核心能力，巩固和完善已建立和形成的口岸防控工作规程，确保国境口岸发生重大呼吸道传染病疫情时能够及时发现、有效防控。

一、基本概念

1. 隔离　isolation

指将病人或受染者或受染的行李、集装箱、交通工具、物品或邮包与其他个人和物体隔离，以防止感染或污染扩散。

2. 留验　check-up detention

指将染疫嫌疑人收留在指定的处所进行诊察和检验。

3. 就地诊验　on-site clinical check-up

指在卫生检疫机关规定的时间内，到就近的卫生检疫机关或者其他医疗卫生单位去接受诊察和检验；或者卫生检疫机关、其他医疗卫生单位到该人员的居留地，对其进行诊察和检验。

4. 医学检查　medical examination

指卫生检疫工作人员对个人的初步评估，以确定其健康状况和对他人的潜在公共卫生危害，包括检查健康证书以及根据个案情况需要而进行的体格检查。

5. 染疫人 quarantinable epidemic victim

指正在患检疫传染病的人，或者经卫生检疫机关初步诊断，认为已经感染检疫传染病或者已经处于检疫传染病潜伏期的人。

6. 染疫嫌疑人 quarantinable epidemic suspect

指接触过检疫传染病的感染环境，并且可能传播检疫传染病的人。

二、基本原则

（一）维护国家主权、安全和利益原则

国家主权和国家安全、利益是统一的有机整体。有了国家主权，才能从各个方面保卫国家安全，维护国家的利益。国家安全、社会稳定，才能更好地从事经济建设。经济稳定发展，国家更加强大，又是维护主权的坚实基础。出入境检验检疫工作坚持维护国家主权、安全和利益的基本原则，为国家法律所赋予，并在实际工作中衍生出不同领域的具体工作原则来保障实现。

（二）依法行政原则

在国家大力推进建设“法治政府”和依法行政的形势下，出入境检验检疫工作作为政府行政管理的重要组成部分，必须依法进行。在实际工作中应该全面学习、了解《中华人民共和国国境卫生检疫法》及其实施细则、《中华人民共和国传染病防治法》、《突发公共卫生事件应急条例》、《国家突发公共卫生事件应急预案》、《国境口岸突发公共卫生事件出入境检验检疫应急处理规定》、《出入境检验检疫风险预警及快速反应管理规定》、《消毒管理办法》、《政府信息公开条例》等法律、法规和规章的内容以及所查阅到的有关防控甲型 H_1N_1 流感规范性文件资料内容，如：国家质检总局《关于防止人感染猪流感疫情传入我国的紧急公告》（2009 年第 30 号）、《关于恢复陆路、水路口岸入境人员填报〈出入境健康申明卡〉的公告》（2009 年第 37 号）、《关于在全国口岸调整〈入境健康申明卡〉填写措施的公告》（2010 年第 42 号）、《卫生部关于将甲型 H_1N_1 流感（原称人感染猪流感）纳入〈中华人民共和国传染病防治法〉和〈中华人民共和国国境卫生检疫法〉管理的公告》（2009 年第 8 号）、《关于加强进出境旅客列车防控甲型 H_1N_1 流感的通知》（国质检卫联［2009］175 号）、《关于印发〈甲型 H_1N_1 流感口岸卫生检疫流程及操作规范〉的通知》（国质检通联［2009］217 号）、《关于加强口岸基本设施设备配置的通知》（国质检卫［2009］195 号）、《关于进一步加强口岸甲型 H_1N_1 流感防控工作的通知》（国质检明发［2009］15 号）等。

同时出入境边防检查具有涉外性，在具体工作中，要严格执行我国的法律法规，在依法行政过程中保护好出入境人员的合法权益，对检验检疫机构的要求极高。其次，出入境检验检疫工作的涉外性既体现在对出入口岸的人员实施检查，工作涉外联接点多；又体现在是国家的对外窗口，直接反映了国家的行政管理水平。这就要求检验检疫机构把自己建设成为“最优秀的行政执法队伍”，自觉维护国家对外形象。

（三）方便出入境往来原则

方便出入境往来，不仅促进中外友好交流，有利于对外开放国策实施，而且大大有利于国家的经济建设。改革开放以来，方便出入境往来作为基本原则之一更为突出，国家设

立开放口岸的宗旨也是方便合法往来。为此，出入境检验检疫机构要不断改进工作作风与方法，简化繁琐的手续，消除人为的障碍，优化口岸环境，提高通关速度，使中外往来人员宾至如归。具体体现在：一是积极配合地方口岸建设，使口岸规划、建设、验收等做到同步进行，确保口岸通关功能得到最大程度的发挥，树立良好的开放形象和通关环境。二是不断推出出入境便利措施，坚持以出入境旅客满意作为工作的出发点和归宿点，在严格执法的同时，以人为本，热情服务，为出入境旅客提供力所能及的帮助，使出入境旅客感受到文明、进步和满意，增强对检验检疫工作的认同感和亲和力。

三、工作流程

（一）工作准备

重大呼吸道传染病口岸出入境人员检疫查验处置的工作准备包括人员准备和物资准备两个方面。

首先，人员准备方面，检验检疫人员应熟悉全球重大呼吸道传染病疫区及疫情动态。掌握与待防控传染病相关的预防医学、临床医学等知识、技能，熟悉《出/入境健康申明卡》的条目及填写要求。并于入境旅客到达前 15 分钟进入工作岗位。

其次，物资准备方面，检验检疫人员应于入境交通工具到达前通过相关部门提前了解交通工具国籍、编号、预定到达时间、途径地区和站点及入境旅客的数量、健康状况等信息，对可能遇到的疫情做出分析判断，提前做好各项处理的物资准备工作。主要包括现场医学检查和采样等所需的各种器具、材料，以及足够数量、在有效期内的相关快速检测试剂；现场卫生处理和医疗急救所需的药品和器械；足够的防护服、防护口罩、防护手套以及防护眼镜等防护装备；足够的水银温度计、手持式非接触额温计、口腔式电子体温计、脐式温度计以及耳蜗式温度计等各种测温仪器。同时，准备好足量的符合国家质检总局要求的空白业务单证表格。主要有《口岸传染病可疑病例流行病学调查表》《口岸传染病可疑病例医学排查记录表》《口岸传染病疑似病例转诊单》《出/入境健康申明卡》《采样知情同意书》《就诊方便卡》等。

（二）工作程序

重大呼吸道传染病口岸出入境人员检疫查验处置的工作程序主要包括红外线体温监测及体温复测、《出/入境健康申明卡》的审核和收取、医学巡查以及医学排查等。当发生重大呼吸道传染病疫情时，根据疫情发生的实际情况以及口岸现场条件，建议适当增加体温监测和医学排查岗位。图 4-1 为重大呼吸道传染病口岸出入境人员检疫查验处置工作程序图，系北京口岸甲型 H_1N_1 流感期间的经验作法，仅供参考。

1. 红外线体温监测及体温复测的工作程序

在旅客入境通道上设置红外体温监测设备，对所有入境旅客及乘务人员进行体温监测。红外体温监测仪报警时，现场工作人员要迅速识别发热旅客，及时给该名旅客带上一次性使用防护口罩，并将旅客带至指定地点进行体温复测。

对入境旅客实施体温复测时应注意：在现场体温复测人少时，用水银温度计进行复测，当现场复测人多时或婴幼儿不便使用水银温度计进行腋下测温时，可用耳蜗式、口腔式体温计进行复测；使用水银、耳蜗式或口腔式体温计时，应严格按照使用说明书进行规范操作；体温复测过程中应审核旅客的《出/入境健康申明卡》；复测结果可在《出/入境

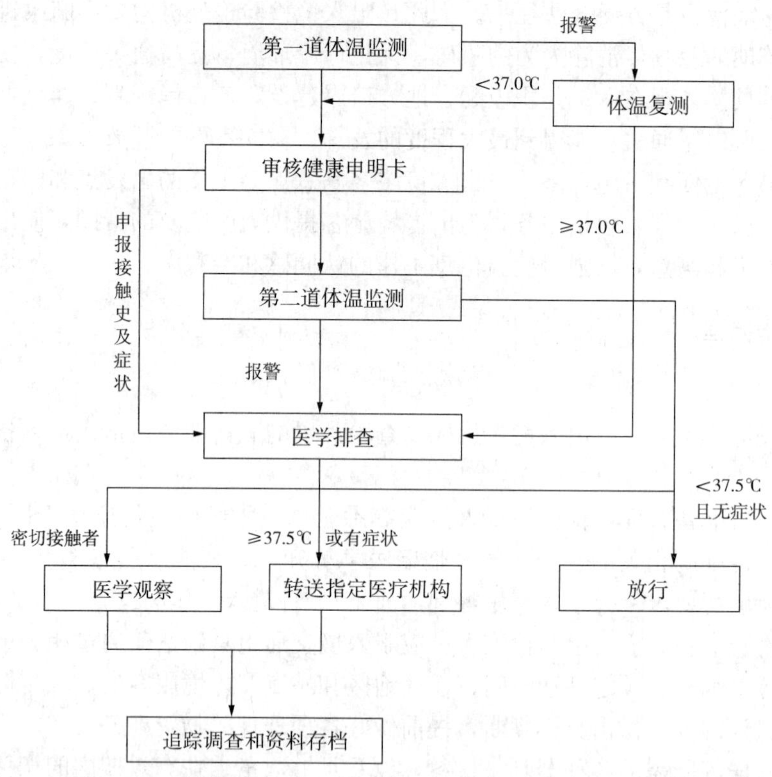

图 4-1　重大呼吸道传染病口岸出入境人员检疫查验处置工作程序图

健康申明卡》背面以 Y（腋下）、R（耳蜗）、K（口腔）标注复测温度；体温复测人员需要佩戴 N95 口罩和橡胶医用手套。

根据体温结果进行相应的处置程序：复测体温＜37.0℃、且无呼吸道疾病症状的，予以放行；水银温度计复测体温在 37.0～37.4℃的，送至医学排查岗位进行进一步医学排查；水银温度计腋下体温≥37.5℃，不再进行第二次腋下复测，立即送至医学排查岗位做转送医院准备。

2.《出/入境健康申明卡》的审核和收取的工作程序

在红外线体温监测岗位和《出/入境健康申明卡》收取岗位设置《出/入境健康申明卡》审核岗位。

要求旅客出示《出/入境健康申明卡》及护照；对照护照等出入境证件，认真核对旅客基本信息，包括姓名、证件号码、航班号（车次号、轮次号）、座位号、国籍、地址和电话、旅行史、接触史、症状和疾病等内容是否填写完整；审核岗位人员需要佩戴外科口罩及橡胶医用手套。

如果旅客填写不符合要求，应让旅客重填或补填，确保无差错，无遗漏；经核查，如旅客在接触史、症状和疾病等有申报时，应立即转送医学排查岗位；核查无误后，在《出/入境健康申明卡》右下角的“体温计检验检疫人员签名”一栏内加盖审核人员章号，并将健康申明卡还给旅客，《出/入境健康申明卡》在收取岗位收取。

收取《出/入境健康申明卡》时应注意：收取时应注意核对航班号（车次号、轮次号)，并分别摆放；将核对准确的各批的《出/入境健康申明卡》打捆，将记录航班号（车次号、轮次号)、入境时间、来自国家、旅客人数、转送人数、转送病人数及清点人等信息的详单放在首页；收取及核对《出/入境健康申明卡》的工作人员需要佩戴外科口罩及橡胶医用手套。

3. 医学巡查的工作程序

在旅检现场设置医学专业人员进行医学巡查，并配备医学巡查箱。医学巡查要涉及红外体温监测、《出/入境健康申明卡》的审核及收取等旅客入境各个环节。

医学巡查的过程中要重点关注旅客中是否存在咳嗽、流涕、面色不正常潮红或苍白、呕吐等呼吸道疾病症状以及皮疹、黄疸（自然光线下皮肤和眼睛不正常的黄色)、无辅助设备状态下无力行走以及精神状态等其他症状。对在医学巡查中发现的有症状的旅客，立即给其戴上医用防护口罩，并带至医学排查岗位进行处置。

4. 医学排查的工作程序

需要进行医学排查的人员主要有体温≥37.0℃的人员；《出/入境健康申明卡》中申报在该呼吸道传染病潜伏期内与患该呼吸道传染病的患者有过密切接触的人员；《出/入境健康申明卡》中申报或在医学巡查中发现有该呼吸道疾病症状和疾病的人员；以及其他部门转送的人员。

对上述人员，应用水银温度计进行体温检测；对排查对象进行详细的流行病学调查，了解病例基本情况、居住地及家庭背景、其与流行病学和临床医学有关的旅行史、接触史、患病情况、以及判断是否来自疫区、有无检疫传染病接触史、是否超过潜伏期、或患有其他疾病等，并完整填写《口岸传染病可疑病例流行病学调查表》；进行医学检查，填写《口岸传染病可疑病例医学排查记录表》，医学检查中重点关注排查对象的呼吸道体征；需要采血进行快速试剂检测等检查的，应要求旅客签署《采样知情同意书》；根据流行病学调查、医学检查以及实验室检查结果，确定是否将该名旅客隔离或转送医院。医学排查人员需要穿着一次性连体防护服、佩戴工作帽、医用防护口罩（N95 或者 N99 口罩)、橡胶医用手套，必要时带护目镜。

根据医学排查的结果进行相应的处置程序：体温＜37.5℃、且无呼吸道疾病症状的，发放《就诊方便卡》，予以放行。而只要出现下列症状之一的人员应转送到指定医院：体温≥37.5℃的人员，或体温在 37.0～37.4℃之间，但伴有该呼吸道疾病症状的人员，或在该呼吸道传染病潜伏期内与确诊的该呼吸道疾病患者有过密切接触且伴有该呼吸道疾病症状的人员需转送到指定地点的留验人员，指在该呼吸道传染病潜伏期内与确诊的该呼吸道传染病患者有过密切接触但无该呼吸道疾病症状的人员。需要转送医院或者指定地点的人员，应将其安排在负压隔离室或其他相对独立的区域等候。

（三）后续处置

对转送医院人员诊治情况的追踪是指，及时追踪送医院排查的传染病疑似病例的诊断、实验室检验和治疗情况，完善填写《口岸传染病可疑病例医学排查记录表》。对于确诊的呼吸道传染病患者，应通过《出/入境健康申明卡》找到该名患者在交通工具上的密切接触人群，电话通知相关人员做好自我隔离，并通知属地卫生机构做好监管工作。

对转送指定地点人员情况的追踪是指，追踪转送指定地点人员在一个潜伏期后有无发病情况。若出现该呼吸道传染病的症状则转送医院，并做好诊治情况的追踪；若未出现相关症状，则予以放行。

发放《就诊方便卡》人员的后续追踪是指，及时追踪持《就诊方便卡》人员到医院的诊治信息。

检验检疫人员应将单证查验、健康查验及检疫处理情况做好登记，有流行病学意义的原始资料、检测报告、疫情资料等及时整理、归档，妥善保存。

四、典型案例——对一入境甲型 H_1N_1 流感病例的处置

2009 年 6 月 6 日 18 时 10 分，来自美国纽约的 CA982 航班抵达北京首都国际机场。机上有旅客 265 人，机组 22 人。该航班在飞行过程中机组未发现有发热及其他症状的旅客，机场安排飞机停靠在指定的来自疫情国家和地区航班的专用通道——508 机位，接受入境检疫。

登机检疫工作组由检疫查验和飞机检疫消毒人员共 8 人组成。18 时 16 分检验检疫人员登机开始实施检疫，首先对乘务长马某进行了询问，乘务长声明该航班在飞行过程中“未发现呕吐、腹泻、发热、寒战症状的旅客……交通员工健康状况良好”，同时在落地前已经通过机上广播通知所有旅客“……如实填写健康申明卡。待本航班落地后，检验检验检疫人员将登机检疫，对全体乘客实施快速体温检测……”随后，乘务长在总申报单上签字确认并交检验检疫人员。

检验检疫人员 18 时 20 分进入客舱进行医学巡查，并使用手持式体温检测仪对所有旅客实施体温检测，未发现异常。一名中国籍旅客莫某主动申报其有轻微咳嗽，经现场检验检疫人员询问，无发热、咽痛、头痛、流涕等不适症状，自述过去一周未接触感冒患者，现场询问陪护人员及邻座旅客，均称未见该旅客有咳嗽症状，告知其到旅检通道主动申报，接受进一步排查。然后通知机组允许旅客和机组人员下机，同时，在机舱口对所有旅客进行逐一观察。全体旅客下机完毕后，检验检疫人员对客舱、货仓、货物的外包装实施了预防性消毒处理，并将机上液体和固体废弃物经消毒封存后移下飞机，做进一步无害化处理。

该航班旅客下机后，从 508 机位经过首都国际机场 T3 航站楼入境大厅东侧通道入境，检验检疫人员首先对该航班旅客健康申明卡进行核查，密切关注该航班旅客申报情况。检疫查验人员发现该名中国籍旅客莫某申报咳嗽，并且在通过红外体温监测仪时，仪器报警。现场检验检疫人员迅速采取防护措施，将该旅客带至负压隔离室，流行病学调查人员对其进行医学排查和流行病学调查。经检查，该旅客水银体温计检测体温为 37.6℃，有咳嗽症状，自述近期未接触过类似症状病人，医学排查见咽部有轻微充血，无其他异常体征。因无法排除甲型 H_1N_1 流感嫌疑，将该旅客转至地坛医院实施留验。

该航班其他旅客无异常体征，检验检疫人员逐一收取并核查了该航班所有旅客提交的入境健康申明卡，所有旅客均申明在过去 1 周内未与流感患者或疑似患者有过密切接触，无发热、咳嗽、咽痛、肌肉痛、头痛、腹泻、呕吐、呼吸困难等症状。

据卫生部门反馈，莫某送地坛医院后，入院化验血常规，白细胞 $7.8\times10^9/L$，中性粒细胞 79.3%，体温 37.6℃。采集其咽拭子送北京市疾病预防控制中心检测，结果为甲型 H_1N_1 流感病毒核酸阳性。随后，检验检疫部门立即将该患者前后三排密切接触者的健康申明卡信息通报地方疾控部门，以便对其进行追踪隔离。

第二节　重大呼吸道传染病口岸交通工具检疫查验

随着航空器、轮船、火车、汽车等各种交通工具的高速发展，国际间交流不断增强，现代国际贸易及物流的发展和人类交往日趋频繁，通过交通工具的传输将外来传染病和医学媒介生物带入隐患陡然增加，传染性疾病在国际间传播的风险不断提高，疫病疫情的发生、发展日趋多样化、复杂化，严重危害或威胁着口岸公共卫生安全。

呼吸道传染病是指由病原微生物引起的、经空气飞沫传播、通过呼吸道侵入并能引起易感人群感染和流行的一类传染病。近年来，国际上发生的重大呼吸道传染病疫情，诸如传染性非典型肺炎（SARS）、人感染高致病性禽流感、甲型 H_1N_1 流感，无不对人民的身体健康和经济的稳定发展带来了巨大的负面影响。呼吸道传染病由于其传播力强、防控难度大，正日益成为国际间传染病传播的重要疾病。特别是在重大呼吸道传染病暴发期，检验检疫机构对国境口岸交通工具的检疫查验工作尤显重要。

一、基本概念

1. *可疑病例*　potential case

有下列一种或多种呼吸道传染病症状和/或体征的人员，包括发热、干咳、胸痛、气促、呼吸困难等。

2. *疑似病例*　suspected case

检验检疫人员对口岸发现的可疑病例进行流行病学调查、医学检查、快速检测等医学排查措施后，判定为疑似患有某种重大呼吸道传染病，需要转送指定医院进行进一步排查诊治的人员。

二、基本原则

本节介绍的重大呼吸道传染病口岸交通工具查验流程，立足于对口岸传染病防控工作经验的积累，通过对北京、上海、福州、厦门等口岸甲型 H_1N_1 流感防控工作所采取的一系列措施进行总结，结合我国口岸的普遍特征，整理出科学合理的查验流程、简明适用的查验措施和易于推广的查验模式。这三点共同构成了本书对重大呼吸道传染病口岸交通工具检疫查验工作的基本原则。

科学合理的查验流程，要求在本书中描述的发生重大呼吸道传染病期间，检验检疫机构在口岸所采取的一系列查验流程，必须要符合传染病防控的科学理念，避免行政命令干预科学决断，确保整个查验工作经得起推敲。

简明适用的查验措施，要求一线所采取的交通工具检验查验措施易于掌握，一线检验检疫人员能够熟练完成自己岗位所承担的职责。

易于推广的查验模式，要求本书中描述的发生重大呼吸道传染病期间，检验检疫机构在口岸所采取的查验模式不但适用于较大的口岸，同时该查验模式可以推广至我国各级各类口岸。

三、工作流程

（一）工作准备

工作准备分为人员准备与物品及设备准备两个部分。

1. 人员准备

检验检疫人员根据不同口岸的实际情况，于入境旅客到达前 15 分钟进入工作岗位。并根据人员分工及职责不同，交通工具卫生检疫工作岗位可具体划分为：

（1）交通工具医学巡查岗位：原则上至少由 2 名检验检疫人员组成，其中至少 1 人为卫生检疫相关专业人员。具体负责交通工具内医学巡查、可疑病例及密切接触者等相关人员的体温监测及记录。

（2）交通工具医学排查岗位（如交通工具内可疑病例及密切接触者数量较少，可由测温岗位兼任）：原则上至少由 2 名检验检疫人员组成，其中至少 1 人为卫生检疫相关专业人员。具体负责交通工具内可疑病例、密切接触者等相关人员的流行病学调查及记录，疑似病例的判定及处置。

（3）现场控制岗位：原则上至少由 2 名检验检疫人员组成，具体负责交通工具查验现场的控制，包括但不限于设置隔离带、控制交通工具装载行李及货物的装卸、控制人员上下交通工具等。

（4）信息联络岗位：由 1 名检验检疫人员组成。具体负责检验检疫机构与口岸相关单位的信息联络。

2. 物品及设备的准备

重大呼吸道传染病口岸交通工具检疫查验工作的开展，需要如下物品及设备的保障：

（1）防护类物品：防护服、N95 防护口罩、防护眼镜、一次性乳胶手套、鞋套、医用一次性帽子等。

（2）监测类物品：固定式红外测温仪、手持红外测温仪、口腔式电子体温计、水银体温计、血压计、听诊器等。

（3）现场控制物品：隔离带、隔离墩、扩音器、检验检疫标识等。

（4）通信设备：对讲机、手机等。

（5）取证设备：照相机、摄像机、录音笔等。

（6）快速检测用品：现场医学检查和采样等所需的各种器具、材料，相关快速检测试剂。

（7）单证：《口岸传染病可疑病例流行病学调查表》、《口岸传染病可疑病例医学排查记录表》、《口岸传染病疑似病例转诊单》、《出/入境健康申明卡》（按照规定临时启用）、《采样知情同意书》、《就诊方便卡》及其他相关检疫单证。

使用上述各种设备过程中需要遵守相关的设备使用规定要求，其中固定式红外测温仪，每日上、下午至少校准各一次；手持红外测温仪、口腔式电子体温计及其他测温仪器设备，须按照各型测温仪器设备使用说明书操作；水银体温计使用前，需用 75％的医用酒精浸泡或擦拭消毒；使用时需观察表底，将水银柱甩至 35℃以下，要求可疑病例紧夹于腋下不少于 5 分钟。

（二）工作程序

重大呼吸道传染病口岸交通工具检疫查验工作，按照口岸检验检疫机构工作流程，通常按照如下程序进行：

1. 信息获取和上报

国际间发生重大呼吸道传染病疫情期间，出入境交通工具上出现可疑病例时，由交通工具所有人、授权代理人向口岸当局有关部门报告，接报人员第一时间逐级上报至主管领导。

2. 现场控制

检验检疫人员通知国境口岸当局，该交通工具未经检验检疫机构许可时，除引导员外任何人不应上下交通工具、不应卸下货物；必要时由检验检疫人员通知口岸当局，将交通工具停靠在有利于疫情控制的指定位置，如远机位、锚地等，并根据现场实际控制需求设置隔离区域。

3. 检疫查验

在入境交通工具到达指定位置前到达现场，待交通工具到达后实施检疫查验。

检疫查验过程可分为控制可疑病例、划分密切接触者和一般接触者、排查可疑病例、判定疑似病例、处置疑似病例、处置密切接触者、处置一般接触者等七个步骤。

第一步，控制可疑病例

检验检疫人员首先按照获取信息找到可疑病例，并立即为其佩戴防护口罩。

第二步，划分密切接触者和一般接触者

检验检疫人员将交通工具内其他乘客及交通员工划分为密切接触者和一般接触者。

密切接触者判定标准如下：

①民用航空器上舱内可疑病例座位的同排和前后三排座位的旅客以及在上述区域内提供客舱服务的乘务员。

②列车上与可疑病例同车厢的旅客或同一卧铺车厢的旅客，照顾护理可疑病例的人以及接触可疑病例呼吸道分泌物、血液、尿液的人为密切接触者；如果可疑病例为列车员，与该列车员在一组工作和住在一起的工作人员及其接触过的旅客为密切接触者。

③船舶上，当船舶的船舱不能通风时，不论可疑病例是旅客或是船员，其密切接触者为船上所有人；当船舱通风良好时，如果可疑病例是旅客，其密切接触者为与可疑病例同船舱前后三排位置的旅客或者同舱室生活的旅客；当船舱通风良好时，如果可疑病例是船上的船员，其密切接触者为与该船员一起工作、居住、有密切接触的人员。

④汽车上，当汽车为空调车或密闭不通风时，密切接触者为交通工具上的所有人；当通风良好时，密切接触者为可疑病例同排座位和前后三排乘坐的旅客。

一般接触者判定标准如下：

①民用航空器内除了密切接触者之外的其他人员。

②乘坐船舶、汽车、列车时，可疑病例活动范围内，除了密切接触者之外的其他乘客和乘务人员。

第三步，排查可疑病例

首先，进行流行病学调查：结合重大呼吸道传染病特点，对可疑病例进行流行病学调查，并详细填写《口岸传染病可疑病例流行病学调查表》和《口岸传染病可疑病例医学排查记录表》。具体包括：个人资料、主诉、现病史、旅行史、病人及禽鸟接触史、既往史、接种史等。途径国家和地区呼吸道传染病的流行情况。

其次，症状和体征：按照医学操作规范要求开展详细的体格检查、症状观察、询问，重点关注呼吸道传染病的症状、体征（如发热、干咳、胸痛、气促、呼吸困难、肺部啰音等）。

第四步，判定疑似病例

结合可疑病例流行病学调查结果、症状与体征，参照《口岸传染病排查处置基本技术方案（试行）》第五部分《口岸部分传染病排查处置流程图和排查要点汇总》，判断其是否为某种重大呼吸道传染病疑似病例。

第五步，处置疑似病例

当高度怀疑有重大呼吸道传染病可能时，应立即送隔离室进行进一步诊疗，同时上报上级机构。疑似病例离开交通工具需采取严格的防疫措施，乘坐指定的封闭式转运交通工具或沿指定转移路线移送到隔离室。当怀疑有一般呼吸道传染病可能时，对于有典型症状的常见呼吸道传染病可疑病例，则在做好相应防护措施的前提下将病人转送至隔离室进行进一步排查，并按规定报告和通报。对于没有典型症状的常见呼吸道传染病可疑病例，登记个人信息、给予健康建议并发放《就诊方便卡》后放行。当怀疑为其他非呼吸道传染病疑似病例时，如果有足够证据怀疑感染其他非呼吸道传染病的疑似病例，根据《口岸传染病排查处置基本技术方案（试行）》进行处理。

第六步，处置密切接触者

当判断可疑病例为重大呼吸道传染病疑似病例时：登记个人信息、给予健康建议、发放《就诊方便卡》后放行。根据可疑病例诊断结果，决定是否通报密切接触者目的地的卫生部门进行后续监管。对有症状的密切接触者应当进入排查、处置程序。

第七步，处置一般接触者

一般接触者，登记个人信息、给予健康建议、发放《就诊方便卡》后放行。根据可疑病例诊断结果，决定是否通报密切接触者目的地的卫生部门进行后续监管。

4. 追踪回访

追踪转送医院人员的诊治情况：及时追踪送医院排查的传染病疑似病例的诊断、实验室检验和治疗情况，完善填写《口岸传染病可疑病例医学排查记录表》；对于确诊的呼吸道传染病患者，应通过《出/入境健康申明卡》确定该名患者在交通工具上的密切接触人群，通知属地卫生机构做好监管工作。

追踪转送指定留验地点人员的情况：追踪转送指定留验地点人员在一个潜伏期后有无发病情况。若出现呼吸道传染病的症状则转送医院，并做好诊治情况的追踪；若未出现相关症状，则予以放行。

追踪发放《就诊方便卡》人员的情况，及时追踪持《就诊方便卡》人员到医院的诊治信息。

5. 资料归档

检验检疫人员应将单证查验、健康查验及检疫处理情况做好登记，有流行病学意义的原始资料、检测报告、疫情资料等及时整理、归档，妥善保存。

第三节　重大呼吸道传染病口岸公共场所卫生监督

按照《国际卫生条例（2005）》的要求，口岸当局应当具备口岸检疫查验能力、口岸传染病排查处置能力、口岸卫生监督能力、口岸卫生处理能力、口岸突发公共卫生事件应对处置能力及口岸核和辐射反恐检测能力等六个方面核心能力。

本节以北京首都机场口岸在2009年甲型 H_1N_1 流感防控工作中针对重大呼吸道传染病口岸检验检疫卫生控制所采取的具体措施为基础，结合检验检疫机构在口岸传染病防控工作中积累的经验，介绍在重大呼吸道传染病暴发期间，口岸公共场所的卫生监督情况。

一、基本原则

重大呼吸道传染病防控期间，口岸公共场所的卫生监督工作尤为重要。国境口岸人群聚集，人员流动性极大，传染病传播风险远高于其他公共场所。这些特点决定了口岸公共场所卫生监督工作一定要做到细致全面，不留死角，科学适用，有理有据。

二、工作流程

当检验检疫机构发现国境口岸发生重大呼吸道传染病疫情时，须向辖区内被监督单位下发文件，就各单位应采取的各项措施提出具体要求。

（一）公共交通等候室的监督管理

首先，对公共交通等候室的通风换气要求中央空调系统使用部门采用全新风方式运行，新风流量达到 $30m^3/(h \cdot 人)$ 的新风量要求；每周对运行的集中空调通风系统进行清洗、消毒或者更换；做好相关记录以备核查；空调系统的冷凝水和冷却水以及更换下来的部件在处置前应进行消毒处理。

其次，对公共交通等候室的空气质量监测，应采用全面覆盖和重点监测相结合的监测模式，每周重点监测一次旅客流量大、滞留时间长的区域；主要检测风速、CO、CO_2 含量等。

最后，公共交通等候室内的保洁部门应将日常清洁与重点部位消毒相结合，对旅客流量大的路线、滞留时间长的区域加派流动巡视力量；对来自确诊病例和疑似病例的国家和地区的旅客流程区域进行重点消毒；对电梯扶手、门把手、公用电话等公用设施的表面消毒；增加公用卫生间内卫生设施的消毒频次，每天至少4次；每天记录药物消耗量及重点区域消毒项目。

（二）等候室间公共交通工具监督管理

检验检疫机构应指导保洁部门做好人员、物资、药品的准备；保洁部门应按照检验检疫机构的要求开展消毒工作，指定专门人员对等候室间公共交通工具的车厢及厢体表面进行严格的卫生消毒处理，根据客流量合理增加消毒频次，每天消毒2～4次。

（三）国境口岸区域内宾馆、酒店的监督管理

国境口岸区域内各宾馆、酒店应制定疫病应急处置预案，密切观察航空器/轮船/列车乘务人员和其他入住旅客的健康情况，做好宾馆、酒店的通风换气和公用设施的消毒，必要时对中央空调系统进行清洗消毒；检验检疫机构应对国境口岸内有航空器/轮船/列车旅客和乘务人员入住的宾馆、酒店进行监督检查，检测空气质量，通过涂抹采样对饮用具和

卧具的消毒效果进行评价。

宾馆、酒店发现住宿人员出现重大呼吸道传染病疑似症状时，应进行以下处理：检验检疫机构接到宾馆、酒店入住人员出现疑似症状的报告时，接报人员应询问有疑似症状者的临床症状，流行病学史，做好接报记录，通知卫生监督人员赶赴现场处置，随时保持联系，并将事件及时报上级主管部门；卫生监督人员应做好个人防护，指导宾馆、酒店进行房间通风、饮用具及卧具等公用设施的消毒、从业人员个人防护等一系列工作，完成疑似症状者的流行病学调查、信息采集等工作。如上述有疑似症状者被送往医院作进一步排查，卫生监督人员应指导宾馆、酒店对有疑似症状者所入住房间的饮用具及卧具等公用设施及所接触过的其他设施进行消毒处理，在上述有疑似症状者未被排除重大呼吸道传染病前，其所入住房间应停止接待。卫生监督人员应通过宾馆、酒店掌握接触上述有疑似症状者的从业人员及其他入住旅客信息，填写接触人员信息表。

卫生监督人员应针对现场处置情况，填写《国境口岸卫生现场监督记录》，追踪上述疑似症状者的诊断结果，并于事件结束后将该事件全部材料汇总，撰写小结、存档。

（四）贵宾休息室的监督管理

检验检疫机构应要求贵宾休息室制定应急处置预案；加强休息室的通风换气；严格做好操作间、饮用具等各项清洁消毒工作；做好相关的记录工作。检验检疫机构应对贵宾休息室开展空气质量监测，并通过涂抹采样对餐饮具的消毒效果进行评价。

（五）固（液）体废物无害化处理的监督管理

1. 固（液）体废物的收集、运输

固（液）体废物的收集、运输部门应严格执行国境口岸固（液）体废物无害化处理的规定，具体要求包括：对所有来自确诊或疑似疫病国家和地区的航空器/轮船/列车固（液）体废物，以及有相关症状旅客乘坐航空器/轮船/列车上的固（液）体废物，实行专车移运；航空器/轮船/列车上的固体废物实施卫生处理后装入无渗漏，并且有显著标记的垃圾袋，封闭后装入专用清运车辆；确保清运过程无遗撒、遗失，送相应的无害化处理单位进行无害化处理，任何单位或个人不得擅自进行拆封及分拣回收。

2. 固（液）体废物的无害化处理

固（液）体废物无害化处理部门必须严格执行无害化处理措施，并做好其他相关工作，包括落实“三防”设施，随时做好消毒，除污、除虫或灭鼠工作；加强清洁工人的个人防护；做好相关工作记录；疫病防控期间，实行航空器/轮船/列车垃圾处理日报制度，每日向监督部门上报废物处理情况。

（六）航空器/轮船/列车配餐企业的监督管理

1. 航空器/轮船/列车可回收餐具的消毒处理

航空器/轮船/列车配餐企业应严格管理所有来自确诊或疑似疫病国家和地区的航空器/轮船/列车以及有相关症状旅客所乘坐航空器/轮船/列车上的可回收的餐具，需要实行单独区域清洗消毒，并建立专人负责制。

2. 航空器/轮船/列车的可回收剩余机供品的处理

航空器/轮船/列车配餐企业应严格管理所有来自确诊或疑似疫病国家和地区的航空器/轮船/列车以及有相关症状旅客所乘坐航空器/轮船/列车上的可回收剩余机供品，回收后需要在单独区域放置；进行紫外灯照射消毒；和/或在不会对食物造成污染或变质的情况下进行喷洒消毒；记录回收、处理的相关情况。

航空器/轮船/列车餐食厨余垃圾的无害化处理，按照固（液）体废物的无害化处理有关要求执行。航空器/轮船/列车配餐企业应做好接触上述物品从业人员的个人防护、登记备案及疫病防护知识的培训等工作，密切观察上述从业人员的健康情况，一旦出现疫病疑似症状时应立即送医院就诊，并及时将有关情况上报监督部门。检验检疫机构应通过涂抹采样对航空器/轮船/列车配餐企业可回收餐具消毒效果进行评价。

第四节　重大呼吸道传染病口岸处置现场卫生处理

为了防止重大呼吸道传染病通过国境口岸传入传出，降低传染病在口岸传播的风险，一线检验检疫人员就需要采取相应的措施，针对流行病学的三要素，即传染源、传播途径、人群易感性的不同环节，实施必要的卫生处理手段。通过实施合理的口岸处置现场卫生处理工作，达到隔离传染源，切断传播途径的目的。

一、基本概念

卫生处理　sanitary treatment

隔离、留验和就地诊验等医学措施，以及消毒、除鼠、除虫等卫生措施。

二、基本原则

一线检验检疫人员在重大呼吸道传染病口岸处置现场实施卫生处理过程中，需要结合口岸地区的特点，针对不同的处理对象采取不同的处置措施，做到药械选择准确、操作程序准确、效果评估准确，对人员影响小、对交通工具影响小、对通关效率影响小。

三、工作流程

（一）卫生处理

1. 卫生处理的流程

包括卫生处理研判、检疫告知、现场封锁、卫生处理指令下达、卫生处理实施和记录、卫生处理监管、效果评价、解除封锁等八个环节。

（1）卫生处理研判

判定对相应处置现场进行适当的卫生处理。

（2）检疫告知

检验检疫人员对处置现场负责人、出入境交通工具负责人告知将进行何种卫生处理；对不愿接受卫生处理的交通工具监管离境，并签署相应单证、文件。

（3）现场封锁

对处置现场进行封锁。

（4）卫生处理指令下达

检验检疫人员向卫生处理作业人员下达相应卫生处理任务，并开具相应单证。

（5）卫生处理实施和记录

卫生处理人员选用适当的药械和适当的防护实施卫生处理并进行记录。

（6）卫生处理监管

检验检疫人员对卫生处理过程实施监督和技术指导。

（7）效果评价

检验检疫人员根据各相应卫生处理标准对卫生处理的结果进行效果评价。对卫生处理不合格的交通工具重新进行处理，直至合格。

（8）解除封锁

解除现场封锁，告知交通工具负责人和处置现场负责人卫生处理已经完成，开具相关单证，并放行交通工具。

2. 卫生处理内容

包括卫生处理的研判、预防性卫生处理、公共卫生事件后的卫生处理、后续处理等四项内容。

（1）卫生处理的研判

卫生处理的研判，即根据发生重大呼吸道传染病时口岸发生的具体情况的不同，确定具体应采取何种措施的过程，如：国际间发生重大呼吸道传染病疫情后，应对往来受染地区的交通工具进行预防性消毒；口岸发生重大呼吸道传染病公共卫生事件后，应对受染人和受染嫌疑人、交通工具、流调场所和临时隔离地现场进行卫生处理。

①消毒

应根据以下原则选择实施消毒的方法：

根据受污染或有污染嫌疑的范围，确定消毒的具体范围，包括交通工具客舱、货舱、餐厅、宿舱、休息室、地毯、家具、固体液体废弃物、染疫人或染疫嫌疑人的呕吐物、排泄物等；根据受污染或有污染嫌疑的病原微生物的种类，选择消毒作用的水平，高效、中效或低效；根据消毒作用的目标水平和消毒对象的特点，选择合适的消毒剂，采用相应的施药方法以及施药器械；根据出入境交通工具、流调场所和临时隔离地现场的容积和地板面积计算用药量；对于不明传染病进行的终末消毒，应采取最严格的消毒方法进行处理。

②除鼠、除虫

出现肺鼠疫疫情时，应对染疫交通工具实施除鼠、除虫后再进行消毒。

不同类型染疫交通工具卫生处理参照标准见表 4-1。

表 4-1　不同类型染疫交通工具卫生处理参照标准

染疫交通工具类型	参照标准
列车	SN/T 1261 入出境鼠疫染疫列车卫生处理规程
	SN/T 1213 入出境列车除鼠规程
	SN/T 1215 入出境客运列车除虫规程
航空器	SN/T 1298 入出境鼠疫染疫航空器卫生处理规程
	SN/T 1299 入出境航空器器械除鼠操作规程
	SN/T 1267 入出境航空器除虫规程
船舶	SN/T 1290 入出境鼠疫染疫船舶卫生处理规程
	SN/T 1287 入出境船舶除鼠规程
	SN/T 1275 入出境船舶除虫规程
汽车和其他车辆	SN/T 2350 入出境检疫传染病染疫车辆卫生处理规程

（2）预防性卫生处理

在出现重大呼吸道传染病后，应对往来疫情相关地区的交通工具进行预防性消毒。

①航空器的预防性消毒：在所有旅客和机组成员离开交通工具后，卫生处理作业人员应对交通工具的驾驶舱、客舱用复方双链季铵盐喷雾消毒；对交通工具客舱、驾驶舱过道、扶手等硬表面用复方双链季铵盐拖抹、擦拭消毒。

②列车的预防性消毒：所有旅客和列车员离开列车后，对列车的驾驶舱、车厢用复方双链季铵盐喷雾消毒；对列车的驾驶舱、车厢过道、扶手等硬表面用复方双链季铵盐拖抹、擦拭消毒。

③汽车和其他车辆的预防性消毒：所有旅客和驾驶员离开车辆后，对车辆的驾驶舱、车厢用复方双链季铵盐喷雾消毒；对车体表面、汽车门把手、扶手、座椅、台面及其他物品表面使用常量喷雾器进行喷洒消毒。

④船舶的预防性消毒：对舱室（包括客舱、货舱、员工生活区、作业区内的内部空间）内空气使用喷雾法或熏蒸法进行消毒；用含氯制剂澄清液或过氧乙酸稀释液擦抹地面和家具；用喷洒或擦洗船舶上的厕所和便具，用浸泡法消毒便具。

（3）公共卫生事件后的卫生处理

出现重大呼吸道传染病公共卫生事件后，应对受染人和受染嫌疑人、交通工具、流调场所和临时隔离地现场进行封锁，并进行相应卫生处理。

根据受污染或有污染嫌疑的范围对以下对象进行消毒：受染人和受染嫌疑人随身携带行李、物品；交通工具客、货舱、流调场所和临时隔离地现场空气；交通工具客、货舱舱壁，流调场所和临时隔离地现场门窗、墙壁和地板；交通工具客、货舱，流调场所和临时隔离地现场内设施、家具和用具；交通工具携带行李、货物；交通工具客、货舱舱壁，流调场所和临时隔离地现场内固体、液体废弃物；交通工具、流调场所和临时隔离地用化粪剂处理后的粪水；交通工具客、货舱舱壁，流调场所和临时隔离地现场周围的地面。具体操作如下：

①航空器的消毒

参照 SN/T 1268《入出境航空器消毒规程》实施。

②列车的消毒

参照 SN/T 1245《入出境列车消毒规程》实施。

③汽车和其他车辆的消毒

参照 SN/T 1333《入出境汽车及其他车辆消毒规程》实施。

④船舶的消毒

参照 SN/T 1250《入出境船舶船舱消毒规程》实施。

⑤口岸范围内的流调场所和临时隔离地的消毒

进入疫点通道消毒：用 0.5%过氧乙酸溶液或 500mg/L 有效氯含氯消毒剂溶液喷洒消毒，喷药量为 50～100mL/m^2；地面、墙壁、门窗消毒：一般物体表面 0.1%过氧乙酸溶液或 500mg/L 有效氯含氯消毒剂溶液喷雾，泥土墙吸液量为 150～300mL/m^2，水泥墙、木板墙、石灰墙为 100mL/m^2，地面喷药量为 200～300mL/m^2。以上各种方式的消毒处理，作用时间应不少于 60min；空气消毒：房屋经密闭或负压状态，每 m^3 用 15%过氧乙酸溶液 7mL(1g/m^3)，放置于瓷或玻璃器皿中加热蒸发。熏蒸 2h，即可开门窗通风。或以

2%过氧乙酸溶液（8mL/m³）气溶胶喷雾消毒，作用1h。也可使用紫外线进行消毒；衣服、被褥等纺织品消毒：可煮沸消毒15min，或采取压力蒸汽灭菌的方法，或用250mg/L有效氯含氯消毒剂浸泡30min；不耐热的纺织品可采取过氧乙酸熏蒸消毒。消毒时，将欲消毒衣物悬挂在密闭空间，用15%过氧乙酸7mL/m³，放置瓷或玻璃容器中，加热熏蒸2h；餐（饮）具消毒：首选煮沸消毒15min，也可用0.1%过氧乙酸溶液或500mg/L有效氯含氯消毒剂溶液浸泡15min后，再用清水洗净；盛排泄物或呕吐物的容器消毒：用1000mg/L有效氯含氯消毒剂溶液或0.2%过氧乙酸溶液浸泡30min，浸泡时，消毒液应漫过容器；室内物品、设施消毒：用0.1%过氧乙酸溶液或500mg/L有效氯含氯消毒剂浸泡15min，硬质物体表面也宜按一般物体表面进行消毒处理；纸张消毒：采用过氧乙酸熏蒸。无应用价值的纸张、书报作焚烧处理。

（4）后续处理

后续处理具体包括人员自身消毒、散毒、解除封锁三个过程。

①自身消毒

工作完毕后，所有接触过出入境交通工具、口岸范围内的流调场所和临时隔离地的人员都应用三氯异氰尿酸（500mg/L）喷雾消毒，用三氯异氰尿酸（500mg/L）洗手消毒，并在经三氯异氰尿酸（1000mg/L）浸泡的棕垫上擦鞋底数次方准离去。检验检疫人员的隔离服应进行高水平消毒处理（或高压灭菌）。

②散毒

应对消毒后的交通工具、口岸范围内的流调场所和临时隔离地实施充分的散毒通风后才能允许其他人员进入消毒现场。

③解除封锁

向交通工具负责人或授权代理人通报卫生处理已经完成，解除对交通工具、口岸范围内的流调场所和临时隔离地的封锁。

（二）效果评价

效果评价的具体方法，参考现行的行标执行。

航空器消毒效果评价方法参照SN/T 1268《入出境航空器消毒规程》；船舶消毒效果评价方法参照SN/T 1250《入出境船舶船舱消毒规程》；列车消毒效果评价方法参照SN/T 1245《入出境列车消毒规程》；汽车及其他车辆消毒效果评价方法参照SN/T 1333《入出境汽车及其他车辆消毒规程》。

口岸范围内的流调场所和临时隔离地利用指示菌培养进行评价，指示菌根据重大呼吸道传染病病原体的种类进行选定，具体方法见GB 15981《消毒与灭菌效果的评价方法与标准》。

效果评价要求应满足如下条件：对入出境交通工具的预防性消毒，消毒后对自然菌的灭杀率应大于等于90%。对出入境交通工具、口岸范围内的流调场所和临时隔离地的终末消毒，消毒后物体表面不应检出相应的致病菌；对自然菌的灭杀率应大于等于90%；消毒后不应检出指示菌。对卫生处理品次的要求包括：对预防性消毒应定期开展效果评价；对出入境交通工具、口岸范围内的流调场所和临时隔离地的终末消毒应全部开展效果评价。

（三）处置

如卫生处理合格，则解除处置现场封锁，放行交通工具并开具相应单证；如卫生处理不合格，则查找原因，调整方案，重新处理，直至合格。

第五节　重大呼吸道传染病口岸防控个人防护

一线检验检疫人员作为重大呼吸道传染病口岸防控工作过程中的主要力量，每天接触来自世界各地的人员与交通工具，面对潜在的感染传染病的风险极大。如何做好重大呼吸道传染病口岸防控工作中的个人防护，有效保护口岸工作人员的身体健康，降低传染病在口岸传播的风险，成为一线检验检疫人员所面临的一个严峻的问题。

一、基本概念

个人防护用具　personal protective equipment

在工作中用来保护工作人员身体健康，防止受到各种外部伤害的各类用具，包括防护服、手套、护目镜、呼吸器官护具、防护靴等。

二、基本原则

一线检验检验检疫人员担负着防止传染病通过国境口岸传入传出，守护人民群众身体健康的光荣使命。重大呼吸道传染病口岸防控个人防护，是保护一线人员的一道重要的屏障。通过使用恰当的防护用具，制定科学合理的穿脱流程，完善安全可靠的后续处理，来确保口岸一线检验检验检疫人员的身体健康，保障重大呼吸道传染病口岸防控措施的顺利有效的进行。

三、工作流程

（一）工作准备

根据具体工作需要准备相应防护用品。针对不同传播途径传播的传染病、不同环境中使用的个人防护装备要求不同，检验检疫人员在开展流行病学调查、体格检查、采集样本、现场快速检测、实施卫生处理等排查处置工作时，应根据传染病致病因子的种类、存在的量、传播途径，以及实施的不同操作等因素选择适当的防护用品。

1. 个人防护装备种类及要求

（1）防护服：一次性使用的防护服应符合《医用一次性防护服技术要求》（GB 19082—2009），由帽子、上衣、裤子组成，可为连体式或分体式结构，穿脱方便，结合部严密。袖口、脚踝口应为弹性收口，帽子面部收口，腰部可采用弹性收口或拉绳收口。具有良好的防水、抗静电性和过滤效率，无皮肤刺激性。

（2）防护隔离服：一次性医用防护隔离服。

（3）防护口罩：N95 口罩：应符合 N95 或 FFP2 标准。使用时应注意：每次使用时，先行检查，以确保口罩紧贴面部并覆盖口鼻，将双手置于口罩上，检查呼吸是否顺畅，如果鼻子周围漏气，调整鼻梁部位，重新检查。

（4）防护眼镜：使用弹性佩戴法，视野宽阔，透明度好，防雾化，有较好的防溅性能。

（5）呼吸防护器：包括半面罩呼吸防护器、全面型呼吸防护器，用于保护人的呼吸器官、面部（眼睛）免受致病微生物的伤害。使用呼吸防护器的方法如下：选配面具，根据头型的大小和佩戴后松紧程度来确定合适的面具号码；外观检查，对面具各部件进行外观检查，检查各部件是否有损坏；灭菌试戴，先将面具擦干净，用医用酒精灭菌，再调整头带直至试戴基本合适为止；气密检查，用手堵住面具的进气口，用力吸气，若感到憋气，说明面具气密性好，否则，应按进气路线，用上述方法分段进行检查，直至查出漏气部位；佩戴面具，要求迅速、准确，其要领是：在迅速闭眼、憋气的同时，双手配合取出面具将面罩戴好；睁眼前深呼一口气，以排除面罩内的气体，然后卡紧导气管或用手堵住进气口吸气，以检查佩戴气密性。面具正确佩戴合格的标志是：眼窗中心位于两眼正前偏下，头带垫位于头的后上方，头部压力适中，不压耳朵。

（6）手套：一次性乳胶手套或橡胶手套。佩戴前检查有无破损和漏气。

（7）鞋套：防水、防污染鞋套。

（8）长筒胶鞋。

（9）帽子：布制或医用一次性帽子。

2. 其他物品

医用垃圾袋、通讯工具、记录工具、消毒用品等。

（二）工作要求

根据传染病危害程度、实施操作的种类及感染危险度等因素将个人防护水平分为三级，具体要求如下：

1. 一级防护

适用于对可疑病例和密切接触者进行流行病学调查和医学观察的检验检疫人员；处理除呼吸道传染病以外的疑似病例使用过的物品、分泌物、排泄物的人员；对公共场所进行预防性消毒的工作人员；对除经呼吸道途径外的其他途径传播的传染病疫点进行终末消毒。

一级防护要求：戴12～16层棉纱口罩（使用4小时后，消毒更换），穿工作服，戴工作帽和乳胶手套。每次实施防治处理结束离开现场前，进行手清洗和消毒。洗手应采用非接触式的洗手装置。

2. 二级防护

适用于对呼吸道传染病的可疑病例进行流行病学调查、体格检查的检验检疫人员；对中等危害呼吸道传染病可疑病例进行样本采集、快速检测的检验检疫人员；处理中等危害呼吸道传染病可疑病例使用过的物品和死亡病例尸体的人员以及转运可疑病例的医务人员和司机；处理中等危害呼吸道传染病可疑病例分泌物、排泄物的人员；在呼吸道传染病疫点进行终末消毒的工作人员。

二级防护要求：穿普通工作服、戴工作帽、外罩一层防护服、戴防护眼镜、防护口罩或半面罩呼吸器（离开污染区后更换），戴乳胶手套、穿鞋套或长筒胶鞋。每次实施防治处理后，手部应立即进行清洗和消毒，方法同一级防护。

3. 三级防护

适用于对高等危害呼吸道传染病可疑病例实施近距离高危操作的人员；对高等危害呼吸道传染病可疑病例进行样本采集、快速检测的检验检疫人员，如采集SARS可疑病例咽拭子的人员；处理高等危害呼吸道传染病可疑病例使用过的物品和死亡病例尸体的人员以及转运可疑病例的医务人员和司机；处理高等危害呼吸道传染病可疑病例分泌物、排泄物的人员。

三级防护要求：除按二级防护要求外，将口罩、防护眼镜换为全面型呼吸防护器（符合N95或FFP2级标准的滤料）。个体防护装备在现场使用过程中会沾染上现场的有害物质，如不能正确地穿戴可能会造成因穿脱程序不当而带来新的污染，并可能导致传染病传播。

4. 防护装备穿戴原则

穿脱防护装备的原则是基于以下设定：个体防护装备是洁净、安全的，正确使用能够确保个体不受病原体危害；穿戴防护装备前设定个体是相对污染体；从污染现场出来后，设定防护装备的外表面已经受到污染。

由于不同防护级别防护装备种类的差异，穿脱程序存在一定的差异，但正确的穿脱程序其意义在于给予个体最大限度的防护，避免其受到外界传染病可疑病例、外环境的污染，从而预防感染传染病致病因子。

5. 防护装备穿脱顺序

按SN/T 2752.1—2011《卫生检疫人员的自我防护规范 第1部分：传染病》执行。

6. 防护注意事项

（1）检验检疫人员登交通工具检疫时，检验检疫人员需做好如下防护工作：着工作服、戴工作帽和医用防护口罩。如怀疑为烈性传染病的，按照相应防护等级，穿防护服、戴护目镜、穿一次性鞋套等。

（2）应遵循的防护用具选用原则：在有害物质性质不明情况下，应选择尽可能高级别的防护用具。

（3）按照防止污染，保证现场工作人员身体健康的原则，防护用具必须遵循严格的顺序进行穿脱，并在脱卸后集中进行无害化处理。

（4）穿戴防护装备前应检查其有效性，包括其适用范围、气密性、有效期限、防护有效时间等。

（5）脱防护用品时动作要轻，避免沾染的有害物扬起；在脱的过程中应尽量减少污染面在环境中暴露的面积和时间；脱去的一次性污染物品要装入收集密封桶中密封保存，并统一进行无害化处理。

（三）后续处理

每次实施防治处理后应立即进行手清洗和消毒；消毒清洗防护用品、用具、车辆；防控物质清理归还：应急队现场处置结束后，在现场对应急物资进行清点，未污染物品可直接归还到应急库房；不能在现场处置的污染物品用污物袋收集后集中统一处理，不可回收的一般性污染物可按医疗垃圾处理，传染性污染物应焚烧或消毒后按医疗垃圾处理，可回收的隔离服、工作衣、鞋帽等物品回到中心后交由专人消毒清洗，消毒清洗后的应急物资及时送回应急库房。

（四）储藏与保养

所有的防护用具应在洁净、干燥、避光、凉爽的环境中保存，并定期维护整理；注意定期检查一次性防护用具是否超过保质期。

（五）管理要求

各口岸检验检疫部门应设立专人负责个人防护用具的管理工作，建立本部门个人防护用具管理档案，制定严格的管理、使用、储存和维护制度。

第六节　重大呼吸道传染病口岸防控信息处理

在国境口岸重大呼吸道传染病检验检疫防控中，信息的收集、整理和报送是疫情防控工作有序开展的重要保障，及时准确的信息处理能够为疫情防控工作提供有力的数据支持，为防控工作决策提供科学参考。目前系统内对该项工作相关处理流程较为欠缺。因此，本节旨在立足重大呼吸道传染病防控工作流程，规范检验检疫部门在国境口岸应对重大呼吸道传染病时信息收集、整理、报送工作，明确国境口岸重大呼吸道传染病防控相关信息处理原则和工作流程，建立国境口岸重大呼吸道传染病信息处理工作模式，确保国境口岸重大呼吸道传染病信息处理工作的准确性、时效性和科学性。

一、基本原则

1. 准确性原则

严格按照国家质检总局及相关法律、法规的规定，进行重大呼吸道传染病口岸防控信息处理，主要内容包括：信息收集（相关表单准备→口岸现场收集→信息扫描录入），信息整理（核对、修改、审核、补报、查重、统计），信息报告（疫情信息报告员对信息核实确认，经本部门负责人审核批准后在报告时限内完成上报），信息备份。

2. 时效性原则

信息的收集、整理、报告要及时，重大事件、重要动态须随时发生随时报送，确保信息的时效性。

3. 全面性原则

了解全国有代表性的空港、海港、陆路口岸重大呼吸道疫情信息处理经验，邀请公共卫生领域的专家，对重大呼吸道传染病期间信息处理工作提出合理性建议。同时，组织全国有代表性的空港、海港、陆路口岸的有关检验检疫部门专家，对重大呼吸道传染病期间口岸信息处理流程进行探讨，提出适合全国各主要口岸实际情况的操作流程。

二、工作流程

（一）工作准备

重大呼吸道传染病口岸防控信息处理的工作准备包括人员准备和单证准备两方面。单证准备往往是根据上级主管部门规定，在重大疫情发生时临时启用。

人员准备方面，各分支机构和保健中心指定的负责信息上报的工作人员为疫情信息报告员。严格按照本规程的要求进行国境口岸重大呼吸道传染病信息的收集、整理、核实和上报工作。及时从卫生检疫信息报告网络系统收集通知、信息，并告知承办单位。疫情信息报告员原则上要求具备医学教育背景的专业人员，须熟练操作《出入境卫生检疫信息管理系统》，按规定时限和程序登录填报个案信息及业务月报表，同时将有关纸质文本、电子文本及卫生检疫业务综述信息上报直属局卫生检疫管理部门。

单证准备方面，主要包括《出/入境健康申明卡》《入境人员发热排查记录表》《口岸传染病可疑病例流行病学调查表》《口岸传染病可疑病例医学排查记录表》《采样知情同意书》《口岸检验检疫发现入境人员患病体征和症状信息表》《个案排查记录表》《口岸传染病疑似病例转诊单》《口岸疫情监测日报表》《入/出境交通工具检疫查验单》《出境交通工具检疫查验记录单》等（见附录）。

（二）工作流程

重大呼吸道传染病口岸防控信息处理的工作流程包括信息收集、信息整理、信息录入、信息统计分析以及信息报告等。

1. 信息收集

现场信息收集相关表格有《出/入境健康申明卡》《入境人员发热排查记录表》《口岸传染病可疑病例流行病学调查表》《口岸传染病可疑病例医学排查记录表》《采样知情同意书》《口岸传染病疑似病例转诊单》等。

信息收集时应注意，逐一收取《出/入境健康申明卡》，认真查看，逐项检查各项是否完整、清楚。《出/入境健康申明卡》如有空项或不清楚，要求旅客补填或重新填写；对照护照等出入境证件，核实所填姓名、护照等出入境证件号码、国籍等信息的真实性，联系地址要求填写到居所门牌号码，必要时请边防部门协助核查上述信息的真实性。在《出/入境健康申明卡》上记录旅客体温，并由现场检验检疫人员签字或盖章。对于部分不能提供在华住址的入境人员，应当记录接待人员的手机号码或随身可用的全球通手机号码；发放有关宣传材料，并告知有关随访事项；记录近 7 天内的可能旅程；必要时，留下其亲属或朋友的联系电话。以交通工具为单位将入境人员的健康申报材料归档，要求注明交通工具名称、申报人员数量、检验检疫人员和日期。归档袋封面应注明日期、交通工具名称及班次。《出/入境健康申明卡》及查验录像最低保存期限为 45 天，有症状者的健康申明卡和流行病学调查表最低保存期限 1 年。

2. 信息整理

疫情信息报告员对收到的数据在上报前进行错项、漏项、逻辑错误等检查，对有疑问的数据必须及时向报告人核实；各级检验检疫机构在规定的时限内对本单位上报的数据进行核对，对有疑问的及时反馈报告人，并对有错误的数据进行修改；各级检验检疫机构对本单位负责的数据进行审核；各级检验检疫机构发现漏报的数据应及时补报；各级检验检疫机构发现本单位重复报告的数据，应及时删除。

3. 信息录入

信息的录入范围包括：凡来自疫区国家交通工具的所有旅客、工作人员的《出/入境健康申明卡》信息全部录入计算机内保存；凡来自其他非疫区国家的交通工具，如有旅客体温经复测后仍然超过 37.5℃，并被转送到指定医院作进一步排查的，其本人及同乘旅客、工作人员的《出/入境健康申明卡》信息全部录入计算机内保存。

信息的归档录入包括单证整理、单证交接与单证分类。首先，单证整理，涉及传染病监测的所有单证、记录均应分类、标注、汇总，口岸检验检验检疫人员每天将已到达旅客的《出/入境健康申明卡》整理并注明来自国家后，按人员类别（旅客、交通工具工作人员、经过排查人员、密切接触者）等分类，并按类清点好人数后进行标注。按交通工具班次将所有人员的《出/入境健康申明卡》进行分类整理归档，并注明该交通工具旅客总数和工作人员数量。其次，单证交接的内容主要涉及传染病监测的所有单证、记录在内部流转时均应留存交接记录，信息扫描人员每天定时到值班现场收取《出/入境健康申明卡》。交单人员和接单人员将需录入交通工具的《出/入境健康申明卡》当面清点人数，确定各类数字准确、纸面材料齐全无误后，分别在《出/入境健康申明卡》交接单上签字；然后，进行单证分类，录入人员接到需录入交通工具的《出/入境健康申明卡》后，按“一般旅客”、“交通工具工作人员”、“经过排查人员”进行分类。在此过程中，信息传递保持通畅，口岸疫情信息报告员按上级主管部门或地方政府在疫情防控中的要求，以最便捷的方式传递口岸收集到的信息。最后，按照要求，口岸疫情信息报告员每天将所有单证、记录的原件统一存档，分类存放，并做好标记。

4. 信息统计分析

信息统计分析相关表格包括《口岸检验检疫发现入境人员患病体征和症状信息表》《个案排查记录表》《口岸疫情监测日报表》以及《入/出境交通工具检疫查验单》等。

信息统计分析内容主要是按照排查病例及确诊病例来自国家、国籍、性别、年龄、职业、症状、发现方式等进行分类统计，并进行统计学分析，以便确定影响疾病传播的风险因素。通过对确诊病例来自国家、年龄、职业、典型症状等特点的统计分析，可明确疾病主要流行国家、主要感染人群以及医学巡查需要重点关注的典型症状等。根据输入性病例典型症状分析，加强对入境旅客症状监测，及时发现染疫嫌疑人。通过对口岸各时间段航空器入境数量的统计分析，可明确口岸检疫查验重点时间段和重点岗位，以便做好人员排班部署，保证查验工作效率。通过动态分析疫情发展情况，适时调整防控策略和措施。根据疫情变化形势，按照上级主管部门要求，适时调整疫情防控策略，采取适当的口岸疫情防控措施，使防控工作能够符合国内外疫情发展形势变化趋势，适应疫情形势变化后的防控工作需要。同时，在保证防控效果的基础上，有效节约防控成本，避免人力物力资源浪费。

信息统计分析要求信息报告员负责汇总出入境人员卫生检疫查验信息；按照防控重大呼吸道传染病工作要求统计各种数据；按照防控重大呼吸道传染病工作要求报送各种汇总、统计数据至地方卫生、交通等联防联控单位。

5. 信息报告

信息报告程序主要包括：各级检验检疫机构的工作人员要严格按照有关法律、法规的要求，及时、完整地采集重大呼吸道传染病防控期间口岸检疫数据和信息，填写相关表格形成原始资料，并报告本单位的疫情信息报告员；疫情信息报告员对收到的信息进行核实、确认，经本部门负责人审核后，在规定的时限内通过网络系统进行上报。确实不具备条件通过网络系统上报的单位，应在规定时限内报告上一级机构，由上一级机构的信息报告员通过网络系统上报。直属检验检疫局信息报告员对本辖区上报的信息进行复核，并提交本部门的负责人审核。

信息报告的要求是口岸重大呼吸道传染病信息应于1小时内电话报告直属检验检疫局卫生检疫业务管理部门，同时将书面文档与电子文档一并发送至卫生检疫业务管理部门。传染病监测过程中，已报告的疑似病例在确诊排除疑似之后、已报告的病例治愈或死亡者，应在2小时之内向卫生检疫业务管理部门进行订正、转归或死亡报告。

第五章　重大呼吸道传染病国境口岸防控风险评估工作模式的应用

第一节　风险评估方法国内外研究及应用现状

一、基本概念

风险评估工作方法是近年来检验检疫查验和监管工作中逐步应用起来的一种科学高效的工作模式，也是口岸核心能力建设的基本要求。针对口岸传染病监测和防控工作而言，风险分析利用科学的方法认识口岸传染病的风险属性并确定风险水平，采取科学合理的风险管控措施，以达到合理配备人力资源、按需完成物资储备、有效控制疫病疫情的目的。风险分析有狭义和广义两种，狭义的风险分析是指通过定量分析的方法得出分析对象的详细变量以及可控制实现的概率分布；而广义的风险分析则是一种识别和测算分析对象的风险和危害，并开发、选择和管理方案来解决这些风险的有组织的手段。风险分析包括定性分析和定量分析。其中，定性分析是评估已识别风险的影响和可能性的过程，按风险对工作目标可能的影响进行排序。定性分析的作用和目的为：识别具体风险和指导风险应对；根据各风险对项目目标的潜在影响对风险进行排序；通过比较风险值确定分析对象总体风险级别。定量分析是量化分析每个风险的概率及其对项目目标造成的后果；定量分析的作用和目的为：通过量化各个风险对项目目标的影响程度，甄别出最需要关注的风险。

风险评估工作模式包括风险评估、风险管理和风险交流三方面。这三方面相辅相成，形成一个有机统一的整体，其中风险评估是这个体系的核心和基础，而风险管理和风险交流是风险评估之后具体措施的实施手段。

1. 风险评估

风险评估是指在风险事件发生之前或之后，该事件给人们的生活、生命、财产等各个方面造成的影响和损失的可能性进行量化评估的工作。风险评估就是量化测评某一事件或事物带来的影响或损失的可能程度，一般包括危害确定、危害特征描述、暴露评估和风险特征描述四方面。

2. 风险管理

风险管理是根据风险评估的结果，选择和实施适当的管理措施，尽可能具有效率地控制分析对象发生危险的概率，从而最大限度地发挥现有资源的使用效率。

3. 风险沟通

风险信息交流是在风险评估者、风险管理者、管理对象以及其他相关人员之间就风险的有关信息和意见进行相互的交流。信息交流贯穿整个过程，交流的内容可以是危害和风险，或与风险有关的因素，或对风险的理解，或对风险评估结果的解释，或对风险管理决策的制定基础等。

二、检验检疫风险评估工作背景

随着全球化的不断加快，人员、货物、交通工具在国际间的流动日益频繁，公安部出入境管理局数据显示，2012 年，全国出入境人次达到 4.31 亿人次，比 2011 年同比增长了 4.76%。以北京口岸为例，2010～2012 年三年来出入境人数年均增长达到 8.99%，2012 年达到 2027.4 万人次，而口岸从事传染病监测的人员仅仅为 224 人，人均年监测出入境人数为 9.05 万人次，发现并控制传染病病例显得愈发困难。人员、货物等的国际流通打破了疾病暴发流行的生态地域限制，为传染病及其媒介生物的传播，提供了人为的便利。另外，20 世纪 70 年代以来，埃博拉出血热、艾滋病、军团菌病等新发传染病的数量已超过 40 种，霍乱、黄热病，脊髓灰质炎等多种传染病不时暴发，尤其是近年来 SARS、人感染高致病性禽流感、甲型 H_1N_1 流感等疫情的暴发对人类的健康和全球经济造成了严重的危害，口岸检验检疫机关的传染病防控压力在不断增加。

为解决这些问题，我国政府、各出入境检验检疫部门在口岸不断增加人力、物力的投入，口岸医学人员的数量不断增多，红外线体温监测、负压隔离室、快速检测等设施设备的投入不断增加。但是资源毕竟有限，如何高效利用有限的资源，最大程度地避免或降低传染病给人类带来的危害仍是当务之急。仅在国境口岸加大人力、物力的投入，加强传染病检疫，防止疾病的传入和传出，已不能完全满足当前传染病防控形势的需要。《国际卫生条例（2005）》提出，不再把重点放在边界、机场和海港被动的屏障，而转向积极主动的风险管理战略。

因此，检验检疫系统引入风险分析理论，在口岸传染病防控方面探索新的思路和方法，建立科学的风险评估机制就显得尤为必要和紧迫。国家质检总局一直高度重视输入性传染病风险评估工作，不断扎实推进卫生检疫风险管理，逐步对传染病输入和防控的风险分析管理制度进行完善，2001 年公布了《出入境检验检疫风险预警及快速反应管理规定》（国家质量监督检验检疫总局令第 1 号），2002 年印发了《卫生检疫风险预警及快速反应管理实施细则》，逐步建立了卫生检疫风险监控体系。通过对国际国内传染病疫情进行有效评估，分析传染病传播模式和趋势，确定传入传出风险等级和主要防控环节，及时发出预警信息，进而有针对性地在重点地区、重点口岸口岸和重点环节采取科学的防控措施，有效地控制传染病通过国境口岸传入传出，对提高口岸卫生检疫工作效率，有效减少传染病疫情所带来的危害，或降低输入性传染病造成或可能造成的次生灾害、保障我国口岸公共卫生安全、促进我国经济健康发展等方面具有重要的作用。

2009 年 3 月，始发于墨西哥的甲型 H_1N_1 流感迅速传播至北美地区，后逐渐扩散。据统计，世界上 80%以上的国家和地区，不同程度地受到甲型 H_1N_1 流感的波及。在此次疫情防控工作中，检验检疫部门认真贯彻落实党中央、国务院的重要指示，按照国家质检总局、地方政府的统一部署，根据口岸的特点和疫情防控形势的变化，不断调整防控策略，积极、主动地采取有效防控措施，圆满完成了工作任务。在防控工作中，各地检验检疫机构广泛采用了风险分析的方法，评估各类风险因素，并针对性地采取了有效的风险管理措施，全面开展风险交流，使整个防控工作富有成效。总结评价甲型 H_1N_1 防控工作，风险分析在防控工作中发挥了重要作用。在总结分析甲型 H_1N_1 流感防控体系的基础上，北京出入境检验检疫局研究团队建立了一个科学、全面的重大呼吸道传染病风险分析工作模式，包括风险评估体系、风险管理体系、风险交流体系三部分有机统一，为今后的口岸重大呼吸道传染病的防控工作提供技术支撑。

三、风险评估理论的国内外研究情况

风险评估理论起源于20世纪50年代的美国，是一门研究风险发生规律和风险控制技术的新型管理科学。近年来，风险评估在环境保护、生态学、食品与动植物检疫、生物多样性研究等诸多领域越来越多地开始应用。20世纪90年代开始，张从仲、姚文国等课题组开展了对我国有害生物风险性分析研究，并建立了以有害生物危险性为起点的具有可量化的危险性指标评估体系。近年来口岸传染病风险评估的研究也层出不穷。2001年，陆永昌、张家祝等开始研究虫媒传染病风险评估指标体系的建立，探讨和提出了虫媒传染病输入的风险因素。2002年，肖庆昕、吕智军等对世界重要传染病传入我国的风险性与危害性进行了系统的分析。2007年，潘光合、谭勇等对东盟国家的传染病传入我国的风险进行了风险评估。2011年，许丽波、刘丰等建立了综合性的口岸传染病风险评估指标体系。风险评估的方式方法在口岸检验检疫防控体系中正逐步得以运用，为政府决策提供可量化参考。

第二节　国境口岸重大呼吸道传染病防控风险评估机制

国境口岸重大呼吸道传染病风险评估是指利用现有的数据和资料，采用定量或定性方法，对国际传染病疫情潜在的传入风险的可能性进行科学性评估，是风险分析的基础。重大传染病风险评估趋向于涵盖生物学、社会学和经济学的综合评价，已有研究多在历史数据和实地调查基础上，通过德尔菲法、专家评分法等建立风险评估指标体系，确定指标权重，采用综合评分法或层次分析法建立疾病发生风险的综合评价模型。

一、风险评估的实施步骤

口岸重大呼吸道传染病风险评估是对可能引发重大呼吸道传染病疫情，经口岸在国际间传播的相关风险系统地进行识别、分析和评价的过程，可归纳为计划和准备、实施、报告等三方面。其评估流程见图5-1。

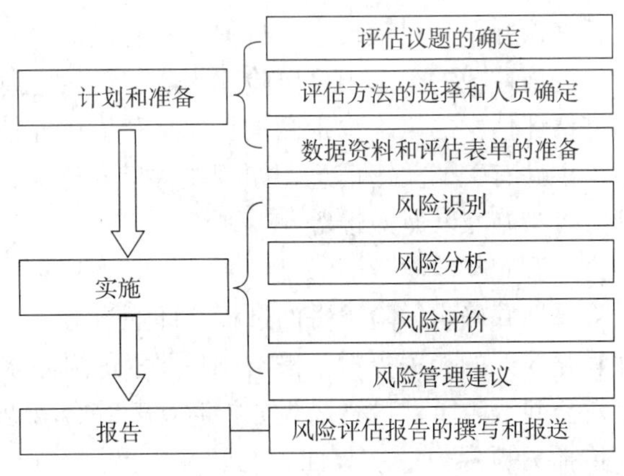

图5-1　口岸重大呼吸道传染病风险评估流程图

计划和准备包括评估议题的确定、评估方法的选择和评估参与人员确定、数据资料和评估表单的准备等；实施包括风险识别、风险分析、风险评价和提出风险管理（预警、控制措施等）建议；报告包括风险评估报告的撰写和报送等。

（一）计划和准备

1. 评估议题的确定

对于国境口岸重大呼吸道传染病的风险评估，其评估议题：一是来自于世界卫生组织等官方组织发布的国外已经暴发，但在我国境内尚未流行的传染病疫情信息；二是我国各公共卫生哨点监测到的由卫生行政部门确认的传染病疫情信息。

2. 评估方法的选择及人员确定

国境口岸重大呼吸道传染病风险评估可选择德尔菲法、风险矩阵法及分析流程图法中的一种或多种，也可使用专家会商法或其他方法。根据评估目的、涉及领域和评估方法，确定参加评估人员的数量和要求。

参加风险评估的人员通常为从事口岸传染病防控工作的、具有丰富经验的一线工作人员、相关疾病监测与防控的流行病学专业人员，根据需要，邀请医学实验室专业人员参加。此外，应根据评估议题重点关注的内容灵活确定参会人员。

参加专题风险评估的人员原则上应来自议题相关的不同专业领域，且在本专业领域具有较高的权威性，必要时邀请系统外的相关专家参与，专家人数应满足所使用方法的要求。

3. 数据资料和评估表单的准备

在进行正式的风险评估前，应完成监测数据的初步分析，并收集整理相关的文献资料，可能涉及的相关信息包括致病力、传播规律、人群脆弱性、公众关注程度、应急处置能力和可利用资源等；如开展大型活动、自然灾害和事故灾难的风险评估时，还应针对议题本身的特点，收集有关自然环境、人群特征、卫生知识与行为、卫生相关背景信息等资料。

根据风险评估议题以及所使用的方法，设计制定风险评估表单，如德尔菲法所使用的专家问卷。

（二）实施

1. 风险识别

风险识别是指发现、确认并描述风险要素的过程。只有做好风险识别，才能正确地分析风险因素，更好地评估疫情造成的公共卫生风险，为制定卫生应急对策服务。

重大呼吸道传染病疫情评估中的风险识别侧重于列举和描述评估议题所涉及的风险要素。应重点整理、描述与事件有关的关键信息，如事件背景、特征、原因、易感和高危人群、潜在后果、可用的防控措施及其有效性等。

2. 风险分析

风险分析是认识风险属性并确定风险水平的过程，即通过分析比较用于确定风险发生的可能性、后果严重性和脆弱性的相关资料，得出风险要素的风险水平。

对传染病疫情等突发公共卫生事件进行风险分析时，需综合考虑该传染病的临床和流行病学特点（致病力、传播力、毒力；季节性、地区性；传播途径、高危人群等）、人口学特征、人群易感性、对政府和公众的影响、人群对风险的承受能力和政府的应对能力等；对意外伤害、中毒、恐怖事件等非传染病类突发公共卫生事件进行风险分析时，需综合考虑事件的性质、波及范围、对人群健康和社会影响的严重程度、公众心理承受能力和政府的应对能力等。

（1）发生可能性分析

对传染病造成的公共卫生风险分析，可结合事件背景、各类监测信息、历史事件及其危害等，对风险发生的可能性进行分析。国境口岸传染病疫情所造成的公共卫生风险，检验检疫机构更应关注境外暴发的传染病疫情通过国境口岸的传入，以及国内传染病疫情通过国境口岸传出。

（2）后果严重性分析

对传染病造成的公共卫生后果的严重性分析，可从风险影响的地理范围、可能波及的人口数量、预计所造成的经济损失、对人群健康影响的严重性、对重要基础设施或生态环境系统的破坏程度、对社会稳定和政府公信力的影响、对公众的心理压力等方面进行考虑。

3. 风险评价

风险评价是将风险分析结果与风险准则进行对比，确定风险等级的过程。在传染病等公共卫生风险评估中，可能并没有明确的风险准则或者尚未设立明确的风险准则。在这种情况下，风险评价将主要依据风险分析结果与可能接受的风险水平进行对照，确定具体的风险等级。如将风险分为五个等级，即极低、低、中等、高、极高。对于罕见、几乎无潜在影响和脆弱性很低的风险，定为极低风险；对于不容易发生、潜在影响小、脆弱性低的风险，定为低风险；居于高水平和低水平之间的定为中等风险；对于易发生、潜在影响大、脆弱性高的风险，定为高风险；对于极易发生、潜在影响很大、脆弱性非常高的风险，定为极高风险。另外，也可根据风险赋值结果，确定风险等级。

常用的风险矩阵法，可分别对各风险发生的可能性和后果严重性进行评分，计算出各种风险的风险分值，根据风险分值对风险进行等级划分，确定风险级别。分析流程图法，则可根据事先已经确定的分析流程，在尽可能全面收集、汇总和分析相关信息的基础上，对每个风险要素进行选择和判断，最终较为直观地确定风险级别。

4. 风险管理建议

根据风险等级和风险可控性，分析存在的问题和薄弱环节，确定风险控制策略，依据有效性、可行性和经济性等原则，从降低风险发生的可能性和减轻风险危害等方面，提出预警、风险沟通及控制措施的建议。

二、风险评估的常用方法

（一）专家会商法

专家会商法是指通过专家集体讨论的形式进行评估。该评估方法依据风险评估的基本理论和常用步骤，主要由参与会商的专家根据所评估的内容及相关证据，结合自身的知识和经验进行充分讨论，提出风险评估的相关意见和建议。会商组织者根据专家意见归纳整理，形成风险评估报告。

专家会商法是日常风险评估的常用形式，也经常应用于专题风险评估。当风险评估内容还没有可依据的固定的评估工具或评估框架时，或受评估时间、评估证据等客观因素的限制，无法进行较为准确的定性、定量评价时，专家会商法往往是突发事件公共卫生风险评估的首选方法。

1. 具体实施步骤

（1）组成专家小组

主要根据评估议题所涉及的领域及知识范围确定专家。专家人数没有严格的限制。对于日常评估，参与专家应能覆盖需要评估的主要议题范围并相对固定。根据评估内容，参与专家人数可为3～30人不等；当涉及内容广、有较多重要议题需要评估时，参加评估的专家人数应相对较多；而对于涉及内容少、评估中没有特别重要的议题时，则参与评估的专家人数可相对较少。对于专题评估，参与专家应能覆盖评估议题各专业的主要领域，而且专家应在各领域中具有较高的权威性和代表性，参与专家人数一般可在10～30人。

（2）风险评估内容及相关信息介绍

由评估组织者或指定专家向参与评估专家介绍评估的议题、评估的背景资料、评估要达到的主要目的。评估背景资料准备十分重要，在专家会商会召开前应安排人员尽可能全面地准备相关资料，包括评估议题的提出、评估议题目前的基本特征分析或小结情况、与评估议题相关的影响因素或历史数据、国内外研究进展，与评估对象发生可能性、后果严重性和脆弱性相关的其他重要信息，以及相关标准或政策性规定等。

对于日常风险评估，评估议题的选择可由参与评估的各领域专家共同提出并商定，并由相关领域的专家协助准备评估背景资料；对于专题风险评估，应尽可能提前将主要的评估背景资料事先提供给参与评估的专家，这样评估专家可以更有针对性地进行准备，并根据需要进一步查阅相关资料，使具体讨论和评估更有针对性，也更容易达成理想的结果。

（3）专家讨论

主要由参与评估专家根据各自的专业或学术领域以及知识、经验，围绕评估目的，针对评估议题和相关信息资料，就评估对象的风险以及针对性的措施建议广泛发表意见，并就所涉及的相关问题进行充分的讨论，以达成一致性或倾向性的意见。会商中，要确保参与的每位专家都有充分发言和发表自己观点的机会，对于没有发言的专家，会商组织者应提供机会让他们发表自己的看法。

（4）撰写并提交会商纪要或评估报告

专家会商达成的一致性或倾向性意见作为评估的结论，但会商中出现的重要分歧意见也应根据需要在报告中加以说明，以供领导进行风险管理决策时参考。

2. 实施注意事项

（1）专家人数不宜过少

专家讨论法应通过专家之间的充分讨论达成一致性或倾向性的意见。参与评估专家不宜过少，以免评估结果的偏性。对于日常风险评估，即使评估议题单一，内容简单，参与专家人数也不宜少于3人；对于专题风险评估，参与专家人数一般不应少于10人。

（2）参与专家要有代表性

对于日常风险评估，参与专家应能覆盖评估的主要内容或议题，并对相关评估内容、评估流程较为熟悉，所以人员应相对固定，即重点在于覆盖范围广。对于专题风险评估，参与专家应能覆盖评估议题的主要专业领域，且每个专业或领域的专家数量应当相对平衡，即重点在于覆盖范围全。如传染病的评估应考虑流行病、临床医学、检验、病媒生物等专业，另外，还应根据评估传染病的疾病特点，具体考虑应邀请各专业哪些方面的专家，如临床专家可能涉及传染科、呼吸科、儿科或ICU等。必要时，还应邀请卫生系统之外其他系统，如动物疫病防控相关的专家参与。

(3) 会商组织者及其注意事项

会商组织者是专家会商会成败的另一个关键要素。应选择在评估议题领域具有一定权威性的专业领导作为评估会商的组织者。为了保证讨论效果，会商组织者应注意以下几点：

①根据评估目的，事先准备会商讨论要点提纲，会商过程中注意引导参与者围绕提纲进行讨论；

②引导会商参与者在自由发言的基础上，就重点问题取得一致性或倾向性的意见和结论；

③会商过程应指定人员详细记录；会商会结束前，会商组织者应就会商主要的意见和结论进行小结，并得到与会专家的认可。

(4) 不断提高专家会商会的科学性

虽然专家会商会不拘一格，但是会商组织方仍应在专家会商会特别是日常风险评估专家会商会经验总结的基础上，逐步明确和规范评估会商的目的、内容、方法、步骤以及产出形式。如果可能，应借鉴各种定性、定量风险评估的方法，逐步在评估会商中就可以规范化的内容开发形成辅助评估流程、评估框架或评估工具，使评估会商工作的科学性和评估质量不断提高。

(二) 德尔菲法

德尔菲(Delphi)法是指按照确定的风险评估逻辑框架，采用专家独立发表意见的方式，使用统一问卷，进行多轮次专家调查，经过反复征询、归纳和修改，最后汇总成专家基本一致的看法，作为风险评估的结果。

1. 具体实施步骤

(1) 组成专家组。根据议题所需要的知识范围确定专家。专家人数的多少，可根据评估议题的大小和涉及面的宽窄而定，一般在10～20人。

(2) 向所有专家提出所要论证的问题及有关要求，并附上与该问题相关的所有背景材料，同时请专家提出补充材料，请专家进行书面答复。

(3) 各个专家根据他们所收到的材料，提出专家个人的意见，并说明利用这些材料提出测量值的方法。

(4) 将各位专家第一次判断意见汇总，列成图表，进行对比，再分发给各位专家，让专家比较自己同他人的不同意见，修改自己的意见和判断。也可以把各位专家的意见加以整理，或请该领域的其他专家加以评论，然后把这些意见再分送给各位专家，以便他们参考后修改自己的意见。

(5) 将所有专家的修改意见收集起来，汇总，再次分发给各位专家，以便做第二次修改。逐轮收集意见并向专家反馈信息是德尔菲法的主要环节。收集意见和信息反馈一般要经过三、四轮。在向专家进行反馈的时候，只给出各种意见，但并不说明发表各种意见的专家的具体姓名。这一过程重复进行，直到每一个专家不再改变自己的意见或者各位专家的意见基本趋于一致为止。

（6）对专家的意见进行综合处理，得出结论。

2. 实施注意事项

（1）由于专家之间存在身份和地位上的差别以及其他社会原因，有可能使其中一些人因不愿批评或否定其他人的观点而放弃自己的合理主张。要防止这类问题的出现，德尔菲法要求避免专家们面对面的集体讨论，而是由专家单独提出意见。

（2）对专家的挑选应基于其对风险因素的了解程度。专家可以是疾病预防控制机构的专业人员、卫生行政部门的管理人员或外请的相关专家。

（3）保证所有专家能够从同一角度去理解风险分类和其他有关定义。

（4）为专家提供充分的信息，使其有足够的根据做出判断。

（5）所提问的问题应是专家能够回答的问题。

（6）允许专家粗略的估计数字，不要求精确。但可以要求专家说明估计数字的准确程度。

（7）尽可能将过程简化，不问与测量无关的问题。

（8）向专家讲明测量对风险识别、分析和控制的意义，以争取他们对德尔菲法的支持。

（三）风险矩阵法

风险矩阵法是指由有经验的专家对确定的风险因素的发生可能性和后果的严重性进行量化评分，将评分结果列入二维矩阵表中进行计算，最终得出风险等级。

1. 具体实施步骤

（1）组成专家小组。根据议题所需要的知识范围，确定专家。专家人数的多少，可根据论证问题的大小和涉及面的宽窄而定，一般在10～20人。

（2）组织专家对风险因素的发生可能性按照一定的标准进行量化评分，计算平均得分。

（3）组织专家对风险因素的后果严重性按照一定的标准进行量化评分，计算平均得分。

（4）将各风险因素的发生可能性和后果严重性的得分列入二维矩阵表进行计算，得出相应的风险等级（如表5-1）。

表5-1 风险评估矩阵分类表

事故（事件）发生可能性	事故（事件）发生后果严重性				
	极高（5）	高（4）	中等（3）	低（2）	极低（1）
极高（5）	10	9	8	7	6
高（4）	9	8	7	6	5
中等（3）	8	7	6	5	4
低（2）	7	6	5	4	3
极低（1）	6	5	4	3	2

注：风险分值2～10，其中：低风险（2～4），中等风险（5～6），高风险（7～8），极高风险（9～10）。

2. 实施注意事项

（1）风险因素相对确定

风险矩阵法是对确定的风险因素的发生可能性和后果严重性进行量化评分、分析处理的过程，因此，待分析的风险因素要相对确定，便于评分和统计分析。

(2) 参与专家的专业性

参与专家应能覆盖评估议题的主要专业领域，对评估议题非常了解，在各自领域中具有较高的权威性和代表性。专家可以是疾病预防控制机构的专业人员、卫生行政部门的管理人员或外请的相关专家。

(3) 专家人数适当

风险矩阵法以专家对确定的风险因素的发生可能性和后果严重性进行量化评分为基础，因此参与评估专家不宜过多或过少，以免造成评估结果的偏性。专家人数可根据评估议题的大小和涉及面的宽窄而定，一般在10～20人。

(四) 分析流程图法

分析流程图法是根据逻辑推断原理，综合层次分析法、故障树方法、决策树模型等方法，将可能出现的问题、可能性大小、产生的后果、相关的解决方案等通过形象的结构图形展示出来，直观表达相关主要因素，对各个环节的决策相关问题进行定量或定性表达。

当出现某种特定公共卫生相关因素尚未对公众造成影响时，从该因素的特征（如致病力、传播力等）入手，依次列出相应的影响因素和关键环节（如传播机制实现的程度、易感人群等），进而推断可能造成的危害及严重程度。同时，充分考虑人群和控制措施有效性等因素，评价该因素造成的风险可能性、危害性和脆弱性，确定风险等级。如欧盟在传染病快速风险评估指南中提供的分析流程（图5-2）。

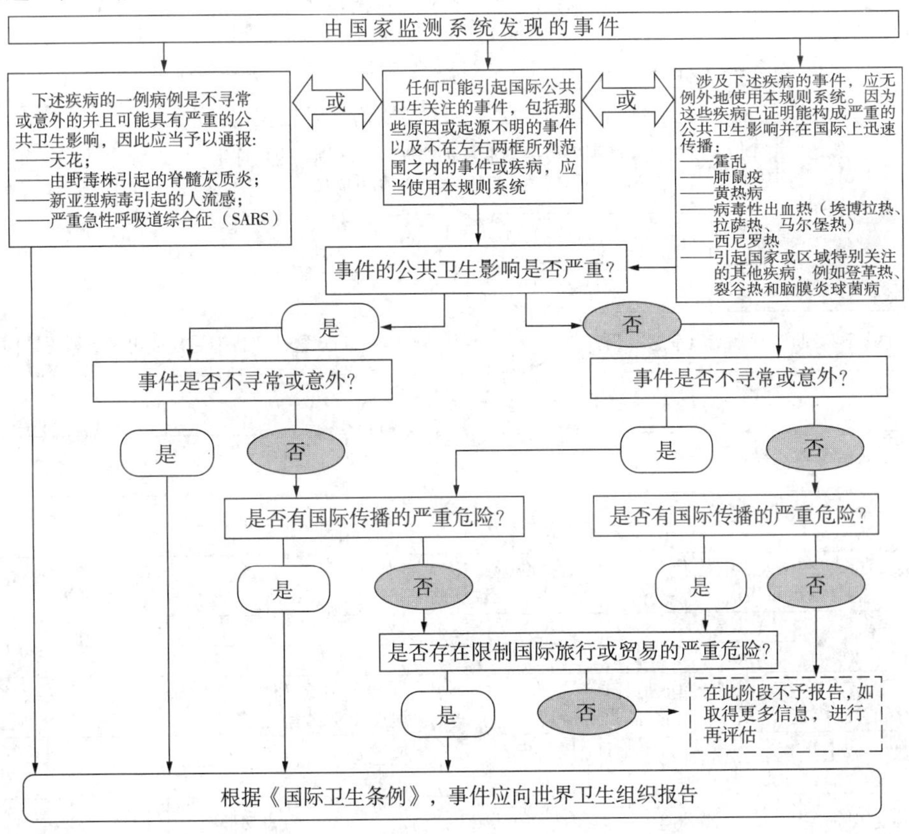

图5-2　欧盟CDC传染病快速风险评估流程

当出现某种特定事件时，从事件的特征（危害严重性、后果严重性等）入手，依次列出今后事件进一步发展的可能性以及危害的严重程度和影响因素，充分考虑人群脆弱性及其控制措施有效性等因素，最终测量出该事件的风险等级。如国际卫生条例中的决策文件。

1. 具体操作步骤

（1）确定评估目标，可以是特定危险因素或特定事件。

（2）确定该因素或事件的最直接的影响因素（环节）。

（3）确定对直接影响因素发挥作用的直接或间接因素（环节），并逐步展开为多层结构。

（4）确定该事件或因素的控制能力和政府公众的可接受性，充分考虑其他不确定因素对评估目标的影响。

（5）画出逻辑流程图。

（6）确定测量纳入框架图的因素或环节使用的资料及方法。

（7）依据逐层定量或定性的方法，确定每个层面的风险分值。

（8）确定最终的风险等级。

评估和通报可能构成国际关注的突发公共卫生事件分析流程参见图 5-3。

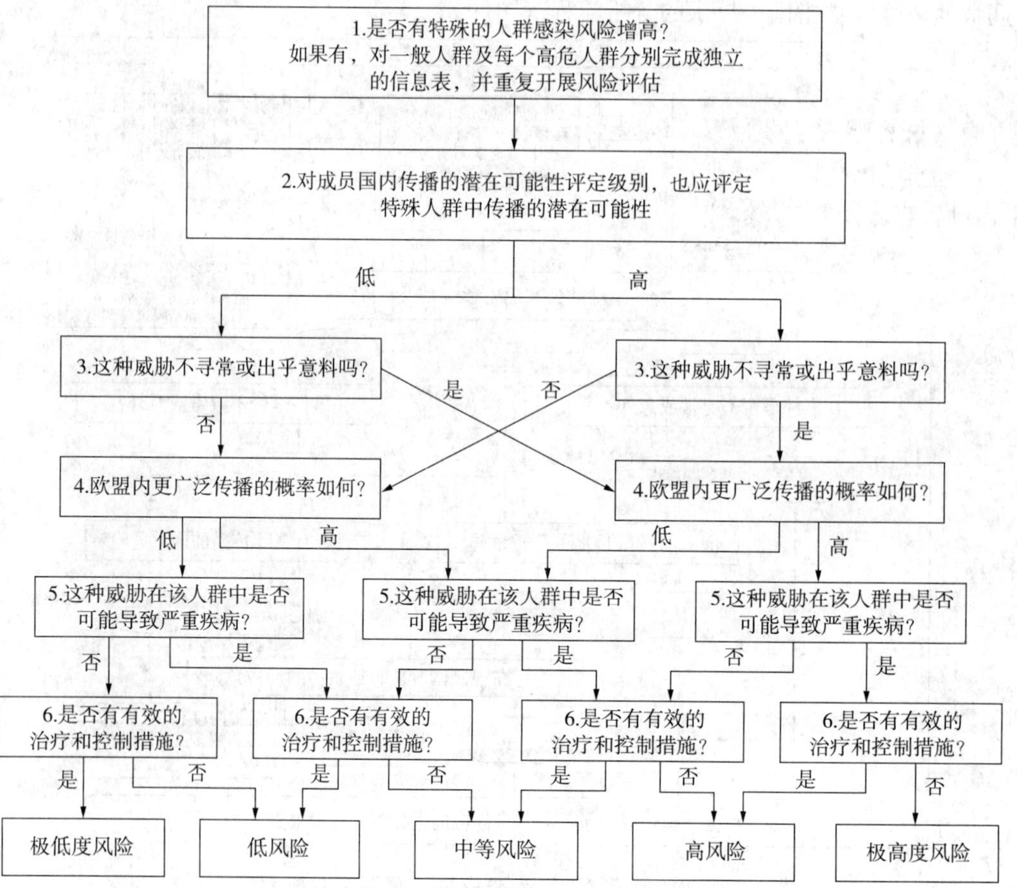

图 5-3　评估和通报可能构成国际关注的突发公共卫生事件分析流程图

2. 实施注意事项

(1) 该方法优点是按照事件的发生发展和演变过程，通过逻辑框架图将风险的可能性、危害性、脆弱性等风险评估要素直观地表达出来，便于理解，逻辑性强，考虑问题全面，相关因素不容易遗漏，便于操作，一般可以预先建立逻辑框架，适合于快速评估，并可以运用决策模型做出决策。

(2) 该方法的缺点是由于考虑问题有时层级过多，对于确定最终风险等级时计算复杂。由于将多因素纳入分析，其获取资料和测量值的难度有时较大。部分因素或环节或许不可测量，需要有经验的专家基于知识和经验确定。

(3) 由于不同地区其因素和事件出现的特点不同，使用逻辑框架和影响因素测量时常需要进行相应的调整。

三、国境口岸重大呼吸道传染病的风险评估指标体系

(一) 重大呼吸道传染病风险评估指标体系的数据模型

1. 风险函数

呼吸道传染病风险评估包括对国境口岸呼吸道传染病输入的可能性和危害严重程度以及它们的影响因素进行分析、评价，对每种影响因素进行风险评分，评分设为 4 级："0、1、2、3"，结合权重系数计算加权评分，并按照总加权评分占最大分值的百分比判定事件发生的可能性和危害严重程度的水平分级。具体方法和计算公式见表 5-2。

表 5-2 影响因素的分析、评价表

影响因素类别	影响因素评分 (g)	权重系数 (f)	影响因素加权评分
影响因素 1	g_1	f_1	$g_1 \cdot f_1$
影响因素 2	g_2	f_2	$g_2 \cdot f_2$
影响因素 3	g_3	f_3	$g_3 \cdot f_3$
⋮	⋮	⋮	⋮
影响因素 n	g_n	f_n	$g_n \cdot f_n$
影响因素总加权评分			$\sum_{i=1}^{n} g_i f_i$
影响因素总加权评分最大值（满分）			$\sum_{i=1}^{n} 3f_i$
影响因素总加权评分占最大分值的百分比			$\frac{\sum_{i=1}^{n} g_i f_i}{\sum_{i=1}^{n} 3f_i} \times 100\%$

2. 风险等级

风险概率是指风险因素发生的可能性，可以将风险概率划分若干档次，用来半定量风险水平，通常将传染病传入风险的可能性分为五个档次，即几乎确定、很可能、可能、不

太可能、罕见，见表5-3。将传染病传入危害水平分为五个档次，即可忽略的、较小的、中等的、较大的、灾难性的，见表5-4。

表5-3　传染病传入可能性分级

水　平	档　次	影响因素总评分占总分的百分比（q）/%
a	几乎确定	80～100
b	很可能	60～80
c	可能	40～60
d	不太可能	20～40
e	罕见	0～20

表5-4　传染病传入危害水平分级

水　平	档　次	影响因素总评分占总分的百分比（q）/%
a	可忽略的	0～20
b	较小的	20～40
c	中等的	40～60
d	较大的	60～80
e	灾难性的	80～100

3. 风险评价矩阵

利用风险矩阵对传染病传入风险风险水平进行综合评估，通过将可能性等级和危害严重程度等级的水平分级输入风险矩阵，得出最终的风险水平评价分级，见表5-5，并将风险水平分为“低危险度风险（L）、中等危险度风险（M）、高危险度风险（H）和极严重风险（E）”4类。

表5-5　传染病传入风险水平评价的矩阵评估指数

风　险　水　平							
			风险结局的危害严重程度				
			危害水平1（可忽略的）	危害水平2（较小的）	危害水平3（中等的）	危害水平4（较大的）	危害水平5（灾难性的）
事件发生可能性	A	几乎确定	H	H	E	E	E
	B	很可能	M	H	H	E	E
	C	可能	L	M	H	E	E
	D	不太可能	L	L	M	H	E
	E	罕见	L	L	M	H	H

（二）国境口岸重大呼吸道传染病风险评估指标体系的建立原则

搜集可反映呼吸道传染病由国境口岸传入的主要影响因素，是评判传染病传入风险的基础，主要侧重于可测量的指标。确定重大呼吸道传染病风险因素的原则是：

1. 重点选择

重大呼吸道传染病暴发的因素很多，必须选择疫情暴发流行过程中起决定性作用的因素，且宜少而精。

2. 相对稳定

对呼吸道传染病暴发的风险进行评估，其评价值应是相对稳定的，一些变量不应列入指标体系中。虽然这些变量对疾病暴发过程可能发生影响，但由于变量值不易量化，难以收集，且变化太大，会影响到整个评估体系。

3. 易于评价

指标的选用应满足易于评价的要求，有些指标如传染病暴发对社会、经济的影响。这些资料不易完整收集，难以评估，亦非决定性因素，对这些指标可以不置于指标体系中。

4. 相对独立

如果确定的因素在内涵上有交叉，则在分析评价时，会加重或削弱该因素的权重，从而影响了评价结果的可靠性，因此应尽量保证指标的相对独立性，避免交叉。

（三）重大呼吸道传染病风险指标的来源

传染病风险评估过程分为三个内容，即释放评估、暴露评估和后果评估，这些步骤将风险评估分为相应的几个阶段，并根据鉴定潜在风险的需要进行定义。

1. 释放评估

释放评估是阐明通过物流或人流活动、交通工具等向某一特殊环境释放（即输入）病原体的生物学途径，定性、定量或半定量计算全过程发生的概率。也就是说，释放评估是阐明某种潜在危害（病原体）在特殊条件下释放的概率及因各种活动、事件或措施所引起的变化。释放评估所需的信息包括：生物学因素（如：病原体种类、传染源发现能力等），地域因素（如某地及全球发病率或流行率、全球分布、病例输入等），行政因素（如国际关注程度、检验检疫、疫情监测、免疫或有效药物、公众认知程度、卫生处理能力等）。

2. 暴露评估

暴露评估也称接触评估，是阐明易感人群接触到风险源释放的危害（如病原体）的生物学途径，定性或定量计算接触概率。根据接触量、时间、频度、期限和途径（如吸入、食入或生物传播）等来计算接触危害因子的概率。接触评估所需的信息包括：生物学因素（病原体特性、易感人群等），地域因素（物流贸易、人口流动、交通运输、地理和环境特征等），行政因素（检验检疫、疫情的监测、处置措施等）。

3. 后果评估

后果评估需要阐明接触病原体后产生的不良后果，即接触导致的不利卫生和环境的后果，进而引起的社会经济后果。后果评估需要阐明某种接触的潜在后果并计算其可能发生的概率，计算可以是定性的，也可以是定量的。后果评估包括：直接后果（如疾病流行、公共卫生后果等），间接后果（如监控费用、处置费用、潜在贸易旅游损失、对环境的不良后果等）。

（四）重大呼吸道传染病风险评估的风险指标

1. 重大呼吸道传染病传入的可能性影响指标

研究人员实施了如下的步骤：首先进行数据资料的收集和分析，将甲型 H_1N_1 流感和 SARS 疫情的防控经验进行总结，使用德尔菲法，得到 50 种重大呼吸道传染病传入的可能性风险因素，经过专家论证后最终筛选出以下16种风险因素。

（1）是否为新发传染病

新发传染病是指新发现的新种或新型病原微生物引起的传染病。由于人类对新发传染病缺乏认识，尚未掌握其防治方法，又无天然免疫力，对人体健康造成严重危害可能性较大，同时给社会经济带来极大损失。

（2）病原体传染能力

传染力是病原体在宿主体内定居、繁殖，引起感染的能力，与病原体的侵袭习性和存活能力都有密切关系。

（3）疾病的流行分布

是指该疾病在世界范围的分布情况，分布越广泛，控制难度越大。

（4）传染源种类

传染源可以分为感染者、病原携带者和受感染的动物三类。一般来说，人人传播的疾病仅有感染者和病原携带者两类传染源，而高致病性禽流感等疾病可以通过受感染的动物进行传播。

（5）传播途径

呼吸道传染病主要经飞沫传播，也可通过空气传播或接触传播。

（6）潜伏期长短

潜伏期的长短决定了感染者的传播能力，潜伏期越长，无症状携带病原者传染能力越强。

（7）人群易感性

人群中易感者多，则人群受染性高，容易发生传染病流行。

（8）季节因素与气候变化

呼吸道传染病的发病率随季节的变化而升降的趋势较明显，不同的传染病大致上有不同的季节性。季节性的发病率变化，与温度、湿度、传播媒介因素、人群流动有关。传染病的传播模式和传播过程受到多种因素的影响。不同传染病的病原对气候变化的敏感程度是不一样的，这些疾病的流行通常具有季节性。

（9）公众对疾病的认知程度

公众对疾病正确认知后，可以采取戴口罩、减少出行、勤洗手等一系列常规的防控措施，从而减少疫情的传播。

（10）来自疫源地日旅客流量

来自疫源地的旅客数量的多少，是传染病传入风险的重要因素，数量越多，潜在的传入风险就越高，口岸防控工作难度就越大。

（11）时间节点

这里所指的时间节点主要包括中国的春节、中秋等重大的传统节日，以及疫源地国家或地区的寒、暑假、圣诞节等节点。这些节假日是在外从事留学、经商、劳务等活动的中国籍旅客大量回国的高峰时期，同样会增加传染病的传入风险。

（12）疫源地政府或卫生机构采取卫生控制措施力度

当疫情发生时，政府决策机构或卫生控制机构对疫情防控的态度积极与否、方法是否得当将直接影响当地所发生疫情的控制的有效性，对疫情的传播范围同样起着至关重要的作用。从甲流疫情的出现到全球范围内的暴发流行的过程可见一斑。

（13）WHO 及其他国家官方组织通报情况

世界卫生组织站在全局的角度，对世界各地的疫情发展有着较全面的了解，会对疫情的发展趋势给予客观的分析和判断，依据《国际卫生条例（2005）》的规定，在传染病暴发流行过程中，WHO 会提供相对合理的建议或意见，对各成员国积极应对传染病疫情具有较强的参考价值。

（14）病原体诊断技术

明确的病原体诊断技术是传染病早发现、早治疗、早预防的先决条件，使疫情的防控更加具有针对性，控制措施更加及时、得当。

（15）疫苗或预防药物

当一个国家或地区的有限区域内发生的传染病疫情，如果疫苗或特效预防的药物储备充足，将有效地控制疫情所造成的继发病例出现，对控制疫情的传播意义重大。

（16）专家对疫情控制的建议

传染病专家或流行病学专家综合传染病疫情的发生、发展情况以及对病原体的科学判断，并结合中国国情进行充分的论证，提出口岸应对疫情防控的意见或建议，对检验检疫机构适时调整和完善防控策略具有积极的指导作用和影响力。

呼吸道传染病口岸传入风险的可能性影响因素风险度评分、描述和权重系数见表 5-6。

表 5-6　呼吸道传染病口岸传入的可能性影响因素风险度评分标准和权重系数

影响因素类别	风险度评分	描　述	权重系数
是否为新发传染病	0	已经了解的疾病	2
	1	已有疾病的病原体发生变异	
	2	怀疑为新发传染病，尚不明确	
	3	新发传染病	
病原体传染能力	0	病原体传染性和生存能力均弱	3
	1	病原体传染性弱、生存能力强	
	2	病原体传染性强、生存能力弱	
	3	病原体生存能力强、传染性强	
疾病的流行分布	0	全球范围内未见报道	2
	1	周边国家、地区或通航人流量较大的国家、地区有报道	
	2	周边国家、地区或通航人流量较大的国家、地区有报道	
	3	全球范围广泛分布，多处暴发、流行	
传染源种类	0	非人畜共患病，感染者和携带者均无疾病传播能力极弱	2
	1	人畜共患传染病，感染者和携带者疾病传播能力均弱	
	2	显性感染者和潜伏期感染者具有较强传播能力	
	3	人畜共患传染病，显性感染者、病原携带者及动物均具有较强的传播能力	

续表 5-6

影响因素类别	风险度评分	描　　述	权重系数
传播途径	0	不通过空气传播	2
	1	人与人之间的接触可控，公共卫生环境良好	
	2	乘坐飞机等密闭交通工具、公共场所卫生良好，传播途径较易形成	
	3	乘坐飞机等密闭交通工具、公共场所卫生不良，传播途径极易形成	
潜伏期长短	0	潜伏期<3 天	1
	1	潜伏期>3 天	
	2	潜伏期>7 天	
	3	潜伏期≥14 天或不确定	
人群易感性	0	易感人群分布局限，免疫能力强，易于控制	3
	1	易感人群分布相对局限，部分具有免疫能力	
	2	易感人群分布广，免疫能力低	
	3	大众均为易感人群，无免疫能力	
季节因素与气候变化	0	疫源地气候完全不利于该传染病的暴发流行	1
	1	疫源地气候即将进入不利于该传染病的暴发流行的季节	
	2	疫源地气候即将进入有利于该传染病的暴发流行的季节	
	3	疫源地气候正值该传染病的暴发流行的季节	
公众对疾病的认知程度	0	80%以上的旅行人员能采取正确的预防控制措施	2
	1	50%～80%以上的旅行人员能采取正确的预防控制措施	
	2	25%～50%旅行人员能采取正确的预防控制措施	
	3	0%～25%旅行人员能采取正确的预防控制措施	
来自疫源地日旅客数量	0	本口岸无来自疫源地旅客入境	2
	1	本口岸来自疫源地日均旅客数量≤50 人次	
	2	本口岸来自疫源地日均旅客数量≤300 人次	
	3	本口岸来自疫源地日均旅客数量≥2000 人次	
时间节点	0	非重大中国传统节日，也无重大国际活动	1
	1	非重大中国传统节日，但有重大国际活动	
	2	重大中国传统节日期间，但近期无重大国际活动	
	3	重大中国传统节日期间，且有重大国际活动	
疫源地政府或卫生机构采取卫生控制措施力度	0	疫源地政府或卫生机构采取积极的卫生控制措施，收效显著	2
	1	疫源地政府或卫生机构采取积极的卫生控制措施，有一定效果	
	2	疫源地政府或卫生机构采取了卫生控制措施，没有明显效果	
	3	疫源地政府或卫生机构未采取卫生控制措施	

续表 5-6

影响因素类别	风险度评分	描　　述	权重系数
WHO 及其他国家官方组织通报情况	0	世卫组织无建议或认为疫情在可控范围之内（未分级）	2
	1	世卫组织建议关注疫情发展（1～2 级）	
	2	世卫组织建议相关国家采取必要的防控措施（3～4 级）	
	3	世卫组织强烈建议各国采取强有力的防控措施（5 级以上）	
病原体诊断技术	0	疫源地国家或地区已完全掌握成熟的病原体诊断技术	2
	1	疫源地国家或地区基本掌握成熟的病原体诊断技术	
	2	疫源地国家或地区尚未完全掌握该病原体诊断技术	
	3	没有针对该病原体的成熟的诊断技术	
疫苗或治疗药物	0	有有效的预防疫苗和特效的治疗药物，且储备丰富	2
	1	有有效的预防疫苗和治疗药物中的一种，且能够普及	
	2	有有效的预防疫苗和治疗药物，但无法普及	
	3	没有有效的预防疫苗和治疗药物	
专家对疫情控制的建议	0	无建议或认为疫情在可控范围之内	2
	1	建议关注疫情发展	
	2	建议采取必要的防控措施	
	3	强烈建议采取强有力的防控措施	

2. 呼吸道传染病传入的危害程度指标

在实施国境口岸重大呼吸道传染病风险评估体系的建立过程中，在呼吸道传染病经口岸传入的危害程度方面，通过资料回顾和德尔菲法最终筛选出六种风险指标。

(1) 疾病传染性

疾病的传染性越强，传入后的控制难度将更大，波及的范围也将越大，引起的后果更加严重。

(2) 疾病死亡率

表示一定时期内，因患某种疾病死亡的人数占患病总人数的比例，病死率＝某时期内因某病死亡人数/同期患某病的病人总数×100％。

(3) 疾病后遗症

是指在病情基本好转后遗留下来的某种组织、器官的缺损或者功能上的障碍，对个人、家庭和社会均能造成较大不良影响。

(4) 治疗经费及装备

治疗经费是指治疗疾病所花费的成本，治疗装备是指治疗所需要的设备比如呼吸机等，不同的疾病此方面差异较大，花费高以及需要稀缺治疗设备的疾病对社会造成的负担越重。

(5) 对社会稳定和国家声誉的影响

一些疾病的传播可对整个社会造成极大危害，对疾病传播控制不力会关系到社会的稳定和国家的声誉。

（6）对国家经济贸易的影响

疾病的传播可能对经济社会造成重大影响，可能造成经济发展的延缓、贸易的停滞，甚至间接影响旅游业以及商业活动。

传染病口岸传入风险的危害程度影响因素风险评分、描述和权重系数见表 5-7。

表 5-7　传染病口岸传入风险的危害程度影响因素评分

影响因素类别	风险评分（分值 Q）	描　　述	权重系数
疾病传染性	0	疾病为个案发生	3
	1	疾病传播途径明确，易于控制	
	2	疾病传播途径较明确，但不易于控制	
	3	疾病传播途径不明确	
疾病死亡率	0	病死率在 1%以下	3
	1	病死率为 1%～10%	
	2	病死率在 10%～30%	
	3	病死率在 30%以上	
疾病后遗症	0	一般无后遗症	2
	1	留有后遗症可完全恢复	
	2	留有后遗症可部分恢复	
	3	留有终身后遗症	
治疗经费和装备	0	治疗经费和装备成本很小，可以忽略	2
	1	治疗经费和装备成本较小	
	2	治疗经费和装备比较昂贵，需要耗费极大物力财力	
	3	治疗经费和装备非常昂贵，个人不能承担	
对社会稳定和国家声誉的影响	0	对社会稳定和国家声誉的影响可以忽略	3
	1	对社会稳定和国家声誉可造成一定影响	
	2	对社会稳定和国家声誉造成较大影响	
	3	对社会稳定和国家声誉造成严重影响	
对国家经济贸易的影响	0	对国家经济贸易的影响可忽略	2
	1	对国家经济贸易造成一定影响	
	2	导致经济贸易发展失衡	
	3	经济贸易发展遭受严重打击	

3. 呼吸道传染病风险评估指标体系在甲流疫情防控初期的应用案例

本应用案例以 2009 年 4 月底，墨西哥甲型 H_1N_1 流感疫情暴发为背景，当时墨西哥、美国已经相继发生传染病病例，以墨西哥、美国等国家做为疫源地，以北京口岸为例，进行模拟应用。

根据建立的指标体系确定传染病传入风险影响因素并进行风险度评分并进行加权计算百分比（表 5-8）；确定传染病传入危害因素进行评分并进行加权计算百分比（表 5-9）。

分析结果如下：传入影响因素总加权评分 78，传入影响因素总加权评分最大值 117，传入影响因素总加权评分占最大分值百分比 $p=60\%$，判定为该传染病的传入风险为“可能”。危害程度影响因素总加权评分 16，影响因素总加权评分最大值 45，影响因素总加权评分占最大分值百分比 $p=30\%$，判定传染病传入危害水平分级为“较小的”，根据矩阵分析得知甲型 H_1N_1 疫情初期的危害级别为高危险度风险，评估结果与历史的实际情况相吻合。

表 5-8　甲型 H_1N_1 流感暴发初期的传入影响因素评分

影响因素类别	内　　容	得分	权重
是否为新发传染病	新发传染病	3	2
病原体传染能力	很快在墨西哥和美国传播，传染性强	2	3
疾病的流行分布	在墨西哥、美国等少数几个国家暴发，分布范围较广，通航量很大	3	2
传染源种类	患者和潜伏期内的感染者为传染源	2	2
传播途径	飞沫或气溶胶，大多乘客乘坐飞机，传播途径充分	3	2
潜伏期长短	7 天	2	1
人群易感性	普遍易感	3	3
季节因素与气候变化	4、5 月份流感高发期，比较利于病毒的增殖和传播	3	1
公众对疾病的认知程度	发病初期，公众认知程度不高，一度被称为猪流感	2	2
来自疫源地日旅客流量	来自疫区国家的入境旅客数量为 9546 人次，日均旅客数量为 2386 人次	3	2
时间节点	非传统节日，无重大活动	0	1
疫源地政府或卫生机构采取卫生控制措施力度	墨西哥、美国政府完全没有采取控制措施，尤其是在国境口岸	3	2
WHO 及其他国家官方组织通报情况	4 月 25 日，WHO 发出全球流感预警，将甲型 H_1N_1 流感定义为：国际关注的突发公共卫生事件	3	2
病原体诊断技术	可以进行诊断，但是诊断技术并不成熟	2	2
疫苗或预防药物	有疫苗但是储备不充分，无法大规模使用；有预防药物达菲，但是数量不足，无法大规模使用	2	2
专家对疫情控制的建议	权威专家建议采取强有力的控制措施	3	2
影响因素总加权评分		78	
影响因素总加权评分最大值		117	
影响因素总加权评分占最大值的百分比		60%	

表 5-9　甲型 H_1N_1 流感暴发初期的传入风险因素评分

影响因素类别	内　　容	得分	权重
疾病传染性	甲型 H_1N_1 流感的传播途径明确，但不易控制	2	3
疾病死亡率	世界各国平均病死率约为 1.24%	1	3
疾病后遗症	一般无后遗症	0	2
治疗经费和装备	个人治疗经费和装备相对不高	1	2
对社会稳定和国家声誉的影响	人们普遍重视，对社会稳定和国家声誉可造成一定影响	1	3
对国家经济贸易的影响	对国家经济贸易造成一定影响	1	2
影响因素总加权评分		16	
影响因素总加权评分最大值		45	
影响因素总加权评分占最大值的百分比		30%	

第三节　国境口岸重大呼吸道传染病防控风险管理机制

风险管理是指在危害识别、风险评估基础上选择、组合和优化各种风险管理技术，对风险实施有效的控制并妥善处理风险所致损失的过程。本节在总结归纳检验检疫部门风险管理经验的基础上，建立了一套重大呼吸道传染病风险管理程序和措施。

一、高危险度级别的国境口岸重大呼吸道传染病风险管理程序

在各类风险级别防控工作中，低等危险度、中等危险度、极严重风险中所涉及的风险管理措施相对单一，在检验检疫的应急管理体系中，不限制口岸出入境的高危险度风险的管理所涉及的方案最为全面，基本能包含其他风险度所涉及的风险管理措施，因此着重介绍高危险度级别的风险管理体系，作为检验检疫总体防控措施与风险分析方法的高度结合，主要包括如下几个部分。

1. 风险评价

在应对重大呼吸道传染病疫情时，针对风险评估情况，从传染源、传播途径、易感人群以及疫情防控重点人群、重点国家、重点时段、重点航班（车次、船次）、重点岗位等方面，确定疫情传入各个危险因素，为下一步结合各口岸工作特点制定相应的防控措施提供依据。

2. 选择风险管理技术

在对风险进行评估、评价以后，风险管理者即可根据风险评价选择风险管理技术。针对重大呼吸道传染病传播特点和危险因素，单纯从技术层面考虑，有以下控制措施：

（1）控制传染源

对病人和隐性感染者进行控制和管理，在国境口岸检疫工作中，主要是针对具有感染风险的入境旅客加强检疫查验，及时发现疑似病例并进行控制和管理。为提高检出率，可

采取以下措施：一是针对具有感染风险特征出入境人员加强口岸检疫排查；二是提高登交通工具查验比率；三是加强入境旅客健康申报，做好对健康申明卡的核查、整理；四是将入境旅客信息及时通报地方卫生部门，实行对入境旅客的全程监管；五是将疑似病例和密切接触者及时转送至指定医院或隔离场所，防止疫情蔓延。

(2) 切断传播途径

针对呼吸道传染病传播特点，主要通过改善口岸环境卫生状况，加强污染环境卫生处理等方式来切断传播途径，具体可采取以下措施：一是加强口岸公共场所微小气候监测，准确掌握环境质量状况；二是协调口岸当局增加公共场所（如航站楼、候车室、侯船大厅等）的通风换气，改善空气质量；三是加强对疑似病例处置场所、来自疫情流行区交通工具及废弃物的卫生消毒处理。

(3) 保护易感人群

针对呼吸道传染病人群普遍易感、部分人群（如老人、儿童、孕妇等）可能感染后果较为严重的情况，可采取以下措施对其加以保护：一是优化入境检疫流程，提高查验效率，加快通关速度，尽量缩短旅客集中滞留时间；二是提供人性化服务，及时疏导旅客，缓解焦躁疲惫情绪；三是做好检疫人员个人防护，防止感染。

(4) 针对疫情防控重点危险因素选择控制措施

针对前期风险评估确定的重点人群、重点国家、重点时段、重点航班（车次、船次）、重点岗位等危险因素，可采取以下控制措施：一是加强来自疫情主要流行国家的旅客和交通工具检疫监管；二是加强入境旅客典型症状监测，及时发现染疫嫌疑人；三是优化人员和查验岗位设置及排班部署，确保重点时段重点岗位得到重点监管；四是根据疫情变化情况适时调整防控策略，确保防控措施的实时有效。

3. 风险管理决策

决策是风险管理的重要步骤，是风险管理者在众多风险管理方案中选择最佳风险管理方案的过程，是在成本-收益分析的基础上，权衡利弊，确定适合风险管理主体实际情况的风险管理方案。在应对重大呼吸道传染病疫情时，应根据疾病种类、严重程度、口岸特点、资源状况、行政特点等因素的不同，选择最优的风险管理方案。

4. 风险管理方案的实施

在应对重大呼吸道传染病疫情过程中，管理方案的制定、决策和实施往往是一系列紧密结合的步骤，需要在完善的组织机制保障下，由专家提出方案、领导综合决策、各部门有效实施等多个环节密切配合才能完成，任何一环出现问题，都会使最终的防控效果大打折扣。因此，运转高效的组织机制是实现疫情有效防控的重要基础。

5. 风险管理绩效评价

在风险管理方案实施后，风险管理主体需要对风险管理的绩效进行实时评价，以评估管理的效果。在应对重大呼吸道传染病疫情时，由于疫情变化的复杂性，初期制定的防控措施未必是最为科学有效的，需要在实施过程中不断进行总结、评价，查漏补缺，从而及时调整和改进；在疫情防控工作基本完成后，同样需要本着科学客观的态度进行全面评估总结，查找工作的不足，总结成功经验，固化有效工作模式，从而不断提升口岸传染病防控水平，为下一次应对类似疫情提供参考依据。

二、不同风险度下采取的风险管理措施

在风险评估工作中引入了风险度的概念，将重大呼吸道传染病的风险水平由低到高划分为：L低危险度风险、M中等危险度风险、H高危险度风险、E极严重风险四个等级。口岸检验检疫机关可根据上述风险水平的矩阵评估结果，判定风险水平，并采取相应应急管理措施，依据《中华人民共和国国境卫生检疫法》、《国际卫生条例（2005）》等法律法规，采取不同风险度的口岸应急响应等级（表5-10）。

表5-10　口岸检验检疫机构针对不同风险度疫情的应急措施

风险水平	事件分级	预警级别	口岸应急措施
L低危险度风险	Ⅳ一般	蓝色	1　加强口岸疫情监测； 2　关注疫情发展趋势
M中等危险度风险	Ⅲ较重	黄色	1　重点关注来自疫源地国家或地区的交通工具及入境旅客； 2　加强体温监测； 3　做好应急物资储备工作； 4　做好人员储备工作
H高危险度风险	Ⅱ严重	橙色	1　严格加强来自疫源地国家或地区的交通工具的登机检疫查验工作； 2　加强体温监测，确保体温监测设备全覆盖； 3　加强医学巡查、流行病学调查； 4　确保病人转运渠道畅通； 5　做好应急物资储备工作； 6　做好人力资源调配工作； 7　做好启动《检验检疫申明卡》的准备工作
E极严重风险	Ⅰ特别严重	红色	1　在未采取有效措施控制风险前，暂时限制交通工具上的发病旅客和发病的交通员工继续旅行； 2　在未采取有效措施控制风险前，暂时限制交通工具出入境

第四节　国境口岸重大呼吸道传染病防控风险沟通机制

风险交流是指在风险评估者、风险管理者和其他相关团体之间围绕危险性信息进行互动沟通的过程。重大呼吸道传染病防控期间的风险交流通常是指政府部门或政府部门的代言人与媒体和大众就风险情况进行的双向信息交流。在传染病防控工作中进行风险交流的主要目的在于：通过所有的传染病防控工作参与人员，在传染病传入风险分析过程中提高

对所分析的特定问题的认识和理解；在制定和执行风险管理决策时增加一致性和透明度；为理解建议的或执行中的风险管理决策提供坚实的基础；改善风险分析过程中的整体效果和效率。在总结检验检疫部门在甲流防控工作中风险交流措施的基础上，将相关要素进行提炼，确立了一套适合口岸检验检疫部门的国境口岸重大呼吸道传染病防控期间的风险交流机制。

一、风险沟通的定义

随着近年来多种突发疫情的流行，风险沟通逐渐成为疫情防控工作的一种有效措施。美国国家科学院对风险沟通定义如下：风险沟通是个体、群体以及机构之间交换信息和看法的相互作用过程；这一过程涉及多侧面的风险性质及其相关信息，不仅直接传递与风险有关的信息，也包括表达对风险事件的关注、意见以及相应的反应，或者发布国家或机构在风险管理方面的法规和措施等。我国在 2003 年发布了《突发公共卫生事件应急条例》，其中明确指出，在发生突发公共卫生事件时，“国务院卫生行政主管部门负责向社会发布突发事件的信息”“信息发布应当及时、准确、全面”。由此可见，信息是整个风险沟通的核心，是帮助人们做出正确决策的基础。

风险沟通的信息应包括：①对事件的解释，事件所具有的潜在风险，事件可能的发展趋势；②政府的能力，目前的应对措施及成效；③针对个人的指导，包括知识及个人应该采取的行为。美国疾病预防控制中心专家认为风险沟通中的信息应具有以下特点，即简单、及时、准确、可信、一致、连贯。在组织信息的时候要注意针对不同阶段应向公众提供不同的信息，危机的发生、发展往往经历以下几个过程，即危机发生前、开始阶段、危机中、解决阶段和评估阶段。政府需要预测并努力满足公众、媒体及合作对象在不同阶段的需求。

新闻宣传和健康教育是风险沟通的重要组成部分，都是以传递信息作为主要的工作内容，只是在传播信息的侧重点上有所不同。新闻宣传着重向大众通报突发事件动态、政府应对、全面、准确、主动、及时地向公众介绍政府应对情况和取得的成效；针对境内外卫生舆情动向，及时发布权威信息，解疑释惑，消除不实或歪曲报道的影响，形成卫生工作的良好社会氛围和舆论环境。健康教育着重通过向公众传递健康知识，改变人们对该问题的态度，改变行为并做出有利于健康的选择，从而促进健康。突发公共卫生事件的健康教育主要从两个方面进行，一是在平时的日常工作中向公众普及有关突发公共卫生事件的基本知识，以形成良好的社会基础，应对突发事件的来临。二是在突发公共卫生事件发生时，从以下几个方面开展健康教育与健康促进工作：①在充分的现场调查的基础上，确定发生的原因，介绍暴露于危险因素和受其影响的几率；②确定高危人群或脆弱人群，进行重点保护和教育宣传；③加强与传媒的交流，及时、准确地发布最新的动态；④利用各种途径向公众提供可以减少或消除危害的方法步骤，指导公众采取简单可行的防护措施。

世界卫生组织在 2005 年出台了应对传染病暴发风险沟通指南，从应对 SARS 流行的风险沟通中总结经验，提出应对疾病暴发或其他突发事件时风险沟通应遵从以下五个原则，即信任、尽早宣布、透明、听取公众的声音并号召公众参与和计划。

二、重大呼吸道传染病疫情时风险沟通

（一）检验检疫部门、卫生行政部门、疾控部门沟通应对原则与方法

1. 基本原则

（1）未雨绸缪

作为全球性的公共卫生问题，在重大呼吸道传染病疫情还未出现输入性或本地病例之前，各级疾控人员应具备强烈的危机意识，加强和完善各种疫情报告制度，制定适宜本级使用的应急风险沟通计划。

（2）迅速反应

重大呼吸道传染病疫情的发生和传播正受到全世界国家的密切关注，各级检验检疫部门应加强监测，迅速上报疫情信息，及时对疫情作出反应，统一口径准确及时发布信息，掌握舆论主动权。

（3）信息真实准确

各级检验检疫机构上报和发布的疫情信息需确保准确无误，在未弄清全部情况或疫情形势复杂严峻时，应及时上报上级机构或发布简短信息，应避免发布不实消息，造成社会恐慌。

2. 主要方法

风险沟通因受众和进展阶段不同，沟通内容也有所不同。在其他国家或地区出现重大呼吸道传染病疫情，但输入性或本地感染病例尚未发生时，检验检疫部门应密切关注疫情动态，及时、定期向有关部门（政府、卫生行政部门等）和公众报告疫情信息，提醒相关部门做好应对准备，提高公众的卫生和个人防护意识，做好宣传教育，使公众正确认识疫情的危害和预防方法，避免出现社会恐慌。

（1）内部沟通

重大呼吸道传染病疫情发生后，疫情信息在内部机构的流通范围应包括：

①检验检疫部门：使其关注疫情的控制措施、影响范围、人力调配、疫情发布、与政府和媒体的沟通等。

②医疗机构和疾控中心的专业人员。

③其他可能有关的应急人员。

（2）部门沟通

发生本地疫情时，检验检疫部门应与疾控机构、农业等部门及时通报疫情，共同合作控制疫情蔓延。

（3）媒体沟通

应统一口径，指定专人对媒体公布重大呼吸道传染病疫情信息。

（4）公众沟通

公众沟通前应对受众群体进行分类：可分为疫区内公众；邻近疫区居住的公众；病例密切接触者和亲朋好友；未直接接触病例的医护；其他关心事态进展的公众。不同层面的公众沟通的内容和技巧有所不同，卫生行政部门和疾控机构应确认不同受众的信息需求后，再与之进行沟通。

（二）大众宣传教育

1. 疫情基本知识（以甲型 H_1N_1 流感为例）

（1）何谓甲型 H_1N_1 流感？甲型 H_1N_1 流感病毒是否可以传染给人？

甲型 H_1N_1 流感是一种由 A 型甲型 H_1N_1 流感病毒引起的猪呼吸系统疾病，该病毒可在猪群中造成流感暴发。通常情况下人类很少感染甲型 H_1N_1 流感病毒。近年在美国等地也出现过甲型 H_1N_1 流感病例，患者大多为与病猪有过直接接触的人。

（2）人如何感染甲型 H_1N_1 流感？甲型 H_1N_1 流感后有何症状和表现？

人可能通过接触被甲型 H_1N_1 流感病毒感染的环境，或通过与感染甲型 H_1N_1 流感病毒的人发生接触。

甲型 H_1N_1 流感后的症状与普通人流感相似，包括发热、咳嗽、喉咙痛、身体疼痛、头痛、发冷和疲劳等，有些还会出现腹泻和呕吐，重者会继发肺炎和呼吸衰竭，甚至死亡。

（3）是否有治疗甲型 H_1N_1 流感的疫苗？

目前虽尚无疫苗预防甲型 H_1N_1 流感，但甲型 H_1N_1 流感是可防、可控、可治的。

（4）公众可采取何种措施？

①避免接触流感样症状（发热、咳嗽、流涕等）病人。

②注意个人卫生，经常使用洗手液（肥皂）和清水洗手，尤其在咳嗽或打喷嚏后。

③避免前往人群拥挤场所。

④咳嗽或打喷嚏时用纸巾遮住口鼻，然后将纸巾丢进垃圾桶。

⑤如果生病了，请留在家中，并减少与其他人接触，避免感染他人。

⑥尽量避免触摸自己的眼睛、鼻子或嘴巴，因为病原体可以通过这些途径进行传播。

2. 参与公众活动者注意事项

参与公众活动时，要预防甲型 H_1N_1 流感及其他传染病，建议公众注意以下事项。

（1）参与活动前：

①如有不适，尤其是发烧及（或）有咳嗽、打喷嚏等呼吸道感染症状，就不应前往活动，应尽早找医生诊治。

②双手应经常保持清洁，接触公用对象或设施后应洗手。

③应随身带备手帕或纸巾。

（2）参与活动期间：

①保持良好个人卫生。打喷嚏或咳嗽时应掩盖口鼻，其后并立刻用洗手液洗手，以免飞沫传播细菌。

②在触摸眼睛、口或鼻前、进食前及如厕后都应该洗手。

③用洗手液洗手，其后用纸巾或烘干设备弄干双手。

④如没有洗手设施，则使用含 65%～95%酒精的洗手液消毒双手。

⑤不要随地吐痰或乱抛垃圾。痰涎应用纸巾包好，弃置垃圾桶内。垃圾亦应弃置进垃圾桶内。

⑥不应吸烟。

（3）参与活动后：

①保持双手清洁。

②回家后，应洗澡及洗头，清除身体上的污垢及细菌。

3. 正确洗手方法

保持手部卫生是预防传染病的首要条件。用洗手液彻底洗手或用酒精搓手液消毒双手均可保持手部卫生。

(1) 什么时候应洗手?

①在接触眼、鼻及口前。

②进食及处理食物前。

③如厕后。

④当手被呼吸道分泌物染污时，如打喷嚏及咳嗽后。

⑤触摸过公共对象，例如电梯扶手、升降机按钮及门柄后。

⑥为幼童或病人更换尿片后，及处理被染污的物件后。

⑦探访医院及饲养场的前后。

⑧接触动物或家禽后。

一般情况下，当双手有明显污垢或可能被体液沾污，例如如厕后或更换尿片后，打喷嚏及咳嗽后，应用洗手液（肥皂）及清水洗手。如双手没有明显污垢时，可用含70%～80%酒精搓手液消毒双手。

(2) 正确洗手步骤：

用洗手液洗手，程序如下：

①开水龙头冲洗双手。

②加入洗手液，用手擦出泡沫。

③最少用20秒揉擦手掌、手背、指隙、指背、拇指、指尖及手腕，揉擦时切勿冲水。

④揉擦后才用清水将双手彻底冲洗干净。

⑤用干净毛巾或抹手纸彻底抹干双手，或用干手机将双手吹干。

⑥双手洗干净后，不要再直接触摸水龙头，可先用抹手纸包裹着水龙头，才把水龙头关上；或泼水将水龙头冲洗干净。

注意：

①切勿与别人共享毛巾或纸巾。

②擦过手的纸巾用后应妥善弃置。

③个人用的抹手毛巾应放置妥当，并应每日至少彻底清洗一次，如能预备多于一条毛巾作经常替换，则更为理想。

用酒精搓手液消毒双手，程序如下：

把足够份量的酒精搓手液倒于掌心，然后揉擦手掌、手背、指隙、指背、拇指、指尖及手腕，各处至少20秒直至双手干透。

4. 正确使用口罩

佩戴外科口罩要注意的事项（佩戴口罩前，以及脱下口罩前后都必须洗手）：

(1) 要让口罩紧贴面部：

①口罩有颜色的一面向外，有金属片的一边向上；

②系紧固定口罩的绳子，或把口罩的橡皮筋绕在耳朵上，使口罩紧贴面部；

③口罩应完全覆盖口鼻和下巴；

④把口罩上的金属片沿鼻梁两侧按紧，使口罩紧贴面部。

（2）佩戴口罩后，避免触摸口罩，以防降低保护作用；若必须触摸口罩，在触摸前后都要彻底洗手。

（3）脱下口罩时，应尽量避免触摸口罩向外部分，因为这部分可能已沾染病菌。

（4）脱下口罩后，放入胶带或纸袋内包好，再放入有盖的垃圾桶内弃置。

（5）外科口罩应最少每天更换，口罩如有破损或弄污，应立即更换。

5. 出入境人员须知

（1）以下人员不应出外旅游：有任何不适，尤其是发热；在过去10天内，曾经与疑似或确诊病例有紧密接触，即曾照顾患者、与患者同住、或接触过患者的呼吸道分泌物和体液人员。

（2）出境人员需做到：

①旅游前，需预备以下物品：一般应急用品，如纸巾、口罩等，以备不时之需；含65%～95%酒精的消毒剂，以便在没有洗手设备的情况下，清洁及消毒双手；当地中国领事馆联络电话。

②旅程中：

一是与检疫及卫生人员合作，完成必须的出入境程序及检疫措施。切勿乱抛垃圾和随地吐痰。垃圾应放在废屑箱内。如需吐痰，应用纸巾包好，然后弃置于废屑箱内。

二是勤洗手，经常保持双手清洁，如厕后、进食前、处理食物前及触摸过公共对象后都应用洗手液洗手。避免触摸眼睛、鼻及口，如需触摸，应先洗手。如没有洗手设备，可用含酒精的消毒剂洗手。

三是备用纸巾/手帕，打喷嚏及咳嗽时应用纸巾/手帕掩着口鼻。

四是备用私人用品，不要共享毛巾及私人用品，以免传播疾病。

五是备用口罩，以便自己/同团人员有呼吸系统病征时戴上。

六是公筷及公匙，吃饭时应使用公筷及公匙，不应与人共享饭盒及饮品。

七是健康生活，旅游期间继续实践健康生活模式，及保持身体清洁，不要吸烟。

八是如有不适，尤其是发热，应通知酒店及领队/导游或相关人员；病者及其照顾者应立刻戴上口罩；尽快安排医生诊治；留在酒店房间休息及暂时终止行程，直至痊愈。旅客若被当地医生怀疑或证实染上该病，需留在当地医院作进一步检查或治疗，同行人员如无必要，应减少与病者接触，并遵照当地医生指示，严格遵守个人卫生措施。同行人员需配合当地卫生及检疫部门的指示，安排余下行程和所须的检疫措施。

③旅程后：

回国2周内，如出现相关症状，应及时与当地卫生疾控部门联系。

（3）入境人员需做到：

①从疫区归国入境时，如出现相关症状，应主动向出入境检验检疫机构说明。

②从疫区归国2周内，如出现相关症状，应及时与当地卫生疾控部门联系。

第六章　重大呼吸道传染病口岸防控协作机制

重大呼吸道传染病疫情作为一种突发公共卫生事件，具有公共性、突发性、紧迫性、复杂性以及高度不确定性等特征。对于以输入性病例为主的重大呼吸道传染病，国境口岸传染病监测与防控是疫情防控工作的关键环节。及时准确地发现疑似输入性病例并采取有效控制措施，有利于推迟疫情国内暴发，减少国内病例，为国内疫情防控政策制定、物资储备、技术支持争取时间，降低国内社会经济损失。检验检疫部门是国境口岸疫情防控工作的主责部门，但是仅凭其单一力量远远无法满足防控工作全面需要，必须依靠全社会多部门的共同参与，建立多元主体参与的联防联控协作机制，才能保证防控工作的高效有序开展。

第一节　协作机制的发展现状

一、协作的含义

协作是指在多组织安排中的促进和运行过程，以解决单个组织不能解决或者不易解决的问题。协作是一种以解决问题为目的而建立的关系，它在既定的限定条件下创造或者发现一个新的解决办法。协作应该是多方面的、广泛的，只要是一个部门或一个岗位实现承担的目标所必须得到的外界支援和配合，都应该成为协作的内容，一般包括资源、技术、配合、信息方面的协作。

1. 资源协作

实现目标需要一定的资源，包括人力、财力、物力等方面。但在目标实施过程中，往往会出现某一部门资源不足的情况，如人力不足，或设备不足等。这就需要其他部门从全局观念出发，给予必要的支援，互通有无，互相帮助，为实现共同的目标开展协作。

2. 技术协作

技术协作既包括技术部门为其他部门提供未实现目标所必需的技术资料、技术知识、工艺方法等，也包括部门与部门之间、个人与个人之间进行的技术交流等。

3. 配合协作

一个部门（或个人）目标的实现，总是与其他部门（或个人）的工作有着一定的联系，这种联系也就产生了在实现目标过程中互相配合的问题。如口岸疑似传染病人的排查由检验检疫部门负责，而转运则由地方急救部门负责，后续诊治由医疗机构承担，多部门协作共同完成疑似病人的发现、初筛、诊断、治疗整体流程。

4. 信息协作

信息协作实质是实现目标过程中，部门与部门之间、个人与个人之间及时的信息交流、情报传递。及时掌握信息，才能制定正确的决策，进行有效的实施控制，这是实现目标的重要保证。例如：在甲型 H_1N_1 流感防控过程中，旅客入境后，检验检疫部门通过电子化方式将旅客信息传递至地方疾控部门，由其负责归国人员居家隔离的督导和疑似病例密切接触者的追踪，最快可实现旅客入境后 1 小时内信息逐级传递至社区，为高危人群的控制提供了有效保障。

二、协作性管理机制产生的背景

过去几十年的公共管理和突发事件应急管理实践使人们逐步认识到，人类正生活在一个涉及许多组织和群体，而这些组织和群体有责任合作解决公共问题的权力共享的世界里，需由公共部门、私人部门和非营利部门协作才能完成高质量的公共管理，并协同应对各类复杂的突发事件。而公共管理职能的不断细化在有效提高管理效率的同时，也产生了“机构/部门裂化”和组织“碎片化”等困境。为解决这些问题，从 20 世纪 90 年代中后期开始，英国、澳大利亚、新西兰、美国和加拿大等国家开始思考如何更有效地为公众提供公共服务，推动以协作性公共管理为主要内容、超越传统公共行政和新公共管理的政府改革。协作性管理机制是指为联合实现单个部门无法更有效或独自不能实现的某一结果，在两个或更多部门中组织间的信息、资源、活动和能力等方面的联系、整合或共享。协作性管理机制的兴起和发展，主要有两方面的背景：

第一个背景是社会变革。“社会变革论”认为，社会变革使得政府治理面对一种全新的社会生态环境，各种“跨边界公共问题”不断涌现，特别是在应对突发事件、重大传染病疫情等应急状态下，需要政府多个相关职能部门，甚至包括私人部门、非营利组织和公众的协同配合。这使得公共部门管理者始终是在一种复杂的组织环境中工作，并促进实现公共责任新战略的制定，由此建立围绕服务对象的需求和偏好，以资源整合为主线，突破和超越基于地区和部门边界的应急管理模式，构建跨部门协作治理网络。而电子政务的发展，是促进协作性管理机制兴起和发展的重要因素。

第二个背景是部门失灵。“部门失灵论”认为，在应对公共管理事务和突发事件应急处置中，不可能通过传统官僚制和以边界为基础的科层制解决所有问题。信息时代需要可以跨部门职能和边界联系的组织结构。跨部门协作被认为是解决组织“碎片化”和专业任务分工的普遍方法。跨部门协作更有效率，有助于克服空间分化和职能分割带来的管理“碎片化”问题。而公共事务特别是突发事件的广泛联系性和渗透性，使得相应的管理不得不打破科层制的严格界限，以协同工作的方式，走向跨边界、跨部门、跨层级和跨行业协作管理。因而，传统行政体制在治理突发事件上的能力失灵催生了协作性管理机制的兴起。

三、协作性公共管理的理论内涵

（一）理论基础

协作性管理机制建立在资源依赖、交易成本和网络治理理论基础之上。从资源依赖角度看，资源相互依赖和共同利益目标是协作性管理机制建立的前提条件。组织间存在资源依赖，一个部门必须依赖其他部门提供资源才能顺利运转或应对突发事件，产生协作的动机和意愿，需要建立资源共享机制，而这种共享机制有助于强化部门间资源交换与合作关系。从交易成本角度看，跨部门协作的潜在好处体现在管理效能和效率的提升上，比如抵抗外部不确定性的能力、分担责任和风险、整合部门资源和获取竞争优势、节省交易成本、提供更优质的公共服务和更好地应对突发事件等。网络治理理论关注组织间协作，重视建构跨部门协作模型，主要解决单个组织不能或无法有效解决的公共问题。

（二）基本观点

协作性管理机制主张在公共决策与公共服务过程中，发展互动式、参与式和协作性的管理体制机制，把不同部门或不同辖区的权力、职能、资源和优势联结成一个共同的资源与整体化的治理结构。初衷是促使各种公共管理主体，包括政府、社会组织、私人组织以及政府内部各层级与各部门在公共管理过程中更有效率地协调与合作，建设功能整合、有效利用稀缺资源、为公民提供无缝隙服务、创造公共价值的服务型政府。在应对突发事件的实践中，该理论主要包括如下基本观点：一是消除政府系统不同部门间的封闭分割状态。根据突发事件应急任务要求，对不同部门实施优化组合和整合，并促进这些部门有效沟通与合作协调。二是倡导政府、社会组织和社会企业跨界合作互动的理念，破除纵横条块分割管理，在不同部门间建立一种整体性的思考和交流方式，实现跨部门资源交换与能力整合，以推进应急管理工作的整体有序运转。三是通过信息共享、设定统一目标等方式进行协同工作，最大限度地减少损害彼此利益的边界和不同政策，利用将不同利益相关者有效组织在一起以应对突发事件为终极目的的集体行动网络，实现 1＋1＞2 的协同效应。四是构建跨部门协作机制或成立部门间协调机构。通过共同领导、整合结构和联合团队，以及资源整合和政策整合进行协同，更有效地利用稀缺资源。五是建立共同的责任和绩效评估机制。通过共同的结果目标、绩效指标和监管推进协作，建立冲突和争端解决机制。

四、国外重大传染病应急协作机制的构建

近年来，国外学者对协作性管理机制进行了激烈讨论，西方发达国家在建立重大传染病疫情协作机制方面也都进行了不同程度、不同形式的尝试，值得我国参考和借鉴。

（一）美国

“9·11 事件”后，美国已经把传染病问题作为生物反恐的一项重要内容。在平时的传染病预防方面，美国布设有负责预报和监测传染病的“传染病监测网络”、保证及时了解各州各地方传染病发展情况的“与州和地方公共卫生部门伙伴关系网”以及了解国际传染病暴发和蔓延情况的全球移动检疫网络。

美国在预防与处理暴发性传染病等公共卫生危机方面特色鲜明，强调及时交流各方面信息，与多部门分工协作，依法对传染病患者采取隔离和检疫措施，并及时向公众发布公共防范信息，以遏制传染病蔓延。

美国在具体防范传染病条例执行方面，形成了卫生与公众服务部牵头，多部门分工协作的机制，目的在于加强传染病信息交流，并切断传染病各种可能传播的途径。参与部门主要包括海关、国务院、交通部、农业部、食品与药物管理局、环保局等，通过联席会议、信息共享、协同处置等方式，实现传染病的联防联控。

（二）英国

近年来，英国在公共卫生领域灾难频频，疯牛病、口蹄疫、猪瘟、流感等的流行，对公众健康也造成了严重损害。在处理上述危机的过程中，英国政府通过不断改进和调整，积累了丰富经验，并形成了应付各种严重流行病的机制和网络。

英国的公共卫生监测防范网络主要由中央和地方两大部分组成。中央一级机构包括卫生部等政府职能部门和全国性专业监测机构，主要负责疫情的分析判断、政策制定、组织协调和信息服务等。地方行政当局和公共卫生部门，包括传染病控制中心分支机构、国民保健系统所属医院诊所、社区医生等，是整个疫情监测网的基本单元，主要负责疫情的发现、报告、跟踪和诊断治疗。

为了加强政府在重大突发事件中的组织协调能力，2001 年 7 月，英内阁办公室新设立了民事突发事件秘书处，主要负责向首相报告可能引发危机的各种事件、针对各种突发事件的监测和协调指导、协调相关部门建立突发事件分析监测网络等，若传染病、生化袭击等突发事件发生时，负责政府和民间机构的组织协调。

（三）法国

法国目前已经建立了 37 个国家传染病防治中心，负责监测和申报传染病相关情况。其职能是：鉴定传染病源、寻找治疗方法、观察疫情变化、及时向卫生部通报对公共健康有影响的所有情况以及提出预防疾病传染的措施。

对于那些不属于必须申报疾病系列的传染病，法国建立了以化验实验室和医院为基础的监测体系，目的是了解这些疾病的变化趋势，掌握这些疾病的某些流行特征。针对每一种特定的传染病，国家卫生监测研究所负责建立一个网络，由地方卫生机构负责监督执行，然后将相关情况汇总到研究所。

“Sentinelles 医生网络”则是一个专门针对传染、流行性疾病导致的死亡情况的监测网络，由国家卫生和健康研究所负责协调，目前已有 1500 名成员。这些医生通过专门的网站，每周至少汇报一次自己的门诊情况，监测结果由上述研究所汇总、分析、公布。

（四）俄罗斯

俄罗斯《防疫法》规定，一旦发现某种流行病大规模传播，俄罗斯联邦卫生流行病防疫局首先组织对流行病的传播状况做出评估，并通过新闻媒体向公众介绍疾病的传播情况、传播途径和预防建议；其次，在俄联邦首席卫生医师的直接领导下，该局紧急制定相应的防疫计划和具体措施，并以“俄罗斯联邦政府命令”的形式颁发；再次，积极组织地方各级职能机构迅速实施防疫计划；最后，将流行病的发展状况、卫生防疫计划和具体措施上报俄罗斯联邦卫生防疫委员会。

在防范和处理大规模流行病的管理体制职能中，俄罗斯联邦卫生流行病防疫局和俄罗斯联邦卫生防疫委员会是最主要的两个机构。其中卫生防疫委员会是解决大规模传染病和非传染病、中毒等卫生防疫方面问题的协调机构，在联邦宪法、法律、政府规定等框架内行使权力，主要任务是协调有关部门，在预防大规模传染病、中毒、公民卫生防疫方面制定保障国家政策执行的措施，研究解决协调工作中出现的问题，对已有的法律、法规提出修改建议，组织科研计划的鉴定和项目的投资，对联邦境内的流行病传播状况做出终结评价。委员会有权从各级联邦权力机构获得大规模传染病、中毒、违反联邦卫生法的信息，直接听取各级机构领导人的汇报。委员会由政府副总理领导，卫生部部长、第一副部长兼国家首席卫生医师、医学科学院院长、内务部等其他相关部门的副部长是委员会的组成成员。俄罗斯各联邦主体和地方政府设有相应的委员会。委员会行政事务的执行机构是卫生部。

第二节　协作机制在甲型 H_1N_1 流感防控工作中的重要作用

近年来，协作机制在社会公共事务管理中的应用越来越广泛，尤其是在突发公共卫生事件应对中，协作机制发挥的作用日益凸显，有效解决了该类事件的紧急性、复杂性、不确定性等问题，实现了突发公共卫生事件跨部门、跨区域、全方位、立体式应对机制的建立。本节以甲型 H_1N_1 流感这一初期为重大呼吸道传染病为特征的传染病防控工作为例，分析协作机制发挥的重要作用。

在甲型 H_1N_1 流感防控工作中，在国务院和地方政府的协调下，检验检疫部门与边防、海关等口岸部门以及卫生、旅游、公安、交通等地方职能部门之间建立了密切的协作机制，构建了全新的联防联控工作模式，通过建立信息共享、协同处置、事项会商、资源支持等协作制度，形成了疫情防控合力，实现了防控效果最大化。

一、国家疫情协作机制

为加强甲型 H_1N_1 流感防控工作，根据党中央、国务院应对甲型 H_1N_1 流感疫情的部署和国务院领导的指示要求，2009 年 4 月 30 日，国务院召开专题会议，组织各有关部委建立了应对甲型 H_1N_1 流感联防联控工作机制，下设综合、口岸、医疗、保障、宣传、对外合作、科技、畜牧兽医等 8 个工作组和 1 个专家委员会，在中央统一领导下分工负责、协调配合，共同落实各项防范措施。其中，由国家质检总局牵头，成立了应对甲型 H_1N_1 流感联防联控工作机制口岸组（以下简称口岸组），成员单位包括外交部、公安部、交通运输部、铁道部、农业部、商务部、卫生部、海关总署、旅游局、国务院新闻办公室、民航局、邮政局。具体安排如下。

（一）主要职责

贯彻落实党中央、国务院有关部署和要求，在甲型 H_1N_1 流感部际联防联控机制下，统筹口岸防治应对甲型 H_1N_1 流感疫情有关工作，提出并协调解决口岸防控工作的重要事项。

加强对出入境旅客卫生检疫，及时发现发热人员，做好相应处置工作。做好入境航空器、船舶、列车、汽车等交通工具的卫生检疫，做好废弃物的无害化处理。做好入境货物、快件、入境旅客携带物品、邮递进境物品的查验和检验检疫工作，防止禁止进境的货物和物品入境。

及时收集各方面疫情，做好通报工作。督促落实各项防控措施，及时完成党中央、国务院交办的其他任务。

（二）工作制度

一是会商制度。口岸组根据工作需要或成员单位的建议，不定期召开全组会议或联络员会议，通报口岸防控工作动态，研究解决出现的重大问题，提出有关工作意见。

二是请示报告制度。对出现的重大疫情和重大问题，需由口岸组报告研究解决的，及时向国务院请示报告。

三是简报制度。各成员单位根据职责和任务及时收集并向口岸组办公室报送有关工作信息。口岸组办公室及时向国务院报告相关信息并向成员单位通报。

四是督查制度。根据党中央、国务院的要求和会商确定的重要工作，开展对有关区域和有关工作的督促检查。

（三）有关要求

一是加强领导，统筹协调。要求各成员单位务必高度重视疫情防控工作，按照各自职责积极主动开展工作，并做好相关协调工作。

二是忠于职守，落实责任。要求各成员单位明确专门负责人，确定联络员，建立值班制度和工作联系制度，确保任务到岗、责任到人、反应快速、信息畅通。

三是团结协作，形成合力。要求各成员单位积极参加会商，相互支持，相互协作，确保应对疫情防范口岸联防联控工作有序进行。

国家级疫情联防联控机制的建立，为甲型 H_1N_1 流感防控工作的高效开展奠定了坚实的组织基础。

二、地方口岸重大呼吸道传染病防控协作机制

在国家疫情联防联控机制框架下，各地以地方政府为主导，成立了不同形式的联防联控机制，其中针对国境口岸疫情防控工作，根据部门职责，基本上均成立了以各直属检验检疫机构为核心和主导的口岸协作机制，对疫情防控工作的顺利开展发挥了重要作用。

（一）北京口岸协作机制

2009 年 5 月 1 日，北京市政府突发公共卫生事件指挥部协调会议决定针对甲型 H_1N_1 流感防控工作成立 7 个工作组，包括办公室、入境监测组、医疗组、流调组、物资保障组、宣传组、信息组，其中入境监测组以北京出入境检验检疫局为牵头单位，由卫生、旅游、公安、交通、边防、海关等 15 个相关部门联合组成，组长为北京市政府刘志副秘书长，副组长为北京出入境检验检疫局齐京安局长，为切实履行“抓好一个落实，做好两个查验，保障好三个重点环节”的职责做出积极努力。

1. 工作职责

贯彻落实国务院、北京市委市政府、国家质检总局的有关部署，全面协调、统筹安排，切实解决北京口岸防控工作中存在或出现的薄弱环节或重大问题；全面做好现阶段疫情防控保障工作；做到一旦发现疫情，能够快速反应、有效应对、科学处置，确保人民生命健康安全；加强口岸卫生检疫工作，及时发现和处置体温异常入境旅客及染疫嫌疑人，妥善做好隔离、留验、诊治工作；做好检疫查验、隔离留验过程中的餐食、饮水、安全保卫等工作；做好来自受染地区的入境航空器、京九列车的卫生处理及航空、列车废弃物的无害化处理工作；严格旅客携带物检验检疫，严防禁止进境物入境；及时收集疫情，做好信息通报工作；做好隔离、留验、转运、急救、运输等工作的交通保障工作。

2. 工作机构

入境监测组内设领导小组、技术保障组和日常工作办公室。领导小组成员由各成员单位一名局级领导干部担任，技术保障组由各成员单位对口处室处级领导干部组成，日常工作办公室办公地点设在首都国际机场 T3 航站楼，承担相关联络、沟通和服务工作。

3. 工作制度

一是会议制度，按照市委市政府和市应急办的要求，根据疫情防控工作需要，随时召

开各种级别的入境监测组工作会议，包括全体成员单位会议、领导小组会议、入境监测组办公室工作会议等，及时传达市委市政府防控工作部署，研究讨论疫情防控工作方案。

二是信息沟通制度，建立通畅的信息通报、交流和反馈机制，实行各成员单位疫情防控信息共享，以入境监测组办公室为信息平台，及时交流沟通疫情防控工作信息和相关数据，每日发布疫情信息通报，及时反馈现场转运旅客处置情况，保证信息交流通畅、迅速、准确。

三是协调制度，各成员单位及时将疫情防控工作中遇到问题反馈入境监测组，根据各单位职责分工，积极协调解决各类问题。

四是情况报告和请示制度，各成员单位及时将本部门疫情防控工作动态报送入境监测组办公室，由办公室整理汇总后，每日将本组工作动态以信息专报的形式报送市应急办。对于疫情防控工作中出现的突发情况和入境监测组无法协调解决的问题，及时向市委、市政府和市应急办请示，报告相关情况以统一解决。

4. 工作流程

入境监测组在口岸现场的主要职责是对入境具有疾病症状或来自某些国家旅客的检疫处置工作，具体工作流程见图 6-1 和图 6-2。

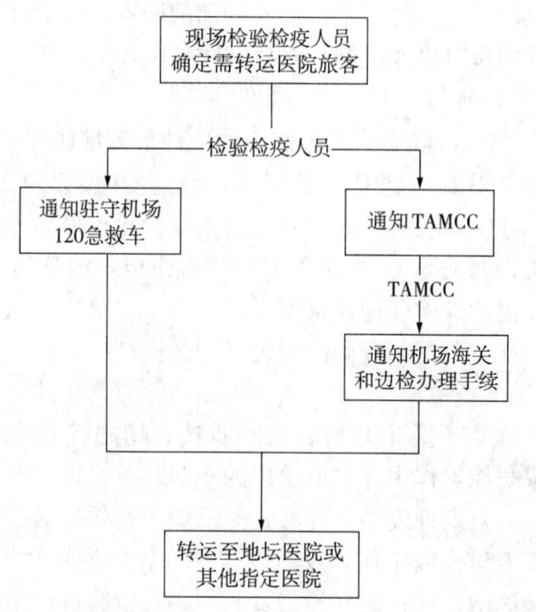

图 6-1　首都机场口岸入境旅客转送指定医院流程图

注：TAMCC 是首都机场运行监控指挥中心的英文缩写。

5. 工作成效

入境监测组采取联合办公的工作模式，通过建立畅通的信息平台和完善的协作机制，使口岸疫情防控工作得以顺利开展，并妥善解决了墨西哥人员包机转运、留验人员机票改签、现场转运发热旅客陪同人员及行李移送、我国首例甲型 H_1N_1 流感确诊病例密接人员信息追踪、AF126 航班 17 名从墨西哥返回的中国旅客留观等多类事件，尤其是 2009 年 5 月22 日 AF126 航班上 17 名来自墨西哥中国籍演出团人员检疫处置任务具有重要意义。鉴于该批人员中如有发热可能涉及整机人员留验问题，入境监测组各成员单位迅速行动、

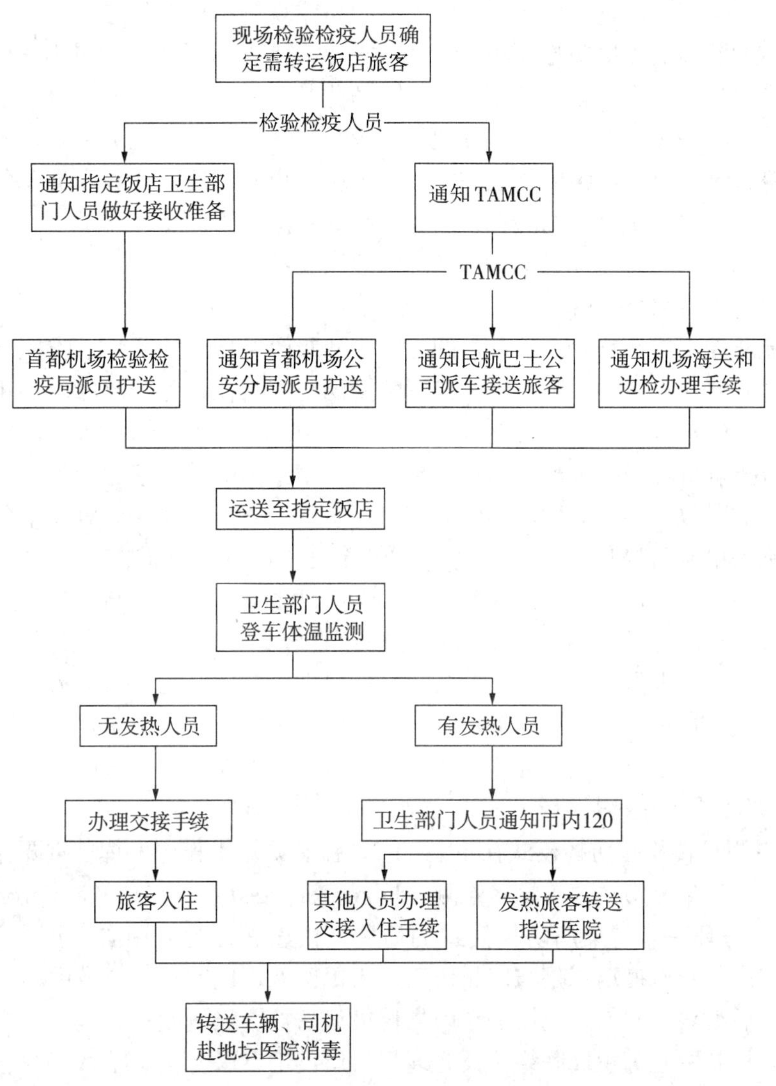

图 6-2　入境旅客转送指定饭店流程图

紧密协作，在北京出入境检验检疫局齐京安局长的领导下，组织入境监测组各成员单位，研究讨论检疫处置方案，并现场调派一辆专用车辆，运送入境监测组各单位人员至停机坪现场指挥。在入境监测组所有成员单位的共同努力下，最终顺利完成该次检疫转运任务。

北京出入境检验检疫局虽然工作在防控传染病疫情的最前沿，但是要把整个防控工作做好，还需要与首都机场运行监控指挥中心（TAMCC）、机场急救中心、航空公司、边检和海关等口岸多部门协同配合和密切协作。因此，检验检疫部门与口岸当局、边防、海关、急救等部门的协作机制对于口岸重大传染病和突发公共卫生事件应急处置工作具有重要意义。

（二）上海口岸协作机制

甲型 H_1N_1 流感防控期间，上海检验检疫局与上海市口岸办、市卫生局、市政府外办、海关、边检、海事、交通港口局、民航华东管理局、机场集团、港务集团等建立了甲流疫情联防联控机制，通过建立上海市甲流防控口岸现场指挥部的形式，联合开展疫情防控工作。为应对陡增的疫情防控压力，国家质检总局、上海市政府、市质量技术监督局、市卫生局、市直机关工委、教卫党委和解放军防化学院，以及社会各界给予了上海检验检疫局大力支持。2009 年 5 月 4 日～6 月中旬，来自国家质检总局机关和全国各地直属检疫局的检验检疫人员、上海市各区县医院的医护人员、市质监局的业务人员、各大院校的青年学生志愿者、解放军防化学院的官兵以及向社会紧急招聘的工作人员，共 638 人先后支援上海国际机场，为上海口岸甲型 H_1N_1 流感防控提供了有力支持。

（三）福建口岸协作机制

根据甲流防控工作地方政府负总责的方针，各级政府均建立了疫情防控联防联控工作机制，作为“外堵输入”的中坚力量。口岸传染病防控工作离不开政府及各相关部门的积极支持与配合。在地方卫生部门的支持、配合下，由地方卫生部门在入境口岸设置临时留观点接收和排查病例，缓解了救护车不足导致发热病人不能及时移送的问题，提高了发热病人排查移送的时效性和针对性；福建局与省卫生厅建立了福建省应对口岸公共卫生事件合作机制，确保甲流防控信息传递通畅、口岸检疫与地方防疫措施及时协调沟通；与边检、海关等查验部门协作，建立了入境移送病例的高效通关机制；与口岸办、边防部门衔接，完善了边远口岸小额贸易点的监管；与福建省旅游局建立出境游传染病防治协作机制，共同做好出入境人员的防控宣传；与福建医科大学共建互助，共派遣 40 名在校硕士、本科生加强一线防控工作，有效缓解了防控初期口岸现场专业人员不足的问题等。联防联控机制的建立，形成了口岸应急处置工作的整体合力，确保了口岸防控工作有序进行。

（四）广州口岸协作机制

广州局的 ITC 传染病防控模式在甲型 H_1N_1 流感防控工作中发挥了重要作用，ITC 是口岸查验（port inspection）、实验室检测（laboratory test）、快速联控（prompt cooperative control）”三环一体传染病防控模式的简称，快速联控是其中必不可少的关键环节。在系统外，广东检验检疫局一是与广州市第八人民医院、民航医院急救中心等单位建立包括病人转送、后续跟踪和信息反馈等在内的传染病防控合作机制；二是与地方卫生主管部门、疾病预防控制中心等积极联络，及时通报口岸疫情，联合制定了《广东省口岸检验检疫机构转送留观人员处置工作指引（试行）》等方案，合作开展输入性病例的防控工作；三是与公安厅等有关部门建立了外籍人健康检查管理协作、疫情交换和应急处置长效协作机制；四是与交通管理部门、海关、边检等部门在传染病防控知识宣传、口岸传染病应急处置方面合作紧密，制订了《关于加强广九出入境旅客列车甲流感防控工作的通知》等，共同做好传染病防控工作。

（五）珠海口岸协作机制

在国家质检总局和珠海市政府的领导部署下，珠海局按照“高度重视，积极应对，联防联控，依法科学处置”的原则，与珠海市政府、地方卫生部门、口岸联检单位以及港澳相关部门沟通协调，构建甲型 H_1N_1 流感联防联控的立体化网络，形成协调有序、运作高效的联防联控工作机制，珠海甲型 H_1N_1 流感输入性病例的妥善处置就体现了联防联控机制的巨大成效。具体措施包括以下几点：

一是及时向地方政府通报口岸防控工作的进展情况。每日撰写《珠海口岸防控甲型 H_1N_1 流感情况专报》，将珠海检验检疫局在口岸进行的防控工作情况、存在的问题及困难及时向珠海市委市政府通报，争取市政府对口岸防控工作的支持。

二是与珠海市卫生局建立完善了“紧急磋商机制”和“技术信息通报机制”，落实口岸发现流感样可疑病例的转诊机制和疫情通报渠道，确保口岸与地方防控措施的“无缝链接”。

三是与珠海市旅游局建立联络机制。珠海局开通两部咨询电话，向旅游部门和出境旅行人员提供甲型 H_1N_1 流感疫情信息和预防知识，旅游部门反馈珠海地区赴甲型 H_1N_1 流感流行地区旅行人员的情况。

四是密切与口岸局以及边检、海关等口岸有关单位协调，强化口岸卫生检疫基础设施建设，加强旅客行李携带物的检疫查验工作，保证体温申报工作的顺利开展。

五是加强与港澳地区卫生部门的信息沟通，发挥对甲型 H_1N_1 流感疫情的联防联控作用，确保出入境口岸安全。

（六）各直属检验检疫局间协作机制

各直属检验检疫局既是相对独立的部门，又是紧密联系的整体，在入境人员国内广泛流动的情况下，各直属检验检疫局积极打破区域限制，在信息沟通、技术交流、联防联控等方面开展合作，建立检验检疫传染病防控网络。甲型 H_1N_1 流感防控期间，对于经北京口岸入境后的疑似病例或确诊病例，北京出入境检验检疫局及时对同航班密切接触者健康申明卡信息进行整理，根据填写地址进行分类，将相关信息第一时间通报有关省市检验检疫部门，协同开展密切接触者的后续追踪工作，先后多次完成我国首例甲型 H_1N_1 流感疑似病例同航班人员追踪等事件。

另一方面，各直属局在疫情防控措施方面进一步加强技术交流。疫情防控之初，北京局赴上海局进行甲型 H_1N_1 流感防控工作调研，借鉴了该局通道设置和防护用品配置先进经验，在首都机场入境旅检现场设置蛇形通道，提高旅客检疫查验效率，将通关时间由30min逐渐缩短至10min，为登机检验检疫人员配置查验工具包，实现防护用具、查验器械、证单表格完整收纳，为检疫查验工作提供了有效保障。2009年6月，来自7个直属局的负责人到北京首都机场进行甲型 H_1N_1 流感防控工作调研，调研人员对于北京出入境检验检疫局三道测温、审收单分离、健康申明卡多种语言提示、现场温馨提示等做法表示赞赏，认为这些措施对于提高监管有效性、加快通关速度等起到了积极的作用，使首都机场口岸的防控工作做到了严格、有序、有效，有很大的创新性，值得学习和借鉴。

第三节　协作机制在重大呼吸道传染病口岸防控工作中的重要作用

一、重大呼吸道传染病口岸防控任务需求

以甲型 H_1N_1 流感和SARS疫情作为研究对象，可以分析出该类重大呼吸道传染病疫情具有分布的差异性、传播的广泛性、危害的复杂性、治理的综合性等特点，针对上述特点，口岸疫情防控工作包括以下主要任务：

(1) 国境口岸出入境人员检疫查验：主要包括对出入境人员进行医学巡查、体温监测，审核其健康申明卡，对其中具有疾病症状者进行医学排查和流行病学调查，主要涉及

检验检疫、口岸运营单位、边防、海关等部门。为做好该项工作还需要提供出入境人员信息和防控经费物资保障，因此还需要涉及外事、旅游、商务、财政等部门和有关物资生产企业。

（2）疑似病例转运、隔离、诊治：主要是指对出入境人员中不能排除传染病嫌疑的旅客转运至指定医疗机构或场所进行隔离以及进一步诊治，主要涉及检验检疫、120卫生急救部门、有关医疗机构。

（3）密切接触者追踪、隔离：主要是指对确诊或疑似病例的密切接触者进行追踪，并将其转送至指定场所隔离，主要涉及检验检疫、边防、公安、卫生、外事、交通运输及指定隔离场所运营方等部门。

（4）出入境交通工具检疫查验和卫生处理：主要包括入境航空器、船舶、列车、汽车等交通工具的卫生检疫，废弃物的无害化处理，入境货物、集装箱、快件、旅客携带物、邮递物的查验和检验检疫工作，主要涉及检验检疫、海关、口岸运营单位、交通工具运营方、卫生处理企业、进出口企业、代理报检企业等。

（5）信息发布宣传：主要包括防控政策、知识及疫情发展形势、防控工作进展等信息的发布和宣传，主要面向出入境人员和社会公众，涉及民航、铁路、海事等部门以及各类新闻媒体机构。

由此可见，国境口岸重大传染病防控工作中囊括了政府部门、社会公众、企业、新闻媒体等社会各个领域的多个部门，需要多元主体协同合作才能完成。

二、单一主体应对疫情防控工作的弊端

现代政府承担着对政治、经济、社会、文化等各方面众多事务的管理和服务职能，这些职能被法律分解到各个部门，这是职能分工。人们一般认为，在法律对各部门的职能分工明确且机构设立科学合理的情况下，各职能部门各司其职，管理和服务就会井然有序，行政目标就能实现。立法部门为解决职能部门职责不清，交叉重复等问题做了大量努力，力图对各部门的职能进行清晰的界定。但是问题恰恰出在各部门各自为政上。每一项工作，都存在两个或两个以上部门共同管理的现象。比较好管的，或者有一定好处的，有一定权力的，大家抢着管。难管的，没有利益的，都不管。依法行政成了有些部门推卸责任的借口。从某种程度上说，所谓法律法规对职责权限规定的模棱两可，有时是人为造成的。在某些情况下，法律法规对各部门的职责权限规定得越具体，分工越明确，反而有可能束缚行政手脚，并为行政不作为找到更多的借口。在重大传染病国境口岸防控工作中，如果采取各个部门各自为政以及政府单一主体应对的防控模式，同样会产生一系列问题。

（一）应对突发事件主体单一

在常态下，政府各个部门根据自身职责范围，充分发挥自身优势，各自采取独立的传染病防控措施，在一定范围内能够为社会正常运行提供有力保障，政府部门的主导作用毋庸置疑。但是在重大传染病疫情等突发公共卫生事件管理过程中，单一部门对危机的处理过于简单和孤立，未能有效动员其他社会力量，形成较为完备的传染病防控网络体系。另外，由于计划经济的长期影响和社会环境的复杂多变，政府在公共事务的“垄断地位”仍然突出，企业、非政府组织、社会公众和媒体等社会力量比较薄弱，这样难免产生政府是唯一治理主体的观念与看法，形成单一的突发公共卫生事件应对模式。

（二）各个部门不协调，主体之间沟通不畅

由于各部门职责有别，办事方式不同等原因，各个突发事件应对主体之间沟通不畅、协作互动机制不完善的问题比较突出。首先，政府内部协调性差。各级政府部门间各自为政、职能交叉、互相推诿的情况时有发生，严重影响了突发事件处置效率。尤其是在国境口岸重大传染病防控工作中，由于检验检疫、海关、边防、铁路、民航等部门属于中央直属单位，与卫生、财政、商务、旅游、交通等地方行政部门之间不可避免的会出现由管理层级不同引发的工作无法衔接等问题。此外，由于中央政府与地方政府的沟通不及时，致使中央的政策方案不符合地方防控工作实际状况，造成突发事件处理不及时的情况屡有发生。其次，在单一应对模式中，政府部门出于领导地位，其他社会主体处于“被领导”的被动处境，缺乏有效交流合作渠道，难以形成有效的沟通协调机制，各种应急资源无法及时有效整合。

（三）非政府主体参与程度不高

在我国，非政府主体的公共危机意识、责任意识、组织程度均显薄弱。一是公民危机意识淡薄。长期以来，由于我国危机知识普及度不高，危机教育体制不健全，造成社会公众的重大传染病防患意识不强，自身防控能力不足。二是责任意识不高。认为突发公共卫生事件应对是政府的份内之事，事不关己、高高挂起的想法还时有存在。非政府主体投入热度不够，互助意识淡漠。三是组织程度不高。近年来，尤其是2003年SARS疫情以来，部分企业、非政府组织、媒体、公众积极参与投身到重大传染病疫情应对工作中，但是由于资源有限、组织较差、数量较少等因素，未能形成一支集中、有素的中坚队伍。

由此可见，单纯靠单一部门或政府的重大传染病防控模式已不能满足现有形势的需要，促进各个行政部门之间、政府及其他危机主体间的沟通协调、互动协作，是当前应对重大传染病的迫切需求。

三、多元主体协作机制的经济社会意义

多中心理论是1961年由美国学者文森特·奥斯特罗姆、查尔斯·蒂伯特和罗伯特·瓦伦共同提出的。该理论主要采取实证研究的方法，对警察服务、池塘资源管理等局部公共事务治理的组织机制以及公共经济生产与消费属性进行调查分析，进而得出结论：大城市地区的治理模式看作是多中心的政治体制，提出多中心理论。所谓多中心是指多个权利中心对公共事务进行治理，提供公共服务和公共产品，而且不同的权利中心之间不存在上下级的隶属关系。多中心理论主要是针对公共事务领域，强调公共事务治理主体的多样性，鼓励各社会主体充分发挥各自优势，自主参与，相互协作，通过建立多元化、全方位的治理系统，更为有效地应对、处理公共事务。这无疑对我国重大传染病防控工作具有重要的借鉴意义。

多元主体协作机制的优点体现在：

（一）弥补了单一部门能力不足的缺陷

在重大传染病防控工作中，无论是检验检疫部门还是地方卫生部门，单一部门所能提供的人力、物力、财力、技术等防控资源有限，无法独自胜任疫情防控工作，外部力量的参与增加了防控资源，对疫情有效防控发挥了积极作用。例如在甲型 H_1N_1 流感疫情防控前期，检疫查验工作量的陡然增加让北京出入境检验检疫局应接不暇，仅靠本单位内部人

员调配很难满足口岸查验工作需要，在疫情联防联控协作机制的作用下，北京市教委协调首都医科大学等医学院校，先后派出3批169人支援首都机场口岸一线，有效缓解了一线专业人员紧缺的问题，为防控工作顺利开展提供了人员保障。

（二）解决了市场失灵问题

重大呼吸道传染病疫情的突发性、波及区域的广泛性、防控涉及范围的全面性，使防控工作在某些领域处于市场失灵的状态，例如：2003年SARS疫情暴发期间，由于人们抢购和商家囤积，板蓝根冲剂、白醋、口罩等物资紧缺，价格飞涨。政府运用法律、政策、行政等多种手段干预，发挥协作机制的作用，能够有效改善市场的无序状态；甲型 H_1N_1 流感防控期间，北京市疫情联防联控组织机构中，由市商委、市财政局等部门组成的物资保障组，专门负责防控物资和经费保障工作，利用其业务优势，先后为口岸疫情防控工作提供了7批防控物资，包括防护用品和消毒药剂等，避免了物资紧缺、价格上涨等状况对防控工作的不利影响，确保防控工作有序进行。

（三）实现了防控资源有效整合

传染病防控工作是一个由口岸检疫筛查、医院诊断治疗、卫生部门疾病控制、公众配合预防等环节有机组合的整体流程，任何一个环节都缺一不可。只有建立完善的联防联控协作机制，使政府、社会和社会公众之间建立良性的合作互动机制，才能使各类防控资源得以优化配置和有序利用，从而形成1+1>2的协同效应，实现防控效果最高效率。

（四）形成了有效的社会监督网络

在疫情防控工作中，除了各个政府部门以外，社会组织和社会公众的参与，建立起了全面的社会监督机制，同政府内部监督一道，形成了全方位的监督网络，确保了疫情防控工作中的公共利益价值取向，最大程度地防止腐败和决策偏差的出现，提高疫情防控工作的科学性和客观性。

四、多元主体协作机制建设目前存在的缺陷

（一）各单位及部门间存在运行不畅现象

在重大传染病防控的非正常状态下，一些政府单位或部门思想僵化，仍强调部门规则，僵硬地按照原先部门职责和程序开展工作，不能适应应急状态下的高效要求。另一方面，各防控领域资源分配、工作推进等存在不同步的情况，正常状态下的一些运行规则，在防控初期也成为桎梏，同时少数政府机关工作人员责任心不强，工作作风散漫、不深入，造成工作效率不高，也成为影响防控工作开展的一个障碍因素。

（二）社会参与主体间存在主动性、有效性不足等状况

在重大传染病防控协作机制中，宾馆、医疗机构等密切接触者及病例隔离治疗场所作为社会参与主体来自不同领域，具有不同的背景和迥异的参与目的，相互信息沟通不畅，缺乏协作意愿和基础，主动协作较少，有效协作不够，社会参与主体间协作程度不高，虽然未影响组织本身使命，但整体而言，没有实现重建资源合理化分布和效益最大化。

（三）法律保障较为薄弱

法律对多部门间的行政协作只是作原则性规定，缺乏可操作性。现行法律对行政协作关系规定较少，即使有规定，用词也不尽相同，有支持、配合、协助等，一般只作原则性规定，没有具体的操作性条款，没有责任条款，行政协作没有法律保障。

多部门间的行政协作由于是没有隶属关系的不同行政部门之间的配合，它的实现不能完全依赖于各相关部门的自觉，也有待于法律上对行政协作做出硬性规定，明确行政协作是所有行政机关的义务，不履行协作义务应当承担相应法律责任。由于没有义务和责任条款，有些部门并不认为协助是本部门的应尽职责，协助本身也是一件对本部门没有直接利益的事情，尤其是当这种协助与本部门的利益发生冲突时，行政协作就难以实现。更由于缺乏法律责任的规定，不协助也不会产生什么不良后果，更放纵了相关部门的淡化、模糊协助义务等不良意识。如果被请求协作部门以各种借口不予协作，行政协作关系就无法建立。

（四）重视人际关系的协调，缺乏制度性的规范

现行的行政协作大多建立在主观认识的基础上，行政协作搞得好的地方和部门，往往是各部门的领导重视，认识到了协作的积极意义，从而共同制定协作协议，召开协作会议，实行相互协助。在实践中，行政协作关系基本上是靠两个部门之间的感情来维系，关系好的往往给予协助，关系一般的需要给一定的利益作为回报，有些还要看被请求机关的脸色。行政协作因而未能形成一种有效的机制，而带有较强的行政色彩，缺乏制度性的规范。

（五）部门保护主义和地方保护主义阻碍了行政协作的有效进行

部门保护主义和地方保护主义把本部门、本地区的行政权同整个国家行政权割裂开来，从自身部门、地区的狭隘利益出发，对其他行政机关采取不合作、不协助的消极对策，从而导致了其他地区和部门行政管理目的的难以实现，降低了整个国家的行政管理效率，影响了行政相对人合法权益的实现。更有甚者，有些部门不仅不协助请求行政机关，而且在执法中袒护自己主管的行政相对人，造成部门间内耗增加，严重影响各项行政措施的执行。

第四节　重大呼吸道传染病口岸联防联控工作方案的建立

重大呼吸道传染病防控工作关系到政府、企业、非政府组织、媒体以及每个社会成员，口岸疫情防控工作不仅要求检验检疫部门尽职尽责，更需要其他相关主体的主动参与、互动协作，甲型 H_1N_1 流感防控协作机制的建立和应用情况充分证明了这一点。因此，在总结甲型 H_1N_1 流感防控协作机制经验的基础上，进一步构建和完善多元参与、共同合作机制是应对重大传染病疫情的必然趋势、必要途径与必然要求。

一、基本原则

遵循政府主导、明确责任、求同存异、密切配合的原则。实施重大传染病联防联控的目的是整合资源，控制疾病传播，实现疾病预防控制效益的最大化。政府主导是建立健全协作机制的前提；明确责任是确保联防联控机制有效运行的保障；求同存异、密切配合，建立符合多方实际、满足各方利益的协作机制，是做好联防联控，实现防控效率最优化的关键。

二、主要形式

根据联合的主体不同，重大传染病联防联控的形式主要有三种：

（1）辐射联合：指在一个行政区划内（如一个省、市内），以传染病防控工作为轴心，呈辐散状，检验检疫部门与同级部门建立合作关系，与公安、交通、卫生、旅游、海关、边防、铁路、民航、海事、医疗、新闻等相关部门建立合作机制，共同应对重大传染病和各类突发事件。

（2）横向联合：指在相邻的区域，如省与省、市与市之间，即各直属检验检疫部门间构建联防联控协作机制，开展联防联控工作。

（3）广泛联合：就是动员社会力量参与重大传染病防控，采取卫生宣传等形式，增强出入境人员和社区居民的传染病防控意识，提高公众自救能力，根据疫情发展形势加强与相关企业和社会团体的合作，构建广泛的联合机制，形成公共卫生联盟。

三、部门职责

作为口岸检疫把关部门，检验检疫部门负责组织做好出入境旅客体温监测、医学巡查等传染病监测及出入境交通工具、口岸相关场所的卫生处理及管理工作；负责口岸传染病监测信息汇总及上报工作；同时作为牵头部门，负责相关工作的召集及联络事宜。

（1）口岸运营单位：为国境口岸传染病应急防控工作提供必要的基础设施条件保障。

（2）公安部门：密切关注与疫情有关的社会动态，依法、及时、妥善处置口岸地区与疫情有关的突发事件，协助口岸检验检疫部门依法落实隔离留验、病人转运等强制措施的实施，协助口岸边检部门对需要隔离留验人员中检查不合格人员的监控。

（3）卫生部门：负责组织协调相关医疗部门转送、收治口岸体温异常入境人员及染疫嫌疑人，协助相关部门做好医学观察人员的处置工作，做好对转送收治人员的信息汇总和报送。

（4）旅游部门：负责收集、整理、审核各相关国际旅行社组织接待的来自传染病发生地区的组团信息，并及时通报检验检疫部门和卫生部门，以便提前做好应急准备工作。及时发布旅游警示信息，指导旅游团队做好预防措施，防止疫情跨境、跨地区传播。

（5）民航/铁路/公路/海事部门：负责协助口岸检验检疫部门做好出入境交通工具的卫生处理以及旅客的检疫查验工作，配合做好对体温异常入境旅客及染疫嫌疑人的检疫隔离、留验和转运。确保疫情防控期间应急防控人员以及防治药剂、器械等专用物资和标本的运送。

（6）交通部门：负责协助卫生部门、检验检疫部门协调解决大批量隔离留验旅客转运交通工具的协调和组织工作。

（7）外事部门：负责现场协调涉及体温异常入境旅客及染疫嫌疑人的港澳及外籍人员的应急处置工作。如遇纠纷，按照相关规定进行规劝；并视情况向外交部及其所属国家驻华使馆或机构通报。

（8）地方政府口岸管理部门：负责口岸内各联检单位及相关部门间疫情防控时期实行现场特殊查验程序、查验信息共享、及时填补监管薄弱环节等方面的协调工作，以及后勤保障工作。

(9) 海关部门：负责口岸区域内进出境旅客、进出口货物的监管验放工作，协助检验检疫部门做好入境旅客及进口货物的检疫工作，保障进境疫情防控物资的快速通关。

(10) 边检部门：在口岸区域内协助检验检疫部门做好入境旅客检疫工作；协助查询来自疫情流行国家和地区的体温异常入境旅客及染疫嫌疑人的基本信息，为后续追踪提供支持。

(11) 指定医疗机构和宾馆：负责口岸发现重大呼吸道传染病可疑病例的接收、诊断和治疗，以及疑似病例和确诊病例密切接触者的隔离。

(12) 新闻机构：负责重大呼吸道传染病疫情防控政策、防控工作动态等信息的实时、准确发布，为疫情防控工作提供舆论支持。

四、合作方式

一是成立协作组，建立定期例会制度。由协作各方定期通报疫情和防控工作情况，协商解决联防联控工作中的有关问题，共同探讨防控重点和合作方向。

二是加强信息交流，建立信息沟通平台。协作各方以疫情周报、旬报、信息动态、工作月报等内部刊物形式，及时交流通报疫情信息和工作动态。

三是协同处置。对于重大传染病防控中出现的病例转运、密切接触者追踪随访等需要各协作部门协同处理的事件，联防联控机制将发挥互助协作的重要作用，共同采取控制措施，并及时反馈信息，控制疫情或事态蔓延。

四是提供互援支持。协作部门之间充分发挥其专业优势，互派专家和人员交流学习，联合开展强化培训和模拟演练，共同提高防控能力和水平，应对重大传染病疫情时，协作各方应及时启动应急会商咨询制度和互援机制，在力所能及的范围内给予适当援助，如派出专家、应急队伍配合采样或检验，给予防护、药品或疫苗等物资援助等，共同努力，尽快控制疫情或事态发展。

五是开展项目合作。深化项目管理理念，实施项目工作，以项目为纽带，搭建协作双方多沟通信息、共同发展的平台，以项目为载体，加强科研协作，围绕重大疾病、重大问题集中力量联合攻关，提高技术水平，实现资源共享。

五、协作机制构建路径

(一) 明确角色地位

在多元主体共同协作的模式中，以检验检疫部门为代表的政府部门仍然占据其主导地位，承担着维护公众利益和社会稳定的责任，具有指挥权、决策权、规划权和奖惩权，承担信息公开、协调服务、质量监管、物资调控、成效评估等责任。从层级上讲，中央政府主要是提供规划、规则和标准，并提供人力、财力和物力上的支持；基层政府则要在规划制定、政策扶持、项目实施、质量监管、环境保障、组织协调等方面发挥作用。但政府部门不再是唯一的治理主体，而是同企业、非政府组织、媒体、公众等社会力量共同合作，进行重大传染病防控。政府部门仍旧把握大局，只是将权力与责任适度地移交给其他参与主体，并对其进行指导、协调、监督及扶持。

在重大传染病疫情防控中，非政府组织、营利组织等社会组织是参与主体和监督主体。非政府组织的深度参与，为政府实施防控提供了大量人力资源和专业性支持。营利组织也是疫情防控的重要承担者，必须履行疫情防控的企业社会责任，例如物资的供给，指定隔离场所的提供等。非政府主体与政府部门之间是建立在信任与合作基础上的辅助与主导的关系。非政府主体将始终保持其自身的独立性和自主性，与政府之间相互协作，共同治理。当遇到矛盾问题时，非政府主体可与政府进行协商讨论，但政府部门拥有最终的决定权。

社会公众是疫情防控的辅助力量。社会公众在疫情防控中具有参与权、监督权和建议权。社会公众通过配合健康申报和居家隔离、参加志愿者组织等方式参与疫情防控。疑似病人和确诊病人既是感染者，又是天然的参与者和监督者，还是自身健康损失修复的主体，是最基本的利益相关者。

另外，媒体通过监督政府及其他参与组织的防控行为，报道疫情防控进程、成效及典型，给社会公众以精神力量支持。

（二）促进政府部门间协调，推动主体间合作

推进政府部门之间的协调沟通，促进防控主体之间的有效合作，发挥各自优势，整合各方资源。

第一，必须明确界定各政府部门职能和职责，理清权责关系，使其各尽其责、各施其能。加强部门之间的信息交流，发挥各部门优势，调动各部门积极性，做到政令畅通，上级部门的指令及时贯彻落实、基层的疫情信息及时上传汇报。

第二，要加强协作主体间的良性互动与合作，在确保政府部门主导地位的前提下，赋予其他参与主体一定的权力与职责，充分发挥其积极性、主动性和优越性。促进信息交流，搭建信息网络平台，为疫情防控提供更多的沟通渠道和合作途径，以实现资源共享，整合各方资源，为重大传染病防控提供强有力的信息支持和保障。

第三，要建立部门间的信任合作机制，在重大传染病防控过程中，各政府部门不再作为单一主体实施防控过程，而是各个政府部门之间协作共同防控，各政府部门之间相互信任对推进协作机制进一步深化及顺利发展具有重要作用，因此要加强政府部门间，特别是中央直属的检验检疫部门与地方政府部门之间信任制度建设，通过建立政府部门间的各种沟通渠道，为各协作部门搭建一个交流与沟通的有效平台，从而加强彼此之间的信任与合作。

第四，建立良好的保障协调机制。在重大传染病疫情防控工作中，物资和经费供给是防控工作顺利开展的基本保障。联防联控协作单位中，检验检疫部门与、海关、边防、铁路/民航/海事等部门属于中央直属单位，与地方政府部门不属于同一财政管理级别，但作为疫情防控的同一阵营，其防控工作理应纳入地方疫情防控网络中，并对维护当地卫生安全发挥不可替代的重要作用。因此，在财政管理上应在原先同级预算管理的基础上，根据防控工作需要，由地方财政统一提供部分物资和经费保障，从而拓宽经费来源渠道，弥补单一财政管理经费来源的不足，确保疫情防控工作更好地完成。

（三）提升非政府主体的参与程度

首先，要强化危机意识。良好的危机意识能够提高社会公众的警觉性，提升社会公众的自我保护能力。因此，应加大重大传染病防控教育力度，大力宣传防控知识，充分利用广播、电视、报纸、网络等渠道，普及防病常识，从根本上提升公民卫生保健能力。

其次，要树立责任意识。身为社会成员，无论是组织还是个人，都应该秉承维护卫生

安全，人人有责的理念，按照政府传染病防控政策要求，配合做好出入境健康申报、居家隔离、及时就诊、预防免疫等方面防控工作，尽其所能，为重大传染病防控尽一份责，献一份力。

（四）构建协作管理的责任分担与奖惩机制

责任是一个控制问题，明确责任是协作管理的难题。在复杂多变的协作环境中，这种老生常谈的问题显得尤为突出，因为各种权威力量势均力敌，与立法者缺乏直接联系。但在协作管理中讨论责任具有特别重要的意义，主要基于以下两个原因：

一是多个行动者协作的责任关系不同于合同的二元链条或政府各层的双层互动。在重大传染病防控协作过程中，政策制定与执行涉及政府、组织和个人等多个主体的多重利益，很难确定谁是委托人，谁是代理人。

二是由于协作中没有明确的委托人和代理人，也没有严厉的权威来引导，责任容易出现分配不当的问题和有利相争、有责相互推诿的问题。因此，在政府部门的协作行政中，一方面，要根据成本与受益对等原则，合理、明确界定各协作成员的责任，使其做到各司其职，各尽其责。另一方面，要建立健全奖惩机制，对协作中不尽职者，逃避责任者，加大处罚力度，这里主要指对于各部门主要负责人的责任追究，通过处罚促使其承担协作中应尽的责任；相反建立动力机制，对于在协作机制中表现突出，对疫情防控工作作出重要贡献的单位和个人，应适时给予嘉奖和表彰，对于社会组织及企业，可通过财政补贴、政策扶持、税收减免等政策予以奖励，从而激励各单位疫情防控工作更加深入有效。

（五）健全法律制度，完善监督机制

法律法规制度可以保护参与主体的合法权益，规范防控协作主体的参与行为。目前，我国并未形成应对重大传染病完整的法律体系，应进一步加强法律体系建设，加大法制宣传力度，有效规范和引导多方参与。完善应急资源管理和监督制度，由公共卫生管理机构依据一定的标准和工作程序，对资源进行统一管理、统一分配，并且对资源的使用进行有效监督，强化政府内部监督，同时注重完善外部监督，包括司法监督、媒体监督和公众监督，形成完善的监督网络，逐步建立和完善对协作主体依法监督和管理的长效机制。

建立政府和社会应急共治体系，促进政府和社会应急共治还应从法制的层面保障其在应急中的作用，建立政府-法人（含非政府组织）-公民联动一体的应急处理机制。在国外，非政府组织在城市突发公共事件预防和处置过程中的作用一般是通过法制化的方式来加以实现。如日本东京为保证灾害发生时各类协会、行会等能够与政府合作参与灾害救援，采取了灾前签订灾害救援合作协议的形式，此举有效地整合了应急资源并产生了很好的效果，我国可借鉴采用。另外，还需动员全民参与应急，落实到具体实践中，如加强预防宣传、演习、传授应急知识等。

对于行政部门间的协作法制建设可以从以下两方面进行：

1. 以法明确协助合作是一种义务，规定不协作的法律责任

行政协作在很多国家的行政程序法中被作为一项重要的法律制度加以规范。它不仅是行政机关的一种自觉，更是一项法定义务。如西班牙、德国、韩国和我国台湾地区行政程序法都规定了行政协助义务，除非有法定情形，行政协助请求不得拒绝。由于行政协作是不相隶属的横向行政机关之间的关系，只有法律明确规定协作义务和不协作的法律责任，将行政协作法制化，行政协作才能走上正常的轨道。在行政法律责任中，如果有协作义务

的一方无法定理由不予协作，由上级主管机关对主管领导和直接责任人员给予责令检查、通报批评的处理或者行政处分。由于请求行政协作的行政机关因被请求机关不协作而导致无法履行行政职责，因不作为被提起诉讼，可以请求人民法院追加被请求机关为共同被告，在赔偿诉讼中可以要求被请求机关共同承担赔偿责任。执法责任制考核指标中，应当将是否协作作为一项指标加以考核。请求机关因被请求机关不予协作而导致难以履行行政职责造成严重后果或对社会产生严重不利影响的，可以向共同上级机关提起申诉，要求共同上级机关追究被请求机关的法律责任。

2. 由行政程序法对行政协作的方式和途径作出具体规定

行政协作作为行政机关之间一种相互关系和行政运作方式，需要法律制度对行政协作的方式和途径作全面具体的规定，以便行政机关遵照执行。不少西方国家在行政程序法中对行政协作均有比较明确的规定，在我国即将制定的行政程序法中，也应当对行政协作进行适当的规定，以适应行政协作实践的需要。根据行政协作类型的不同，行政程序法可分别予以规范。行政程序法可以将行政协作分为法定协作和任意协作，对法定协作做出明确具体的规定，对任意协作则做出指导性规定。在法定协作中，尤其对行政协助的情形、提出、审查以及协助的实施、费用等做出详尽具体的规定。从程序上说，行政协助可以包括以下几个步骤：

一是请求的提出。行政协助应当向能直接协助该职务的行政机关提出，一般应以书面请求为原则，但是也不排除在某些紧急情况下请求主体可以以口头提出。同时，为了规范行政协助制度，可以由行政机关印制统一格式的行政协助请求书。

二是请求的接受、审查和答复。如果被请求主体接受协助请求的，应当及时给予请求主体肯定性答复，然后双方应就协助具体事项达成协议并付诸实施。被请求主体在收到行政协助请求通知后，认为属于拒绝行政协助的情形，应当或可以拒绝协助请求。行政程序法应当将拒绝请求的事由做出明确的规定，以免推诿。

三是协助的实施。在被请求主体接受行政协助请求后双方达成协助协议，双方应尽量对协助的法律和事实问题作明确的规定，防止行政纠纷。如对于提供人员协助的，人员接受哪一方指挥、调配，必须有明确规定。

（六）推进政府机构改革，建立大部制

设立大部制，强化机构职能整合，促进协作共治。所谓“大部制”，是指政府各级部门在机构设置上，加大横向覆盖的范围，将类似职能尽量集中在一个大的部门中。大部门制将是今后我国行政管理体制改革的主要趋向，2013 年“两会”后颁布的机构改革方案便体现了这一点。因受传统经济政府及全能政府管理模式的影响，我国政府机构目前普遍存在着政治、经济职能过强而社会职能过弱及与社会共治不强的情况。重大传染病防控应急工作中，可借鉴大部门制的思想将原本分离的各“条”型部门进行整合，形成一线治理。同时，建立健全统一的考核、问责制，使整合后的部门既从职能上减少分散性，也在利益上减少保护。另外，还应大力强化公共服务管理部门，可建议将公共服务方面的执行职能分离出来而成立独立的执行机构，这样做的好处在于减少专权压制，使公共服务逐步纳入共治的模式中来。

第七章　重大呼吸道传染病口岸防控信息宣传机制

随着信息技术的飞速发展，信息已经成为一种最活跃、最具潜力的战略性资源。任何一个国家、组织和个人，对于信息的管理和运用能力将成为竞争成败的关键因素。

甲型 H_1N_1 流感疫情的暴发属于突发公共卫生事件，由于涉及面广、影响巨大，危及群众健康和生命安全，因而极易引起群体性恐慌和不安，还会对经济发展、社会稳定和人们生产生活产生一定影响。在此类的信息传播中，既要及时准确、公开透明、全面客观地展示事件的真实面貌，满足公众的知情权，又要对事件的发生、发展给予适当和准确地解说，帮助公众积极应对危机，减少事件所造成的损失和伤害，更要把握好方向和分寸，正确引导舆论，创造出有利于事件处理、有利于社会稳定和人心安定的舆论环境。

因此，作为防控甲型 H_1N_1 流感工作的职能部门之一，检验检疫部门要根据职责，在应急组织体系中，信息宣传保障组围绕防控工作的政策宣传、展示工作，适时、有分寸的舆论引导这条主线，通过宣传信息员队伍建设、各部门协调机制建设、信息发布机制建设，为防控工作营造了良好的舆论氛围。

第一节　甲型 H_1N_1 流感防控信息宣传工作情况

疫情的信息宣传有一个渐进的发展演变过程，回顾我国政府应对甲型 H_1N_1 流感大流行危机信息宣传过程，分为以下阶段。

一、流行前准备

根据《国家突发公共卫生事件应急预案》《世界卫生组织国家流感大流行计划指南》《中华人民共和国传染病防治法》《中华人民共和国国境卫生检疫法》和《突发公共卫生事件应急条例》等，制定了《卫生部应对流感大流行准备计划与应急预案》，用于应对流感大流行的准备工作及流感大流行发生后的应急处理工作。明确要求成立领导小组，对流感实行监测、上报，并规定在大流行阶段：“卫生部每日向社会公布疫情、监测和防治工作情况”；“各级人民政府要组织制定宣传方案，运用广播、电视和报纸等媒体及宣传画、传单等多种形式开展健康教育，向群众普及防治知识，劝阻群众取消或推迟赴疫区国家非必要的旅行，劝助疫区群众取消或推迟赴非疫区的旅行”；“各级卫生行政部门设立统一的咨询热线电话，24 小时解答群众有关流感防治的咨询、举报和投诉”。该应急预案确保了卫生部门做好流感大流行的准备工作，保证了大流行阶段防控工作的顺利开展，对大流行时的危机沟通也给予了明确指示。

二、疫情初始阶段

在疫情发生的早期，公众的需求处于“资讯渴求”层面。2009 年 4 月，卫生部接到世界卫生组织关于甲型 H_1N_1 流感疫情通报，当即向社会公布了这一公共卫生事件信息，并连续跟踪疫情发展变化和国际社会采取的防控措施，开展了一系列新闻宣传和健康教育工作。虽然流感是人们耳熟能详的疾病，但此次出现了新的亚种。公众对该亚种的特点、致病能力等信息缺乏，需要在第一时间听到专业的声音。中国健康教育中心组织新闻宣传与健康教育专家组，在5月初根据不同人群、不同场所制定宣传的核心信息，设计不同形式的宣传材料，介绍了甲型 H_1N_1 流感的特点及预防措施，及时填补了公众知识上的空白，得到了地方健康教育机构和社会的肯定和好评。材料形式多样，包括宣传挂图、招贴画、折页、Flash 动画、公益广告等。

三、疫情发展阶段

在疫情发展阶段，人们对疫情的流行特点等已经有了初步的了解，比较关心的问题是疫情与自身相关的信息，此阶段应重视疫情的通报、疫情的发展趋势，关注公众的舆论动态，对公众的疑问及时解决，加强社会动员。

（一）及时发布疫情信息

2009年5月11日上午，我国内地出现首例确诊病例，卫生部立即召开新闻发布会向社会通报首例病例的诊断治疗、流行病学调查和实验室检测情况。当一些境外媒体散布关于疫情源头来自我国的不实报道时，卫生部新闻发言人及时辟谣，澄清是非。6月12日世界卫生组织将警戒级别提升到6级后，召开新闻发布会，并组织专家对流感大流行6级进行解释，避免公众恐慌。在卫生部网站和中国健康教育网开辟“甲型 H_1N_1 流感防控专栏”，及时刊登流感防控工作信息。组织专家对政策、政府应对措施等多次进行解答，让人们对政府决策的科学性有所认识，增加对政府的信任。

（二）社区动员

疫情进入社区阶段后，加大社区健康教育力度，组织预防甲型 H_1N_1 流感倡议活动，向学校、企业、医务人员、媒体工作者发出倡议。强化公众防控甲型 H_1N_1 流感的意识、观念和行为，保持全社会对防控工作的持续重视和关注，并倡议各重点人群加强流感防控工作。利用第二届国际洗手日，以“正确洗手预防甲流”为主题，从改变行为入手，加强甲流防控工作。

（三）关注、引导舆情

根据媒体报道和12320公共卫生公益热线热点咨询问题实时分析舆情，了解舆情和公众反应，寻找开展媒体引导和公众知识宣传工作的关键点，本着客观、准确、公正的原则，组织专家设计问答，供网站发布、热线咨询及媒体引用。广泛搜索和筛选优秀新闻报道，进行网上发布，以引导新闻记者正确组织报道，激励新闻创作，广泛宣传防控知识。对主流媒体进行甲型 H_1N_1 流感防控健康教育和风险沟通培训。

四、疫情后期

在疫情发展的后期，疾病的流行得到有效控制，在经历了长时间与疾病的抗争之后，人们想要知道“疫情何时才能结束”，此时的媒体报道则相应地进入“政治时期”，着重进行策略反思以吸取教训，同时培育受众与疾病抗争到底的决心和信心。新闻宣传适当保持人们对疫情的关注，健康教育引导人们将成功的防控措施常态化。

第二节　信息员队伍建设

一个富有战斗力和执行力的应急机制，首先取决于它的组织结构。对于突发公共卫生事件的第一时间信息传播，参与信息应急传播的人员多少并不是最终成败的关键所在，扁平化的组织结构才能真正提升决策与执行力。一般来说，突发公共卫生事件指那些突然发生、造成或者可能造成社会公众健康严重损害的重大传染病疫情、群体性不明原因疾病、重大食物和职业中毒以及其他严重影响公众健康的事件。甲型 H_1N_1 流感疫情属于突发公共卫生事件中的第一类，对它的信息披露，涉及千家万户，与老百姓日常生活息息相关，更是关系到人民群众的生命安全和社会稳定。因此，一支优秀的信息员队伍建设成为健全舆论宣传机制的重中之重：信息员队伍的政治意识、专业素养、新闻敏感、组织协调、应急能力、文字处理能力等方面是整个应急事件处置机构的软实力的体现，直接影响到整个舆论反应机制建设。

一、政治意识

一支能战斗且在关键时刻冲得上去的队伍，其战斗力的关键在于参加者的政治意识。毛主席曾经说过：舆论阵地，无产阶级不去占领，资产阶级就会占领。在突发性公共卫生事件报道中虽然没有出现显著的阶级对抗，但从掌握信息主动权上说，权威机构及时、准确发布信息，将有效维护社会稳定和人心安定，保证防控工作顺利开展。在具体的宣传中，信息员理应严格遵守“中央指导、地方负责、统筹兼顾、平战结合、因地制宜、合理布局”的原则，同中央保持高度一致，以杜绝别有用心的不良分子借甲流之名破坏社会安定团结。

在这次防控甲型 H_1N_1 流感工作战前的动员中，检验检疫部门本着“预则立，不预则废”的不打无准备之仗原则，在国务院的统一领导下，对甲型 H_1N_1 流感疫情在中国尚未发现的情况下，及时进行分析、预警，为后期疫情的发生早发现、早报告、早处理做好充足准备。

二、专业素养

政府部门的信息员大多来自基层，平时是各单位、各部门的工作人员，战时则以文字为号角，变成了部门的宣传员。良好的专业素养，决定了信息员对所占有宣传素材的认知和处理能力，决定了在选取宣传角度时的宽度和广度。在防控甲型 H_1N_1 流感工作中，北京出入境检验检疫局共有 70 名来自一线的信息员，这些信息员既是信息的收集者，也是信息的传递者与发布者，在公众和机构、机构与媒体之间搭起了沟通的桥梁。

此外，北京出入境检验检疫局所拥有的智库资源也为全景式的信息地图提供了可靠保障：博士和硕士 117 名、大学本科学历人员 422 名，全局大专以上学历的人员占职工总人数的 92.6%。专业涉及机械、电子、化工、纺织、食品、生物、植保、兽医、预防医学、临床检验、计算机等多种学科和门类。这些有着丰富经验和较高学术水平的专业技术人员充分发挥自身的技术专长，保证了甲型 H_1N_1 流感疫情的防控宣传工作顺利实施。北京出入境检验检疫局主持和参与的国家 863、973 和“十五”攻关等国家级科研课题的研究成果也为这次舆论宣传机制的建立提供了多学科的理论支持。

三、组织协调技巧

英国危机管理专家罗杰斯特曾提出著名的危机沟通“三 T”原则，即主动沟通（tell your own tale）、充分沟通（tell it all）和及时沟通（tell it fast）。主动沟通，强调组织应主动披露危机信息，抢夺危机话语的主动权，形成对信息流和舆论场的引导之势，而非被媒体和公众牵着鼻子走；充分沟通，强调组织提供信息要把握好“量”和“质”两方面的要求，既要向利益相关者提供尽可能多的信息（但非全部信息，在危机中保守机密至关重要），又要向其提供最有价值的信息，无效信息只能徒增混乱；及时沟通，强调组织对沟通时效的把握，要在最适宜的时机，通过最适宜的人，以最快的速度将信息告诉利益相关者。罗杰斯特的“三 T”原则在西方各国得到认可和推崇，成为危机管理尤其是危机传播管理的行动原则。体现在防控甲型 H_1N_1 流感的舆论引导机制中，宣传工作人员则要时刻保持着眼观四路、耳听八方的状态：既要随时与前方一线保持联系，也要随时占有后方各个保障组的信息资源；既要做到上情下达和下情上传，又要做到信息在个部门间的顺畅流通。

此外，信息员的应急能力是做好领导参谋助手的关键。在发现和处理负面新闻时的反应，极大地考验了宣传队伍的综合能力，以及宣传员自身的素质。

四、文字处理能力

在甲型 H_1N_1 流感防控中，北京出入境检验检疫局共对外发布宣传稿件 95 篇。新闻稿除病例发布外，基本避免了官方、套话的出现，初步形成了朴实、务实、写实的文风，这样就极大地避免了信息在传播中歧义、误解的出现。尤其在还原先进的人物形象、一线防控的新生事物的报道中，新闻稿中通过充满情感和细节的描述，让组织形象不再拘泥于一个抽象的政治符号、专业符号和职能符号，而是还原为充满个性的活生生的人组成的一个团体，使团体形象充溢时代精神和文化内涵。

第三节　部门协调机制建设

公共卫生突发事件的发生不分国别、民族、部门和单位的界限，尤其在世界经济发展全球化的今天更是如此。要在短时间内控制公共卫生突发事件，仅靠政府和检验检疫部门、卫生部门完成应急处理显然是不够的，必须紧密依靠群众的力量，广泛动员各地方、各部门、各条战线、各界群众联合行动，协同作战。在应急事件处置中，舆论表现在两个方面：一是公众对于突发公共事件本身的认知和态度，二是公众对于政府应急管理行动的理解和态度。政府部门的作为是舆论第一手素材的来源，有选择性的还是全方位的对媒体开放，其中应急机制建设尤为重要。它是解决信息不对称的关键所在。

在防控甲型 H_1N_1 流感疫情工作机制中，宣传充分发挥了“体现党的主张、反映群众呼声”的阵地作用，在关键时刻密切与其他组织机制的联系，通力合作、资源共享，同时广泛组织、动员公众参与。做到及时把各个职能部门应对和处置突发性事件的指示和措施传达给公众和媒体，取得全社会的支持和配合，让公众和政府共同应对突发公共卫生事件，形成一个统一指挥、反应灵敏、运转高效的应急机制，同时把突发事件可能带来的影响和人们的反应及态度及时准确地反馈。

伽达默尔认为，“理解是在对话中实现的”，言外之意，没有对话就没有达成共识的可能。尽管在防控甲型 H_1N_1 流感疫情中，不同部门对事件理解的不同，在不同记者相同文章中引起不同的反应，但是宣传工作秉承“依法规范和依靠科学”的原则，以“传递信息与及时沟通”为准绳，将误解与歧义消融在各部门和各媒体的对话与共识当中，合理规避了部门之间、媒体之间“信息沟”的出现。

而且，北京出入境检验检疫局一直以来注重各单位、部门协调机制建设，并将新闻宣传归口管理，在这次疫情防控中，长期以来积累的经验和成果发挥了很大的作用。

第四节　信息发布机制建设

应急事件的舆论引导做不好，宣传有时就是不稳定的孵化器。打造以政务信息宣传为基础，以新闻报道为主体，以新闻发布为最高目标的“金字塔式”信息发布机制，是政府部门做好宣传工作的根本。

一、政务信息宣传

政务信息是反映政府工作运转情况及领导决策和指挥工作所需要的信息。它是经信息工作者收集、整理、加工、报送，以政务信息刊物的形式反馈的，是各级领导科学决策的重要依据和基础。它是政府部门特有的上情下达、下情上达的表达形式，也是政府控制信息风险的重要手段，具有政治性、宏观性、真实性、真确、权威性、有效性、内部性、机密性及宣传、协调、交流和引导的特点。

在甲型 H_1N_1 流感防控中，北京出入境检验检疫局共上报政务信息稿件 110 篇。主要内容以各部门工作成绩、总结好的经验、客观反映工作实际困难、对检验检疫工作具体问题的想法和建议、重大事件发生时的实时动态报道等为主；主阵地以目前检验检疫系统内部编制的各类刊物为主。同时提炼各种意义重大的信息报送国家质检总局，北京市委、市政府。在此期间，积极打破目前存在的动态消息居多，有分量的深度报道偏少，喜事成绩居多，想法建议偏少的现象。专业宣传人员做到能够发现主线，提炼出主题，将思路完全贯彻到一线；各部门信息员做到看得见主线，沿着事实主体，不走样不变形地收集相关素材，及时报送。北京出入境检验检疫局政务信息报送、发布流程见图 7-1。

二、新闻报道

西方的研究指出，新闻报道在危机事件当中，不仅仅单纯传播关于灾难的信息，关键性的媒体对“定义（define）”和“构架（frame）”灾难也起到十分核心的作用。也就是说，主流媒体在国家危机事件中同样承担着塑造国家形象、引导社会重建的责任。事实上，新闻报道正被纳入国家救灾应急机制之中，成为国家危机管理的主要环节之一。在甲型 H_1N_1 流感防控中，报道主要内容以检验检疫工作成绩、经验、实时动态消息及重大事件发生时政务信息等为主，报道形式以消息、通讯、侧记等人性化、故事化的表达方式；主阵地为北京出入境检验检疫局官方网站、各类报纸、电台、电视台、网站。

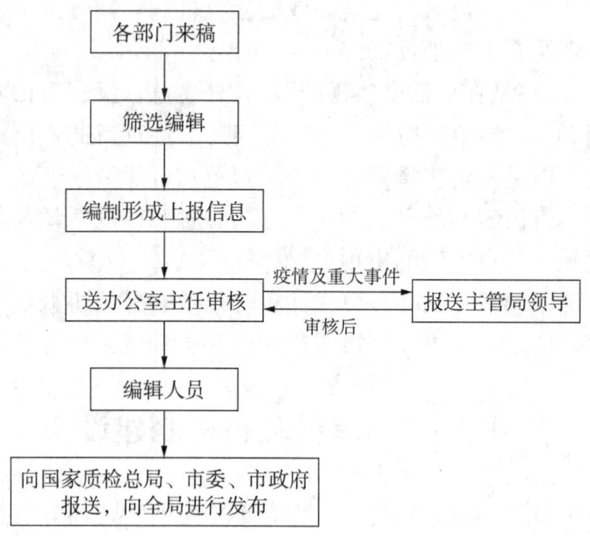

图 7-1　北京出入境检验检疫局政务信息报送、发布流程图

北京出入境检验检疫局共自主撰写并对外发布新闻稿件 95 篇（详见表 7-1），组织了 7 次记者团进行采访，发布稿件 35 篇。每次采访前，都撰写 4000 余字的通稿，并保证各项措施文字表达准确、清晰明了，数据更新及时。

表 7-1　北京出入境检验检疫局甲型 H_1N_1 流感防控期间发布新闻稿件统计

稿件类型	情况通报（病例）	检疫措施	形象塑造	媒体采访发稿
数量	29	11	45	35
网络媒体平均转载量	200	500	300	800
转载率	100%	100%	100%	100%

新闻报道时严格遵守国家质检总局新闻宣传规定，做到全面把握，主动规划，与媒体建立良好的互动关系，紧扣事件脉搏，与在京媒体共同策划宣传主题，形成合力，造出声势，在百姓阶层树立检验检疫的正面形象。基本实现有声音，不失语，变被动发声为有节奏的发言。

三、新闻发布

新闻发布主要以发布会的形式，定期或不定期发布检验检疫采取措施应对情况。如今正是全球媒体行业格局面临巨大变更的时代，随着平面媒体受众量的减少，以草根阶层为主要语言阵地的网络媒体势必会有更大的话语权，这些都冲击着平面媒体的严肃性和权威性。根据目前的舆情发展看，很小的一件事，很容易被迅速放大，产生“蝴蝶效应”，成为百姓泄愤的导火索。但尽管这样，作为政府部门，党的机关报、行业报及电视、广播是发言的主阵地，网络媒体是应对的主要对象。这就要求作为“金字塔”发布机制的最高阶段的新闻发布，要组成健全的宣传班底，策划人员要研究并掌握、遵循新闻规律，尤其要熟知网络媒体的新闻规律，能够娴熟运用新闻语言，将官事讲解成民事。决策者要熟悉检验检疫的各种法律法规，能够驾驭整个新闻发布会的现场。

四、信息发布原则

在“金字塔”发布机制的各个阶层，都要做到“有理、有力、有节”。

所谓有理，即所言必有理有据，对政策层面的讲解做到宏观掌握，微观熟悉细致，对技术层面的释疑要做到数据详实合理，所运用的理论要经得起推敲，避免在信息点上出现含糊，不透彻，释疑不清。

所谓有力，即所发布信息必须权威可信，运用的语言要掷地有声，讲解透明透彻，赢得公众的信任和支持，为事件处置创造良好条件。

所谓有节，即遵循舆论规律，控制新闻节奏，有目的、分阶段地发布信息。在现代应急事件新闻传播理论普遍共识，新闻应对要做到及时主动性，即：不做不说是错误的，只做不说也是错误的，先做再说还是错误的。快速、主动地边做边说才是正确的。同时兼顾既不可以刻意隐瞒、延缓信息发布，也不会毫无底线的言无不尽。甲型 H_1N_1 流感防控阶段性信息发布情况如表 7-2 所示。

表 7-2 甲型 H_1N_1 流感防控阶段性信息发布情况表

甲型流感事件关键节点	暴发时间	国家质检总局信息发布时间	北京出入境检验检疫局信息发布时间
世卫组织通报	2009－4－25	2009－4－26	2009－4－27
世卫组织将流感升至 5 级	2009－4－30	2009－5－1	2009－5－3
中国确诊首例	2009－5－11	2009－5－11	2009－5－11
北京确诊首例	2009－5－17	2009－5－17	2009－5－20
防控策略调整	2009－6－30	2009－6－30	2009－6－30

五、政府信息发布工作中的“以人为本”和“科学发展”

传播学家施拉姆也认为，任何信息只有在信源与信宿的经验范围内的共同领域，才是实际上传播的部分，因为只有在此部分，信号才是信源与信宿共同拥有的。言下之意，只有在信宿经验范围内的信息才是可理解的有效信息，否则信息传播的有效性将大打折扣，即所谓“缺乏沟通的技巧或许不能削弱科学真理本身的真善美，但是绝对会阻碍它的传播”。

这就要求信息发布工作应该“以人为本”，尊重公众的理解能力及对信息接受与处理的习惯体系。这种习惯体系不是个人所独有，而是群体性的约定俗成，为大家公认和应用，并在一定范围内共通，可交流，可理解。国境口岸重大呼吸道传染病关乎公众的生命、健康、尊严，影响着公众对生活、社会的态度和信念，因此信息发布也应该更加人性化，安抚情绪，召唤出共同的价值信念，引领一种“有质量”的生活方式。如在图片新闻发布中，尽量避免发布唤起公众伤痛、恐慌、绝望的画面冲击公众心灵。

此外，兼顾各方，要有大局观和“科学发展”的观念。当今信息时代，信息不但是传播力、影响力，而且也是生产力、决策力。任何事态都在发展与变化中演进，信息的搜集和处理应紧随着事态的流变不断更新与传播，为决策部门和公众提供判断与决策的依据。

第五节 重大呼吸道传染病防控信息宣传机制的应用

一、“金字塔式”信息发布机制

检验检疫部门在国境口岸重大呼吸道传染病检验检疫防控工作中的宣传机制是：第一时间成立宣传保障组，明确宣传职责及宣传纪律。所有宣传归口统一在宣传保障组。并明确新闻发言人，报国家质检总局及市委、市政府备案。建立和动员各单位、各部门宣传员，做好信息采集，报送。采集时强调图文并茂。协调其他保障组，指定专人每日定时收集相关数据，进行总结报送。

宣传机制经过初期运转，形成“金字塔式”发布制度：

普通政务信息：经过宣传保障组负责人审阅后，在内部刊物刊发。（内部刊物可大量增刊）；

重要信息：经宣传保障组负责人审阅后，送主管领导批准后，报国家质检总局及市委、市政府。经国家质检总局新闻办批准后，方可在媒体发布。编制新闻素材或通稿，组织记者赴现场进行采访。记者稿件一定要进行初审。

重大信息：经主管领导审阅后，报应急领导小组同意，可组织记者召开新闻发布会发布。单独召开新闻发布会，要报国家质检总局新闻办审批，并在其直接指导下，报北京市委宣传部审批。

应急事件的中期阶段宣传要发挥提振士气、鼓干劲的作用，做好创新措施的宣传及涌现出的好人好事的宣传。做好舆情追踪，及时发现应对负面新闻。收尾阶段做好总结宣传及纪实回顾性宣传。

二、宣传效果评价

著名传播学者陈力丹教授提出关于流言传播的公式：$R=i\times a/c$。R 指流言（rumor）；i 指流言的重要性（importance）；a 指流言内容的模糊程度（ambiguity）；c 指公众对流言的判断能力（criticalability）。可见，如果事件越重要，而信息越不透明，就越容易造成判断能力的失误，也就越容易造成流言的快速蔓延与恐慌心理的蔓延。反之，如果信息透明、传播流畅，谣言则会止于真相。此次甲型 H_1N_1 流感疫情的有效防控得益于宣传部门在信息搜集、分析、处理和发布中的积极作为，并结合现代危机管理的先进理念，配合各部门协同作战，信息共享，最终将此次公共卫生领域的危机事件限定在可控范围以内，对维护社会的稳定与推动社会发展起到了至关重要的作用。

北京出入境检验检疫局对于国境口岸重大呼吸道传染病检验检疫防控的舆论宣传紧扣社会危机事件的潜伏期、暴发期、扩散期及解决期的四个不同阶段展开，有的放矢，所谓“知识的力量不仅取决于其本身的价值大小，更取决于它是否被传播以及被传播的深度和广度”，促使此次舆论宣传不仅取得了战略性成果，也为今后应对突发公共卫生事件提供了可贵的经验。

第八章　北京口岸甲型 H_1N_1 流感防控措施与效果

2009 年 3 月，始发于墨西哥的甲型 H_1N_1 流感迅速传播至北美地区，后逐渐向世界各地扩散。全球 80%以上的国家和地区，不同程度地受到甲型 H_1N_1 流感的感染。北美以及欧洲部分国家受感染情况较为严重。4 月 25 日，WHO 发出全球流感预警，将甲型 H_1N_1 流感定义为国际关注的突发公共卫生事件，并在 5 天内，将警戒级别由 3 级提升至 5 级。6 月 11 日，WHO 将警戒级别提升至最高级别 6 级。警示级别上升如此迅速，十分罕见。甲型 H_1N_1 流感疫情引起了全人类的共同关注。

检验检疫部门作为国境口岸卫生主管当局，在口岸承担着检疫把关的重要职责。在此次疫情防控工作中，检验检疫部门认真贯彻落实党中央、国务院的重要指示，按照国家质检总局的统一部署，根据口岸的特点和疫情防控形势以及政策的不断调整和变化，积极、主动地采取有效防控措施，分阶段、创造性地开展工作，保证了口岸疫情防控工作的顺利进行，并取得了显著成效。

虽然目前甲型 H_1N_1 流感已列入乙类传染病进行常规管理，但是此次疫情是继 2003 年 SARS 疫情后又一次重大呼吸道传染病疫情，与 SARS 相比，甲型 H_1N_1 流感疫情是由国外传入的典型输入性传染病，鉴于病毒变异和新的重大国际传染病疫情暴发的可能随时存在，全面评估口岸甲型 H_1N_1 流感检验检疫防控策略和措施，深入总结疫情防控经验，对口岸重大传染病防控体系的建设，提高口岸卫生检疫核心能力具有重要意义。由于北京拥有全国最大的空港口岸——首都机场口岸，同时具有重要的政治意义，北京口岸甲型 H_1N_1 流感疫情防控工作受到重点关注。因此，本书编者以北京口岸为例，对口岸甲型 H_1N_1 流感检验检疫防控措施和效果进行评估，并以此作为例证，展示重大呼吸道传染病口岸防控体系的构建过程。

第一节　甲型 H_1N_1 流感疫情概况

一、世界范围疫情发展情况

2009 年 3 月，墨西哥韦拉克鲁斯州首先暴发了“人感染猪流感”（后改称甲型 H_1N_1 流感）疫情，疫情来势迅猛，很快传至美国。截至 2009 年 4 月 27 日，墨西哥境内已发现疑似病例 4000 余例，死亡 81 人。除墨、美两国外，加拿大、西班牙、英国、法国、新西兰等地也陆续发现疑似病例。疫情迅速在全球范围蔓延。据世界卫生组织 2010 年 6 月 11 日公布的最新疫情通报，截至 2010 年 6 月 6 日，甲型 H_1N_1 流感在全球已感染了 214 个国家，造成至少 18156 人死亡。其中美洲地区死亡人数最多，至少达到 8423 人。

二、我国疫情发展情况

2009 年 5 月 11 日，经卫生部确认，四川省确诊我国首例甲型 H_1N_1 流感病例；2009

年 5 月 16 日，北京市确诊了首例甲型 H_1N_1 流感病例；2009 年 5 月 29 日，广东省报告了我国内地首次出现的甲型 H_1N_1 流感二代病例；2009 年 8 月 13 日，广东省报告我国内地第一例甲型 H_1N_1 流感重症病例；随后，疫情在我国逐步蔓延。2009 年 10 月 6 日，西藏自治区报告我国内地首例甲 H_1N_1 流感死亡病例。

据北京市卫生局最终疫情通报，截至 2010 年 4 月 4 日 24 时，北京市累计报告甲型 H_1N_1 流感实验室确诊病例 11087 例，累计死亡 82 人。据卫生部疫情信息通报，截至 2010 年 4 月 11 日，全国 31 个省份累计报告甲型 H_1N_1 流感确诊病例 127578 例，死亡 802 例。

第二节　北京口岸概况

一、北京地理位置

北京位于华北平原北端，四周被河北省包围，东南和天津市相接，面积 16808 平方公里，常住人口 1695 万（北京市统计局 2008 年数据），每日流动人口 500 万左右。北京市行政区县分布见图 8-1。

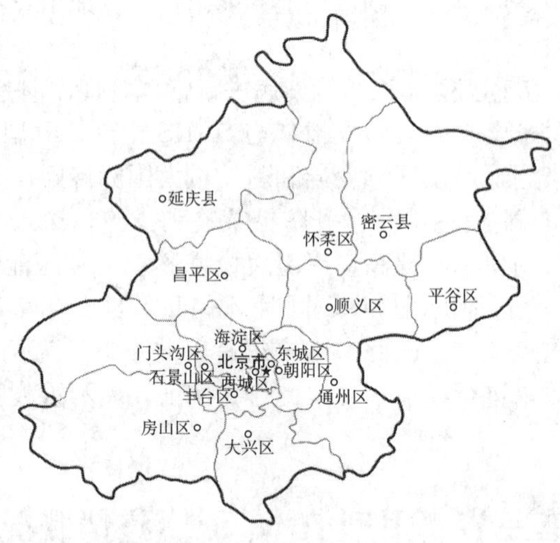

图 8-1　北京市行政区县分布图

北京是我国的首都，全国的政治、文化中心。北京市人口密集，人员流动频繁。外国驻华使馆聚集在北京，北京是我国与世界各国交往的枢纽，也是一座著名的历史文化名城。北京对中国、对世界均有着重大政治影响力。

二、北京首都国际机场概况

北京首都国际机场是我国大型的对外出入境空港口岸之一，因其独特的地理位置，具有高度的政治敏感性。机场位于北京东北部，横跨北京市两个行政区域（朝阳区、顺义区），占地约 33 平方公里，核心区主要由三个航站楼组成，其中 T3 航站楼为目前世界最大的单体建筑（见图 8-2）。机场还配有专机楼、公务机楼和其他的一些辅助设施。三个航站楼占地约 140 万平方米。首都国际机场是世界上最繁忙的机场之一，目前与首都机场通航的国际客运航线有 77 条，涉及的国家和地区有 45 个，80 个城市。首都国际机场拥有停机机位 321 个，日均出入境航班约 240 架次，日均出入境人员约 40000 人次。2009 年，首都机场的旅客吞吐量已突破 6500 万人次，位居世界第三位，亚洲第一位。

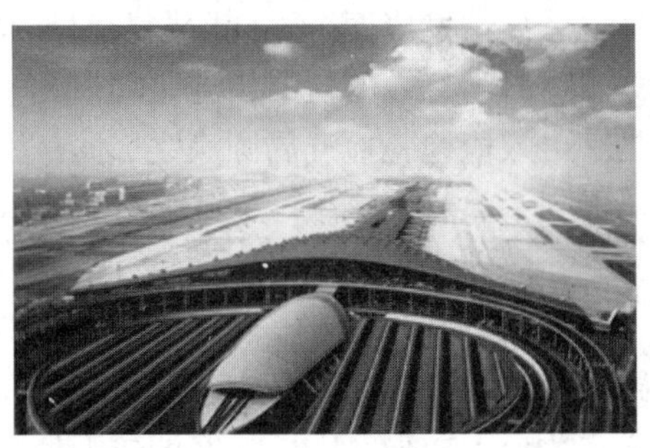

图 8-2　首都国际机场 T3 航站楼

第三节　北京口岸甲型 H_1N_1 流感总体防控策略和措施

按照党中央、国务院的总体部署，根据“高度重视、积极应对、联防联控、依法科学处置”的原则，遵循我国“外堵输入、内防扩散”的疫情防控策略，在国家质检总局统一指挥下，北京出入境检验检疫局迅速评估了疫情形势，制定了相应防控措施，实现“六个到位”，全面进入应急工作状态，使得疫情防控工作有序、有力、有效进行。

一、组织到位确保指挥机制高效运转

疫情发生后，北京出入境检验检疫局按照国家质检总局 2009 年第 30 号公告要求，迅速进入应急工作状态，第一时间成立了由齐京安局长挂帅的疫情防控应急领导小组，紧急启动应急预案，迅速制定防控工作方案；建立了领导带班、工作会商、24 小时值守、请示报告等多项管理制度。齐京安局长亲临一线坐镇指挥，北京出入境检验检疫局还抽调 3 位党组成员、2 位副巡视员常驻首都国际机场现场办公，遇事及时协商，当场解决问题，极大地提高了工作效率。

二、人员到位确保防控工作顺利开展

2009 年 4 月 30 日，国家质检总局决定在全国空港口岸恢复入境健康申明卡申报制度。北京出入境检验检疫局迅速组织抽调 130 余人支援首都机场口岸一线，先后聘用了 170 名协检员，进一步增强疫情防控力量；国家质检总局和北京市教委先后支援 12 名年轻干部、18 名小语种翻译人员以及 170 名首都医科大学在校大学生志愿者充实首都机场口岸，确保防控工作顺利开展。另外，北京出入境检验检疫局根据口岸防控措施变化，对口岸检疫排查岗位设置以及人员配置进行适时调整，使人力资源利用效率最大化。

三、措施到位确保口岸疫情有效防控

根据疫情防控要求，北京出入境检验检疫局全面加强入境旅客的体温监测和检疫排

查，及时将有染疫嫌疑的旅客转运至指定医院；通过对健康申明卡的核查分析和整理上报，及时发现染疫嫌疑人员，并协助北京市卫生局及相关检验检疫局实现信息追溯；全面加强对运输工具、货物及携带物的检疫监管，强化对口岸公共场所的卫生监督。同时，按照质检总局要求，根据北京地区疫情发展四个不同阶段及时调整防控措施，不断优化检疫流程，确保口岸疫情有效防控。科学有效的检疫措施是北京出入境检验检疫局疫情防控工作成效显著的根本保证，北京出入境检验检疫局圆满完成时任总理温家宝等国家领导人出入境专机的检疫查验任务，得到了党和国家领导人的充分肯定。

四、物资到位确保防控措施有效实施

北京出入境检验检疫局及时为首都机场和北京西站口岸配备了移动式、手持式、耳蜗式、口腔式等各类型测温仪 537 台，加强对入境旅客的体温监测；配备高速扫描仪、DVD 刻录机等设备，及时做好旅客信息报送工作；在入境通道安装视频设施，实现对入境人员在入境通道的全程视频监控，为口岸监控与后续追踪提供了有利的数据支持。同时，做好防护物资的提前储备和及时调配，确保疫情防控工作顺利开展。

五、宣传到位确保各项防控政策有效落实

北京出入境检验检疫局积极与新闻媒体沟通与合作，并与各航空公司、首都机场股份公司、北京铁路局和北京市卫生局合作，通过发放宣传资料、播放宣传片、制作提示牌、机（车）上广播等途径，对入境旅客进行政策宣传，确保各项防控政策有效落实。

六、协调到位确保联防联控发挥效能

在北京市委、市政府领导下，北京出入境检验检疫局作为牵头单位，与卫生、旅游、公安、交通、边防、海关等 15 个部门组建了入境监测组，采取联合办公的方式，积极构建全新的联防联控工作模式。重点加强与北京市卫生局的密切配合，做好人员转送和信息采集工作。北京出入境检验检疫局与相关单位共同努力，妥善处置了多起突发事件，将口岸疫情防控工作纳入北京市防控体系，切实保证了联防联控工作有效落实。

第四节　运用风险管理模式开展北京口岸疫情防控工作

风险管理模式是近年来检验检疫监管工作中逐步建立起来的一种科学高效的管理方式，是在风险评估基础上采取针对性控制风险措施的过程，也是口岸核心能力建设的重要要求。在甲型 H_1N_1 流感防控工作中引入风险管理方法，使有限的检疫资源得到最大化的利用，提高检疫查验效率，显著提升疫情防控工作的科学性、合理性和有效性。

一、分析评价甲型 H_1N_1 流感口岸防控重点风险因素

由于甲型 H_1N_1 流感在流行初期是世界卫生组织经过风险评估后发布为流感大流行预警级别 6 级的重大呼吸道传染病，在此评估结论的基础上，通过数据统计分析方法，对北京口岸甲型 H_1N_1 流感口岸防控重点风险因素进行分析评价。

（一）甲型 H_1N_1 流感的基本特性分析

甲型 H_1N_1 病毒属于正粘病毒科（Orthomyxoviridae），A 型流感病毒属（*Influenza virus* A），其遗传物质为 RNA，电镜照片见图 8-3。甲型 H_1N_1 流感病毒是 A 型流感病毒，携带有 H_1N_1 亚型猪流感病毒毒株，包含有禽流感、猪流感和人流感三种流感病毒的核糖核酸基因片断，同时拥有亚洲猪流感和非洲猪流感病毒特征。

甲型 H_1N_1 流感为急性呼吸道传染病，人群对甲型 H_1N_1 流感病毒普遍易感，可以人传染人。人感染甲型 H_1N_1 流感病毒后的早期症状与普通流感相似，包括发热、咳嗽、喉痛、身体疼痛、头痛、发冷和疲劳等，有些还会出现腹泻或呕吐、肌肉痛或疲倦、眼睛发红等。潜伏期一般为 7 天，在人群间传播途径为呼吸飞沫或接触到感染者的咳嗽和喷嚏所形成的气溶胶污染物得以感染，在人群密集的环境中更容易发生感染。患者和潜伏期内的感染者为传染源。在口岸疫情防控工作中，传染源可以引申为来自疫情流行国家的入境旅客，而口岸范围内的所有人员均为易感人群。

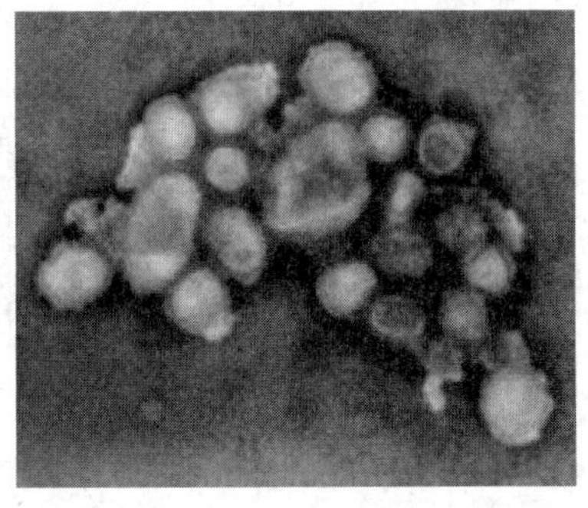

图 8-3　甲型 H_1N_1 病毒电镜照片

通过分析，可以明确甲型 H_1N_1 流感的传染源、传播途径和易感人群等疫情传播特性，进而采取针对性的口岸防控措施。

（二）甲型 H_1N_1 流感确诊病例情况分析

截至 2009 年 10 月 18 日（随后北京市卫生部门不再提供输入性病例数据），北京市报告经北京口岸入境输入性甲型 H_1N_1 流感确诊病例共 434 例，其中 146 例为北京出入境检验检疫局检疫查验发现的确诊病例，另有 22 名由北京出入境检验检疫局转送的密切接触者，后被确诊甲型 H_1N_1 流感病例。通过对确诊病例来自国家、年龄、职业、典型症状等特点的统计分析，可明确导致甲型 H_1N_1 流感感染的危险因素，具体分析见表 8-1 和图8-4。

表 8-1　北京口岸输入性确诊病例重点来自国家或地区统计表

来自国家或地区	确诊病例数量	入境人员数	入境人员发病率/%
澳大利亚	14	15532	0.090
加拿大	39	99673	0.039
美国	96	284411	0.034
英国	20	87296	0.023
新加坡	29	136455	0.021
中国香港	89	524526	0.017
日本	25	339237	0.007
韩国	22	388579	0.006
合计	334	1875709	0.020

注：表 8-1 为按照确诊病例来自发病率由高到低前八个国家和地区的统计，其余国家和地区数量较少未计入统计。

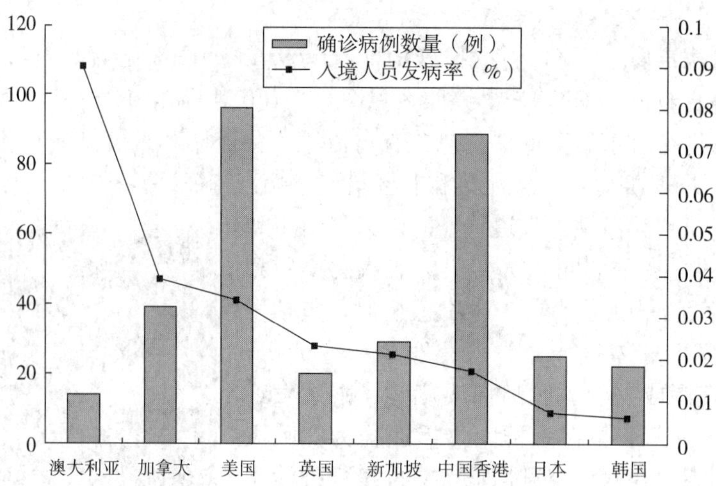

图 8-4 北京口岸输入性确诊病例重点来自国家或地区统计图

由表 8-1 和图 8-4 可以看出，主要输入性确诊病例来自澳大利亚、美国、加拿大、英国、新加坡、中国香港、日本、韩国等疫情较严重国家和地区，占全部确诊病例的 76.96%。其中，来自澳大利亚入境人员发病率最高，来自美国入境人员中确诊病例数量最多，该两个国家为口岸疫情防控重点国家。

表 8-2 和表 8-3 表明，确诊病例以回国华裔旅客为主，占全部确诊病例的 68.5%，其中外籍华人共 23 名，占全部确诊病例的 15.8%，外籍华人中以美国和加拿大华人为主，共 21 名，占外籍华人确诊病例的 91.3%。据了解，不排除在外华人在出现甲型 H_1N_1 流感症状之初，为规避国外高额医疗费用支出而选择回国就医的情况。

表 8-2 北京口岸检疫发现输入性确诊病例国籍统计表

国籍		确诊病例数/例
中国籍	内地	73
	台湾	1
	香港	3
	澳门	0
美国籍	美籍华人	16
	美国人	17
加拿大籍	加籍华人	5
	加拿大人	2
澳大利亚籍	澳大利亚籍华人	1
	澳大利亚人	6
英国籍	英国籍华人	1
	英国人	6
日本籍		4
新加坡籍		3
其他国籍		8
总计		146

表 8-3　北京口岸检疫发现输入性确诊病例华人与外国人对比统计表

分　类	确诊病例数/例	百分比/%
中国人	77	52.7
外国人	46	31.5
外籍华人	23	15.8

由表 8-4 可以看出，确诊病例年龄段主要分布在 30 岁以下，占全部确诊病例的 85.6%，其中 18 岁以下人数占全部确诊病例的 54.1%。据统计，该批人群主要为出国留学人员，说明大批留学人员集中回国，存在着较大的传染病输入的风险。

表 8-4　北京口岸检疫发现输入性确诊病例年龄分布统计表

年龄分布	确诊病例数/例	构成比例/%
≤18 岁	79	54.1
19 岁～30 岁	46	31.5
31 岁～59 岁	19	13.01
>60 岁	2	1.36

由表 8-5、表 8-6 和图 8-5 可知，发热、咳嗽、咽痛、流涕症状是甲型 H_1N_1 流感的主要症状，部分病例在发病初期体温不高，而主要出现咳嗽、咽痛、流涕症状。

表 8-5　北京口岸检疫发现甲型 H_1N_1 流感确诊病例症状分布统计表

症状分布	确诊病例数/例	占确诊病例总数比例/%
发热（≥37.5℃）	109	74.7
咳嗽	35	24.0
咽痛	16	11.0
流涕	9	6.2
鼻塞	6	4.1
头痛	5	3.4
肌痛	4	2.7
乏力	4	2.7

表 8-6　北京口岸检疫发现输入性确诊病例症状特点统计表

只存在发热体征（≥37.5℃）	发热（≥37.5℃）并伴其他体征	不发热（<37.5℃）有或无其他体征
27	82	37

通过上述数据统计分析可以看出，北京口岸入境旅客中甲型 H_1N_1 流感感染危险因素来自甲型 H_1N_1 流感疫情主要流行国家，以外籍华人、青少年和归国留学生为主，具有发热、咳嗽、咽痛、流涕的典型症状等。明确甲型 H_1N_1 流感感染危险因素，有利于采取针对性的有效措施及时防控。

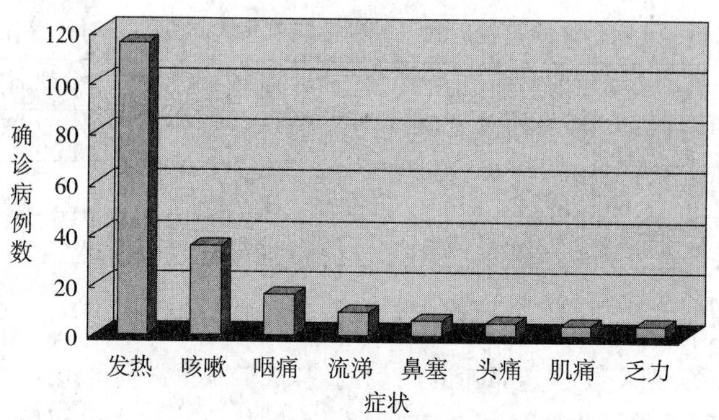

图 8-5 北京口岸检疫截获甲型 H_1N_1 流感确诊病例症状分布统计图

（三）口岸检疫查验重点时间段和重点岗位分析

历史统计数据显示，首都机场日均各小时入境航班数详见表 8-7 和图 8-6。

表 8-7 首都机场各时段日均入境航班数

时间段	架次			占日均入境航班总数百分比/%
	T2	T3	T2＋T3	
0：00～8：00	8	8	16	13.3
8：00～10：00	4	5	9	7.5
10：00～12：00	7	9	16	13.3
12：00～14：00	5	14	19	15.8
14：00～16：00	1	18	19	15.8
16：00～18：00	4	11	15	12.5
18：00～20：00	2	7	9	7.5
20：00～22：00	2	7	9	7.5
22：00～24：00	3	5	8	6.7
合计	36	84	120	100

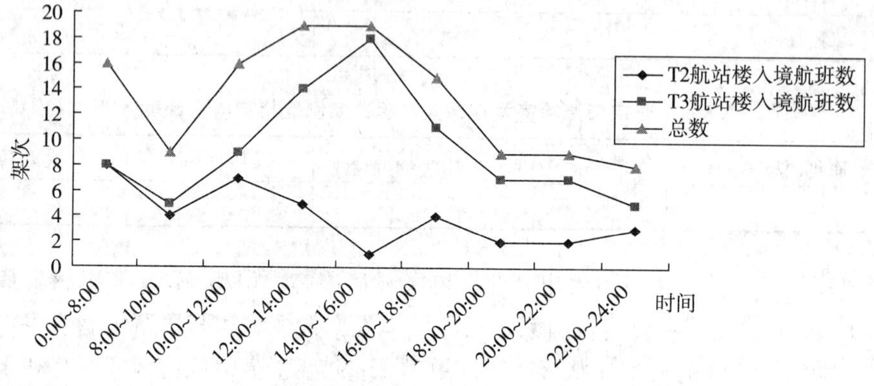

图 8-6 航空器入境时间分布图

统计显示，全天 57.5%的入境航班主要集中在 10：00～18：00 这 1/3 的时间段，剩余 2/3 的时间有 42.5%的航班入境；在 10：00～18：00 时段中，12：00～16：00 时间段入境航班相对集中，故该时段是检疫查验工作量最大的时间段。此外，T3 航站楼的日均入境航班数占入境航班总数的 70%，T2 航站楼占 30%，T3 航站楼入境检疫查验工作量明显高于 T2 航站楼。

统计表明，甲型 H_1N_1 流感确诊病例国家的入境航班，主要集中在 T3 航站楼停靠。

来自英国、美国、加拿大、西班牙、法国、新西兰、日本及香港主要八个甲型 H_1N_1 流感重点流行国家和地区的航班分时段统计见表 8-8 和图 8-7。

表 8-8　来自主要八个甲型 H_1N_1 流感重点流行国家和地区的航班分时段统计

时间段	来自八个流行区架次			同时段总架次	占同时段总架次百分比/%	占流行区日均入境航班总数百分比/%
	T2	T3	T2+T3			
0：00～8：00	1	2	3	16	18.8	5.5
8：00～10：00	0	1	1	9	11.18	1.9
10：00～12：00	1	5	6	16	37.5	11.1
12：00～14：00	0	8	8	19	42.18	14.8
14：00～16：00	0	6	6	19	31.6	11.1
16：00～18：00	5	7	12	15	80	22.2
18：00～20：00	1	4	5	9	55.6	9.3
20：00～22：00	0	5	5	9	55.6	9.3
22：00～24：00	3	5	8	8	100	14.8
合计	11	43	54	120	—	—

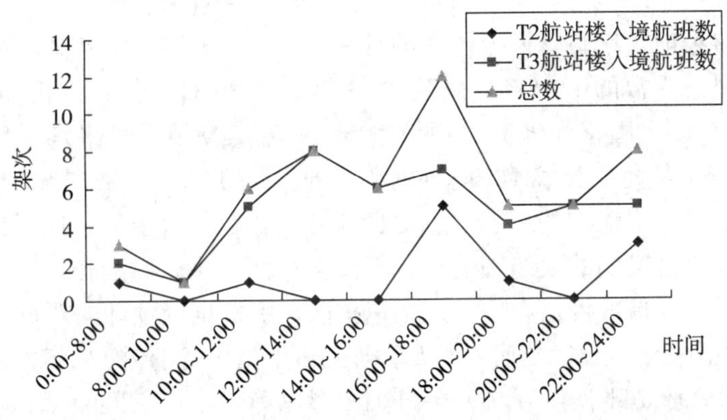

图 8-7　甲型 H_1N_1 流感重点流行国家或地区航空器入境时间分布图

表 8-8 显示，10：00～18：00 时段内来自八个主要甲型 H_1N_1 流感重点流行国家和地区的航班占日均入境航班总数比例为 60%，而 12：00～14：00 和 16：00～18：00 时段流行区入境航班数量既是全天高峰时期，也是占同时段入境航班的比例较高时期。因此，由

表8-7、表8-8的分析可以确定，每天10：00～18：00时段为口岸检疫查验工作量最大的时间段，同时T3航站楼航班数量多，检疫查验任务重，应在人员排班部署方面进行相应调整，以保证检疫查验工作效率；而口岸甲型H_1N_1流感防控的重点时段应为来自甲型H_1N_1流感重要流行区航班数量较为集中的12：00～14：00和16：00～18：00时段，在此期间应重点加强对来自重点流行国家的航班和旅客的检疫查验工作。

（四）北京市甲型H_1N_1流感疫情发展形势分析

根据分析，北京市疫情发展形势可分为以下四个阶段：

1. 甲型H_1N_1流感输入阶段

时间：2009年5月初～6月底

特点：疫情呈散发态势并以输入性为主。

2. 病例增加阶段

时间：2009年7～8月

特点：本地病例增加并间或出现聚集性疫情。

3. 境内感染性病例显著增加阶段

时间：2009年9～11月

特点：季节性流感快速增加的同时，境内甲型H_1N_1流感的病例数也出现快速增长，输入性病例数明显减少。

4. 病例增速减缓阶段

时间：2009年12月～至今

特点：随着疫苗接种工作的有序开展，甲型H_1N_1流感病例增速逐步放缓，疫情趋于平稳。

（五）甲型H_1N_1流感入境传播特点和疫情发展形势分析

此次甲型H_1N_1流感疫情与2003年的非典型肺炎疫情有着本质的不同。此次疫情首先在境外暴发，迅速在全球范围蔓延，而且首先出现疫情并且形势较为严峻的美国、加拿大与北京口岸均直接通航，来自这两个国家的日平均入境航班为12架次，入境旅客达2246人次，占每日入境总人数的11.6%，截至2009年5月30日，与首都机场通航的45个国家和地区中，已有26个国家和地区出现甲型H_1N_1流感疫情，日平均入境航班101.2架次，入境人员17366人次，占每日入境航班和人员总数的92.8%。在来自疫区人流量巨大的情况下，疫情通过口岸输入的可能性非常高。另一方面，由于北京地区人口密集，人员流动频繁，一旦发生传染病的大范围流行，不仅会对首都社会稳定和经济发展造成显著影响，还会通过人员流动造成疫情在国内外迅速扩散，引发难以预计的严重后果。

另外，根据中国科学院自动化研究所专家研究，甲型H_1N_1流感疫情发展趋势与气温有一定关系，通过对8月3日（第31周）～11月5日（第43周）期间北京地区周平均气温和甲型H_1N_1流感检测阳性率变化情况的分析，随着气温的下降，甲型H_1N_1流感阳性率逐渐上升，这与季节性流感在秋冬季节流行的情况一致（图8-8）。在2009年4～5月疫情暴发之初，疫情流行重点国家以美国、加拿大等北半球国家为主；而在6月以后，随着北半球进入夏季气温不断上升，而以澳大利亚为代表的南半球国家进入冬季气温下降不断下降，甲型H_1N_1流感疫情流行重点国家则由美国、加拿大，转变为澳大利亚等南半球国家。

受此影响，北京的甲型H_1N_1流感输入性病例，先是以北美的美国、加拿大为主，后

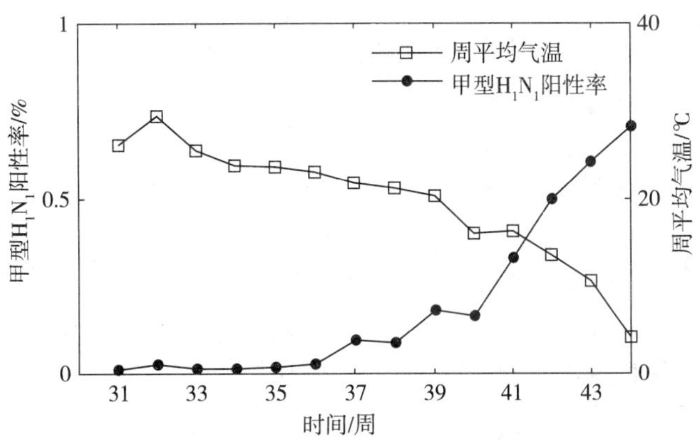

图 8-8　甲型 H_1N_1 阳性率与周平均气温的对应关系

转为澳大利亚。随着二代病例不断增加，北京的甲型 H_1N_1 流感流行情况也呈现出季节变化特征。

通过上述对甲型 H_1N_1 流感感染危险因素、疫情传播风险及其后果、口岸疫情防控重要时段和重要岗位以及各阶段疫情发展形势特点的风险评估、分析及回顾性研究表明，当时口岸甲型 H_1N_1 流感防控重点以及制定和采取针对性风险管理措施是科学的，这些措施保证了北京出入境检验检疫局口岸疫情防控策略的合理性和有效性。

二、采取针对性的风险管理防控措施

由上述数据统计分析可以得出，由于北京具有独特的地理位置，与国外交往频繁，交通运输发达，人流、物流集中，北京口岸存在入境旅客中携带甲型 H_1N_1 流感感染危险因素传入我国的可能性。鉴于甲型 H_1N_1 流感疫情输入性传播可能性高，疫情大规模流行后果严重，口岸检验检疫部门的检疫把关作用显得尤为重要，加强口岸疫情防控，对于延缓国内疫情扩散，降低国内发病率和死亡率，为疫苗生产和防控物资调配等工作争取宝贵时间，减轻疫情危害将发挥重要作用。北京口岸应当采取必要的、有针对性的风险管理措施，保障我国人民安全。

（一）加强传染源控制，防止疫情扩散

针对甲型 H_1N_1 流感以来自疫情流行国家的入境旅客为传染源的特点，控制传染源可以通过对可能感染甲型 H_1N_1 流感旅客采取查验、监测、隔离和控制等措施来实现，北京出入境检验检疫局采取以下措施加强对传染源的控制：

1. 全面加强对入境旅客的体温监测和检疫排查工作

入境旅客的体温筛查是甲型 H_1N_1 流感防控过程中发现染疫嫌疑人的最有效手段，保证体温筛查的快速有效开展是贯穿防控工作始终的任务。北京出入境检验检疫局严格加强入境旅客的体温监测，实行机上一道、入境大厅两道共三道体温监测，在疫情防控初期为首都机场口岸新增 5 台移动式红外测温仪（图 8-9），使首都机场口岸红外测温仪数量达到 45 台，并根据首都机场口岸和北京西站口岸检疫排查和登交通工具检疫测温工作需要，紧急购置 537 台手持式、口腔式和耳腔式测温仪，同时商请北京市计量检测科学研究院派员对所有固定式和移动式红外测温仪进行校准，并实行每日早、中、晚三次校准制度，确

保体温监测工作有效进行。

对有症状旅客的检疫排查是主动发现甲型 H_1N_1 流感染疫嫌疑人的重要途径。检疫排查主要包括现场医学排查和负压隔离室排查，对经审核《出/入境健康申明卡》、医学巡查、红外体温监测报警中发现的有症状者或发热病例，由具有预防医学背景的检验检疫人员和医学院学生对其进行流行病学调查，并在负压隔离室由北京国际旅行卫生保健中心派出的临床经验丰富的医务人员进行相关医学检查（图 8-10）。根据流行病学调查、医学检查及实验室验证结果，提出初步判断及病例处理意见，并将疑似病例及时转至定点医疗机构，及时、有效、迅速地控制传染源，防止了疫情入境传播，大大降低了各方面的防控成本。经北京出入境检验检疫局协调，北京急救中心常备 20 辆救护车在首都机场，随时做好染疫嫌疑旅客的转运工作。

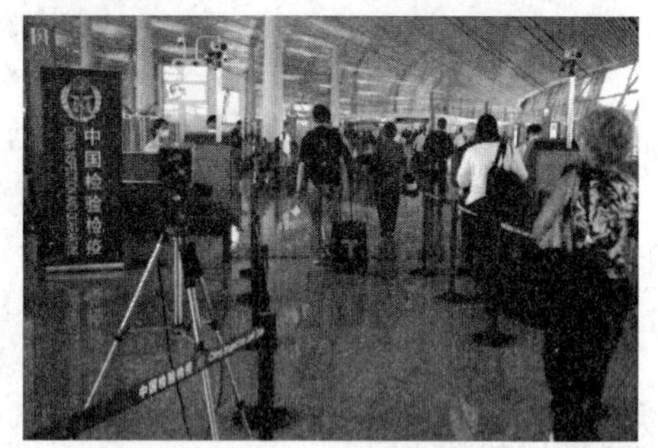

图 8-9　首都机场 T3 航站楼内移动式测温仪

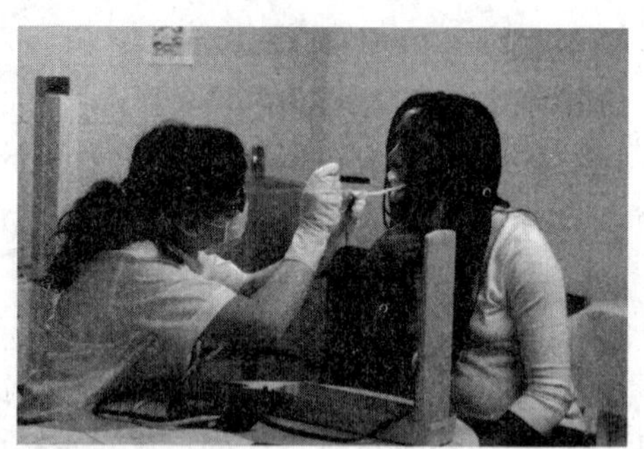

图 8-10　保健中心医务人员在负压隔离室内对可疑病例进行排查

2. 加强对入境旅客健康申明卡的核查、整理、分类、统计和信息报送

根据国家质检总局的要求，自 2009 年 5 月 1 日起，北京出入境检验检疫局在首都机场口岸和北京西站口岸全面启用《出入境健康申明卡》填申报制度，要求入境人员必须详实、准确填写。为避免单人负责审核收取健康申明卡可能出现的疏漏，北京出入境检验检疫局采取了先审后收、审收分离的健康申明卡核查收取模式，在首都机场口岸增设健康申明卡核查关卡（图 8-11），有效提高了健康申明卡的审核效率，并加快了旅客通关速度。北京出入境检验检疫局创新性地采用带有唯一编号的查验章，将健康申明卡的审核责任落实到每个工作人员身上，既有利于增强查验人员的责任意识，又保证了审核和收取过程的工作质量。同时，北京出入境检验检疫局及时将入境人员的相关信息报送国家质检总局、北京市卫生局及相关直属检验检疫局，协同进行后续追踪和监管，进一步强化对来自甲型 H_1N_1 流感流行国家和地区入境旅客的监管力度。

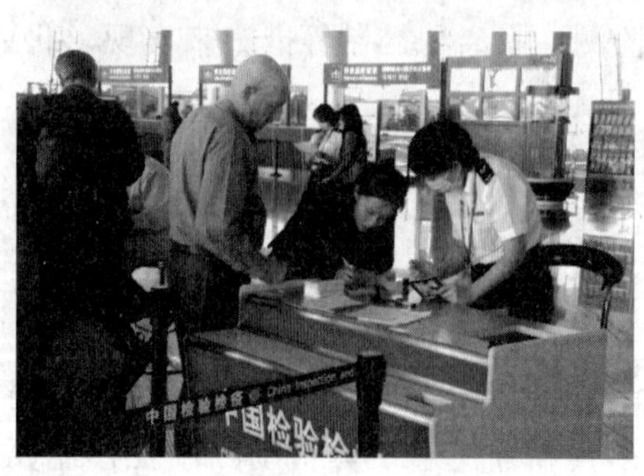

图 8-11　新增健康申明卡核查关卡

3. 创新性地实行入境旅客信息传递模式

在疫情防控初期，为加强来自甲型 H_1N_1 流感流行区高危人员管理和确诊病例密切接触者追踪隔离，并将入境人员的有效信息传递到北京市卫生部门，北京出入境检验检疫局与北京

市卫生局经过反复协调和沟通，逐步确立了入境旅客信息电子传递模式。

北京出入境检验检疫局在口岸现场设置信息小组，专职负责入境人员健康申明卡的扫描和传递工作。每日第一时间对来自美、英、加、日、西、澳六个重点国家和香港地区的入境航班旅客健康申明卡进行快速扫描（图 8-12），通过上传至 FTP 的方式，将入境旅客信息快速传递至北京市疾控中心，疾控中心组织人力将其关注的内容进行人工识别，进一步采取通知社区实施必要管理以及对确诊病例密切接触者进行追踪等措施。通过流程不断完善和高速扫描仪等先进设备的配置，信息传递工作效率不断提高，从最初 1 个航班信息录入需 4 小时到扫描上传时间缩短至 20 分钟。从 5 月 8 日至 10 月 31 日，北京出入境检验检疫局共向北京市疾控中心扫描传递了 6952 个入境航班的 128 万份健康申明卡电子文本。这些独一无二的宝贵材料为北京市疾控中心快速查找并有效隔离重点人群提供了巨大帮助，有效防止了疫情的进一步扩散，得到国家质检总局和北京市委、市政府各级领导的一致肯定。

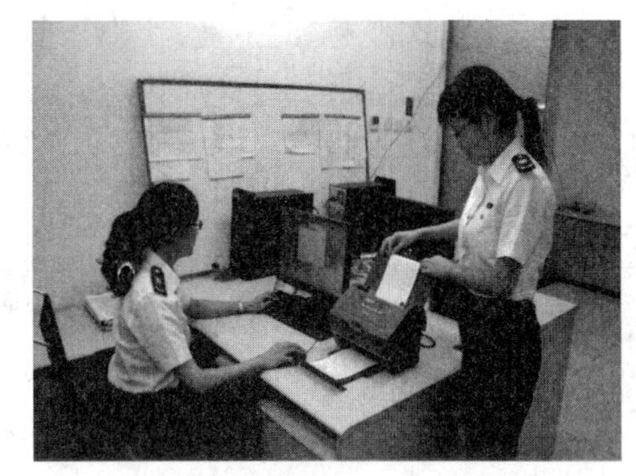

图 8-12　健康申明卡快速扫描

在防控过程中，很多入境旅客还在从机场回家的途中，其在北京的家中就已经接到了来自社区建议其居家隔离的电话，充分证明了信息传递流程的快捷与高效。

4. 加强对入境航空器的检疫查验

充分发挥航空器电子申报系统（API）的作用，在航空器入境前 1 小时，检验检疫人员已基本掌握了入境航空器和入境人员的基本情况和信息，为疫情防控工作奠定了基础，做到有备无患。

针对疫情防控的需要，北京出入境检验检疫局主要采取了以下措施：一是协调机场当局，对提前申报载有疑似症状旅客的航班，指定远机位停靠，实行人人排查；对载有疑似症状旅客人数较多的航班，及时启用 T3D 航站楼，进行集中临时隔离；二是进一步加大现场检疫排查的把关力度，保证对来自甲型 H_1N_1 流感流行国家和地区的航班全部实施登机检疫查验，做到人不到，不开舱门，检疫未完成，人员不出舱（图 8-13）；三是根据首都机场 T2、T3 航站楼停机位的设置，以及甲型 H_1N_1 流感通过飞沫传播的特点，通过与机场当局相关部门沟通协商，指定来自甲型 H_1N_1 流感流行国家和地区的航班集中停靠在航站楼的指定廊桥。

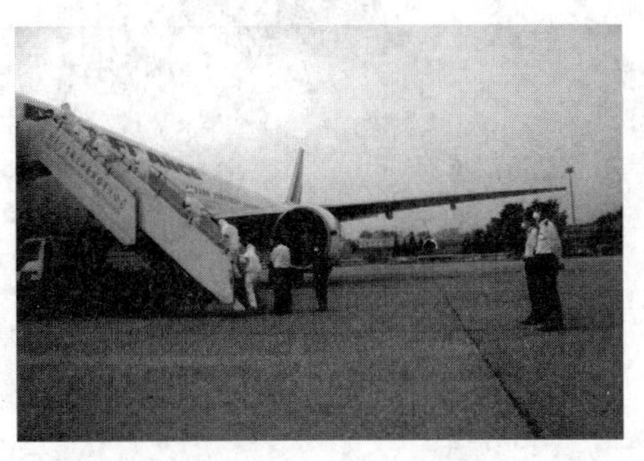

图 8-13　检验检疫人员实施登机检疫

2009 年 5 月 1 日～2010 年 4 月 30 日期间，北京出入境检验检疫局共检疫入境飞机 43143 架次，共检疫处理载有疾病症状旅客出入境航班 296 架次，登机检出并转送可疑病例 326 人次，检出甲型 H_1N_1 流感确诊病例 30 例。

5. 加强入境人员健康申明卡填写的辅导工作

北京出入境检验检疫局提前向所有国际航班配发健康申明卡，并要求机组人员辅导旅客在机上填写，降低入境通道压力；制作英、法、日、俄、德、韩、西班牙等七国语言的健康申明卡填写指导牌，方便外籍旅客填写；针对小语种国家人员，专门提供小语种志愿者为旅客进行健康申明卡填写的帮助和服务；在北京出入境检验检疫局网站主页上提供健康申明卡的电子版本，为入境旅客提前熟悉填写内容提供下载渠道，以保证健康申明卡信息填写的准确性和有效性，为入境旅客的后续监管和处置提供了有效保障。

（二）切断传播途径，加强卫生监管

针对甲型 H_1N_1 流感通过呼吸道传播的特性，切断传播途径主要通过改善航站楼内空气质量，做好环境卫生处理等措施来实现，北京出入境检验检疫局采取了以下多项措施切断传播途径：

1. 全面加强对运输工具、货物及携带物的检疫监管

对来自甲型 H_1N_1 流感流行国家和地区的入境飞机、列车、飞机廊桥等重点区域实施消毒处理。同时，借助“人-机-犬”查验模式（图 8-14），与机场海关强化 X 光机“一机两屏”协作查验，加强对来自甲型 H_1N_1 流感流行国家和地区的货物、邮寄物及旅客携带物的检疫查验工作。

2. 加强对航空器废弃物的检疫监管

为避免甲型 H_1N_1 流感等疫病疫情经航空器废弃物传入境内，北京出入境检验检疫局将航空器固体废弃物监管工作作为重点，明确要求相关单位务必做好航空器固体废弃物的无害化处理工作。要求垃圾焚烧站建立垃圾消纳日报制度，并多次跟踪监管航空器固体废弃物清运、焚烧全过程，有效地规范了航空器废弃物的无害化处理工作。同时，密切监管辖区内三家航空配餐企业的厨余垃圾处理及机供品回收情况。要求对回收的厨余垃圾严格消毒、密闭运输，进行无害化处理，不得分拣。对回收的剩余机供品在指定的单独区域进行严格消毒。

3. 加强对口岸公共场所的卫生监督管理

甲型 H_1N_1 流感病毒主要通过呼吸道传播，北京出入境检验检疫局加强了对航站楼、专机楼、公务机楼、宾馆、饭店的空气质量、公用设施的卫生监督（图 8-15），要求上述场所对公共设施每天进行预防性消毒处理，严格检查入住人员和从业人员健康状况，有条件的必须做到每日或每客通风换气。

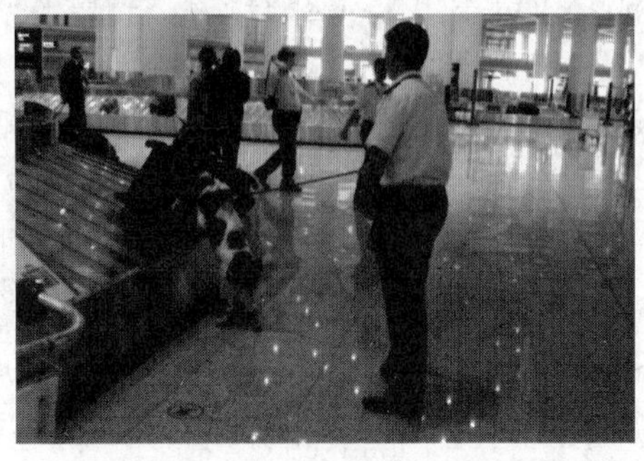

图 8-14　检疫犬进行行李查验

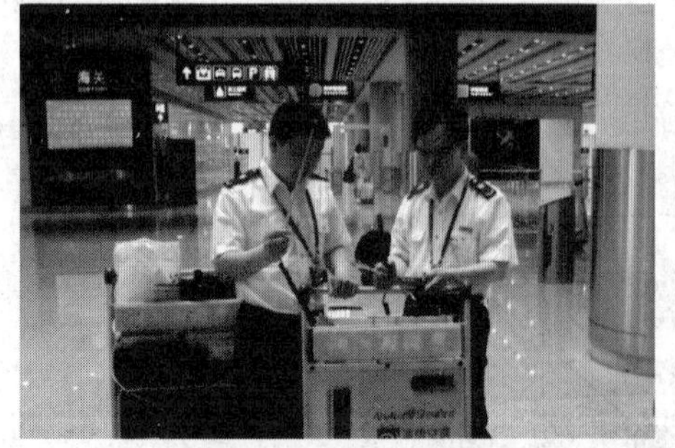

图 8-15　检验检疫人员对航站楼内进行微小气候监测

首都机场航站楼为密闭性环境，人流量大，防控压力巨大。针对这些特点，北京出入境检验检疫局采取了三项保障措施，一是积极与首都机场航站楼管理部门沟通，督促航站

楼东西区管理部对集中空调通风系统中过滤网、过滤器、通风口、冷却塔、空气处理机等进行清洗、消毒或者更换，并在 2009 年 4 月 29 日起全面开启备用新风机组和排风机组，采用全新风方式运行，新风流量由原来的 30%提升为 100%，提高了新风供给量，甲型 H_1N_1 流感期间航站楼 T3C166 个排送风机组、T3E139 个排送风机组、T2236 个排送风机组、T174 个排送风机组全部开启，达到了 $30m^3$/(h·人) 的新风量要求，有效保证了航站楼内空气新鲜。二是加强航站楼内空气质量监测工作，将以往的每季度监测一次航站楼内空气质量改为每周对入境旅客通道和国际行李提取大厅进行一次重点监测，并在旅客入境高峰时段对每一个入境旅客登机口布点监测，2009 年 5～12 月共监测布点 792 处，获取监测数据 8341 项。三是对航站楼公共区域及公共设施消毒工作加强监管，指导保洁公司制定《甲型 H_1N_1 流感消毒技术方案》，并分析旅客在航站楼的分布状况，针对性地指导保洁公司对重点区域进行重点消毒，消毒工作不留死角，对电梯扶手、门把手、公用电话等公用设施加强表面消毒工作，增加对疫区航班停靠的廊桥附近公用卫生间内卫生设施的消毒频次。四是加强对 T3 航站楼捷运系统的卫生监管，指导保洁部门做好人员、物资、药品的准备，消毒频次由每天 1 次增加至每天 4 次，指定专门人员对车厢及厢体表面进行卫生消毒处理。

（三）保护易感人群，提高人群防控意识和水平

针对甲型 H_1N_1 流感人群普遍易感的特点，保护易感人群是可以通过缩短旅客滞留集中时间、提供人性化服务等措施来实现，北京出入境检验检疫局主要采取了以下措施：

1. 不断调整入境通道布局，优化检疫流程

在防控工作中，针对人群对甲型 H_1N_1 流感普遍易感的特点，北京出入境检验检疫局不断调整优化入境通道的监控布局（图 8-16），协调首都机场股份公司，增加航站楼入境通道数量，保证所有入境通道全部开放，并在此基础上采用蛇形通道以缓解人员拥堵。通过多次调整，入境旅客通道由 24 条增加到 48 条，岗位分布从直线面变成扇形面，单次航班的通关时间从最初 1 个多小时，缩减到 30 分钟，直到目前的 10 分钟左右，极大地缓解了入境人员拥堵状况，最大限度地减少了入境人员在检疫查验通道的滞留时间，降低了人员之间的感染机会。即使是航班到港最集中的时间，旅客检疫现场也能够做到忙而不乱，紧张有序。

根据甲型 H_1N_1 流感疫情变化和口岸疫情防控工作需要，自甲型 H_1N_1 流感防控工作开展以来，北京出入境检验检疫局对入境航空器检疫查验规程反复修改达 18 次，对入境旅客检疫处理规程反复修改达 20 余次。为了确保操作规范、统一，北京出入境检验检疫局将所有的重点环节、操作规程和岗位规范都进行了梳理分解，并印刷成册，发放到了每一个现场检验检疫人员手中。

在疫情防控形势最为严峻的第一阶段，首都机场入境旅客和航空器检疫工作流程为：登机检疫—机上测温和医学巡查—第一道红外测温—审核健康申明卡—第二道红外测温及收取健康申明卡—医学排查—有症状旅客转送。合理的入境通道布局和检疫流程有效保障了疫情防控工作的高效开展。

2. 提供更多人性化服务

针对“老弱病残孕”人群容易成为甲型 H_1N_1 流感重症病例的情况，按照急事急办、特事特办的原则，北京出入境检验检疫局在入境通道，专门为“老弱病残孕”旅客和中转旅客设立专用通道，使其能够快速通关，减少疾病感染机会；在排队拥堵的时候，北京出入境检验检疫局协调首都机场当局派出“服务大使”和引导人员，及时疏导旅客情绪，提供咨

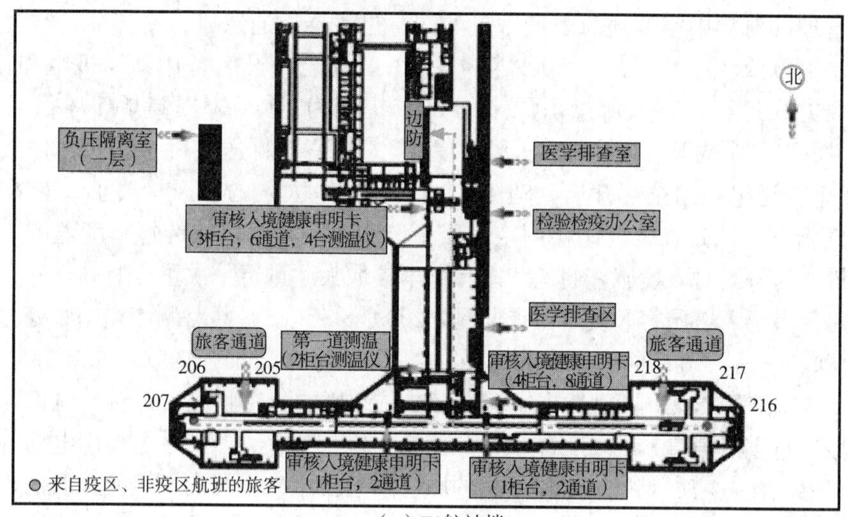

（a）T2航站楼

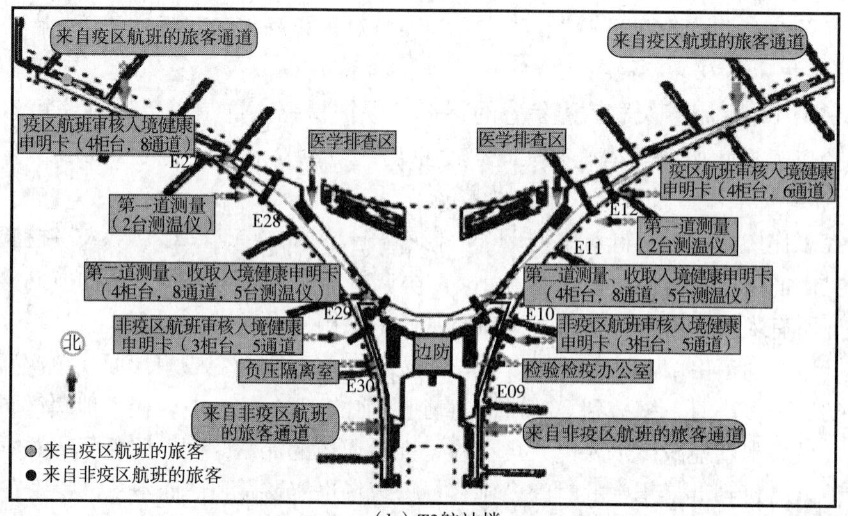

（b）T3航站楼

图 8-16　T2、T3 航站楼检验检疫甲型 H_1N_1 流感防控流程示意图

询服务，防止旅客因情绪急躁引起纠纷发生，维持入境现场良好的秩序，提高通关效率。

通过采取以上针对甲型 H_1N_1 流感疫情传播特性的防控措施，从传染病传播的传染源、传播途径、易感人群三个关键环节进行严格控制，从而达到阻断甲型 H_1N_1 流感传播链的效果，防止疫情迅速传播。截至 2009 年 12 月 31 日，通过北京出入境检验检疫局口岸检疫查验截获的甲型 H_1N_1 流感确诊病例以及转运密切接触者后被确诊为甲型 H_1N_1 流感感染者共达 168 例，占北京市输入性病例的 38.5%。

（四）针对甲型 H_1N_1 流感感染危险因素采取的防控措施

根据对甲型 H_1N_1 流感疫情传播危险因素的分析评估，针对具有危险特征的入境旅客以及航空器加强检疫监管，有效提高疫情检出率，控制疫情传播。

1. 加强来自甲型 H_1N_1 流感疫情主要流行国家的旅客和航班检疫监管

根据甲型 H_1N_1 流感疫情发展形势及其输入风险，北京出入境检验检疫局严格加强来

自甲型 H_1N_1 流感疫情流行国家的旅客和航空器检疫查验、疾病监测、卫生监督和卫生处理，主要措施包括以下几点：一是对来自甲型 H_1N_1 流感疫情流行国家和地区的入境航空器实施指定廊桥停靠，100%进行登交通工具检疫（图 8-17），及时发现入境的受染嫌疑人及密切接触者并给予有效控制，防止疫情扩散；二是在旅检通道对来自疫情流行国家旅客加强健康申明卡核查、体温监测和医学巡查，对主动申报症状和具有类似流感症状的旅客全部实行流行病学调查和医学检查（图 8-18），无法排除染疫嫌疑者立即转送指定医院隔离排查；三是在疫情防控初期，对来自指定国家旅客实行劝返或转送隔离的措施，降低疫情传入可能性；四是要求入境旅客填报健康申明卡，建立通畅快捷的信息传递渠道，将来自重点疫区国家旅客信息传递至社区，要求其居家隔离；五是加强来自外籍华人、青少年及归国留学生的检疫查验，将其作为重点监管人群，及时发现染疫嫌疑人，及时转送隔离；六是加强来自疫情流行国家和地区交通工具的卫生监督和卫生处理，加强其废弃物监管，防止疫情扩散。

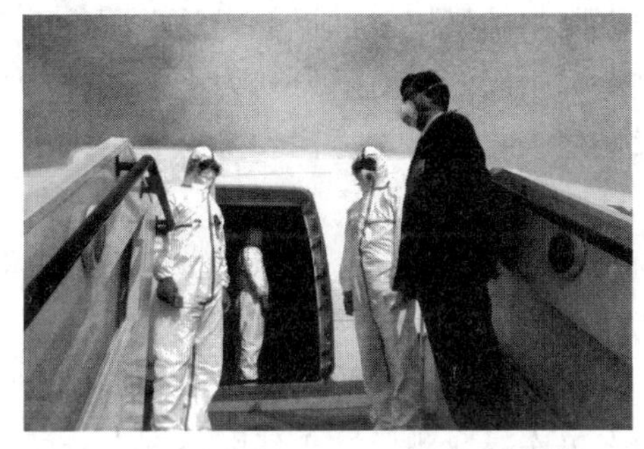

图 8-17　登机检疫

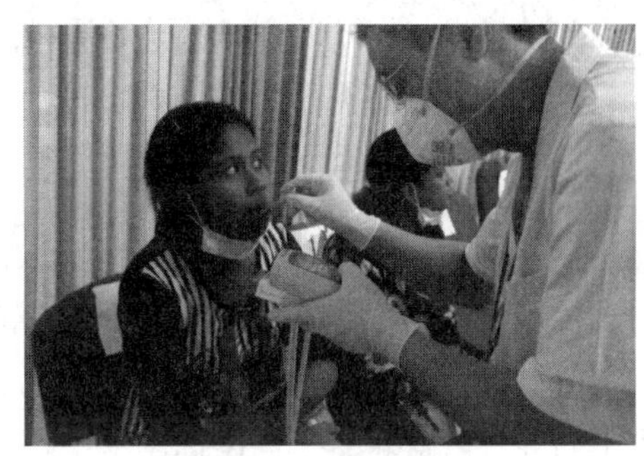

图 8-18　体温监测

2. 加强入境旅客症状监测，及时发现染疫嫌疑人

根据输入性甲型 H_1N_1 流感病例典型症状分析，北京出入境检验检疫局一方面采取加强入境人员体温监测的措施，另一方面针对部分甲型 H_1N_1 流感患者中咳嗽、咽痛、流涕等其他上呼吸道感染症状先于发热出现的情况，北京出入境检验检疫局在加强入境旅客体温监测的基础上，进一步加强医学巡查和健康申明卡核查，从而及时发现和控制染疫嫌疑人，有效防止疫情扩散。

（五）做好口岸检疫查验人员配置和岗位部署

根据口岸疫情防控重点时段、重点岗位的分析，每天 10：00～18：00 时段为口岸检疫查验工作量最大的时间段，T3 航站楼的航空器检疫查验、入境旅客体温监测、健康申明卡核查收取、医学巡查、医学排查等岗位为重点岗位，其中来自甲型 H_1N_1 流感重要流行区航班数量较为集中的 12：00～14：00 和 16：00～18：00 时段为口岸甲型 H_1N_1 流感防控的重点时段。因此，在疫情防控形势最为严峻的防控初期阶段，为确保入境航空器和旅客检疫查验工作有效进行，北京出入境检验检疫局采用白班“值一休一”和 24 小时班“值一休二”相结合的值班制度，确保白天重点时段工作人员相对充足，并推迟现场工作人员午餐和晚餐就餐时间，以保证入境旅客最为集中的 12：00～14：00 和 16：00～18：00时段检疫工作得以顺利开展。

另外，根据防控工作需要，北京出入境检验检疫局在入境通道增设健康申明卡核查岗位，根据人员专业和能力特点进行配置，在保证北京出入境检验检疫局正式人员担任健康申明卡审核、医学排查结果判定、旅客转运等检疫执法职责的基础上，由聘用和支援人员负责有症状旅客的初步医学排查和流行病学调查，以发挥其医学专业背景的优势，并根据防控措施变化，适时调整口岸检疫排查岗位设置以及人员配置，保证人力资源利用效率最大化，确保疫情防控工作的高效率和持续性。

（六）适时调整防控策略和措施

北京出入境检验检疫局根据国内外甲型 H_1N_1 流感疫情变化形势和北京市甲型 H_1N_1 流感疫情发展的四个阶段，按照总局相关文件要求，适时调整疫情防控策略，采取适当的口岸疫情防控措施。

1. 甲型 H_1N_1 流感输入阶段

根据国家卫生部 8 号公告并按照七部委 217 号文件要求，北京出入境检验检疫局全力开展口岸疫情防控，采取三道测温、100％登机查验、严格排查和旅客转运等从严、从紧的防控措施。

在疫情暴发初期，北京出入境检验检疫局根据国内外疫情发展形势，及时调整重点航线布控，调整登交通工具检疫重点，将来自加拿大、美国的直航航班列为重点航班；而进入 6 月份后，南半球进入冬季，大洋洲疫情发展迅速，北京出入境检验检疫局则进一步加强对来自澳大利亚、新西兰等南半球航班的重点查验。

2. 病例增加阶段

在疫情防控工作重点由外堵输入转为内防扩散的形势下，按照卫生部 9 号公告、总局 456 号文和六部委 307 号文件要求，北京出入境检验检疫局初步调整防控措施，在坚持健康申报制度，坚持交通工具检疫措施，坚持入境人员体温检测措施不变的基础上，简化登机检疫内容，取消机上体温监测和医学巡查环节，加快通关速度，缩短放行时间。同时，将部分航空器检疫查验岗位人员调配至入境旅客检疫岗位，增强医学巡查和健康申明卡核查等重点岗位力量，从而有效提高疫情检出率。

3. 境内感染性病例显著增加阶段

北京出入境检验检疫局在继续做好口岸疫情防控工作的基础上，组织口岸检验检疫人员进行疫苗接种，加强个人防护，制定本局员工疫情防控管理制度，强化公共卫生管理，做好内部疫情防控。

4. 病例增速减缓阶段

2010 年 1 月上旬，在本地疫情形势趋稳，输入性病例比例极低的形势下，按照六部委 11 号文件要求，北京出入境检验检疫局进一步调整防控措施，上调红外测温仪初筛温度为 37.5℃，加强重症流感样病例医学排查和及时转送，重点对申报病人航空器实施远机位停靠和检疫排查。

2010 年 4 月 26 日，根据总局发布的第 42 号公告要求，调整《出/入境健康申明卡》填写措施，继续坚持入境旅客通道两道红外线体温监测措施不变，继续做好入境旅客体温检测、医学巡查和医学排查，并按照要求做好有关旅客的转运工作，同时做好政策宣传，巩固疫情联防联控机制。

口岸疫情防控策略的适时调整使口岸疫情防控工作能够符合国内外疫情发展形势变化趋势，适应疫情形势变化后的防控工作需要，同时，在保证疫情防控效果的基础上，有效节约疫情防控成本，避免人力物力资源浪费。

三、充分发挥风险交流的协调作用

风险交流是指在风险评估者、风险管理者和其他相关团体之间进行的一种关于风险信息和意见交流的互动过程，是贯穿风险评估和管理过程始终的重要环节，对于风险评估和管理的准确性、合理性发挥重要的协调作用，并保证风险管理工作顺利开展。在北京出入境检验检疫局甲型 H_1N_1 流感疫情防控策略和措施的制定及实施过程中，各个层次、多领域的沟通交流和协调对甲型 H_1N_1 流感防控工作的顺利进行发挥了不容忽视的重要作用。

（一）建立疫情会商制度

在甲型 H_1N_1 流感疫情防控初期，也即风险评估工作开始阶段，需要通过广泛的风险交流来明确评估内容和方向；后期风险评估的结果需要通过适当的交流方式加以公布，并征求各方面意见。基于此，北京出入境检验检疫局建立了疫情会商制度，建立齐京安局长为组长、各业务管理部门和相关口岸检验检疫部门负责人为成员的疫情防控应急领导小组，通过定期召开领导小组会商会议，集思广益，共同分析疫情防控形势，探讨疫情防控策略及措施，研究解决疫情防控中出现的各类问题，在领导重视、各部门共同研究、妥善协调的基础上，确保防控策略的合理性和可行性，防止措施制定与实施的脱节，有效提高了疫情防控策略和措施贯彻、实施和调整工作效率，并能够对各类问题进行及时解决，从而使疫情防控工作高效、顺利进行。

（二）建立通畅快捷的信息报送制度

在疫情防控也即风险评估与风险管理过程中，需要建立快捷、顺畅的风险交流渠道，以保证数据信息的准确传递。基于此，北京出入境检验检疫局建立了通畅的信息报送制度，实行口岸疫情防控信息日报制度，每个部门指定专人负责信息报送工作，每日分时段统计报送出入境人员、交通工具检疫查验、疾病监测等业务数据和输入性甲型 H_1N_1 流感确诊病例检疫查验信息，由业务管理部门汇总后，按要求上报国家质检总局、北京市应急办和局领导，作为上级部门和领导的决策依据。

另外，尤其值得一提的是，北京出入境检验检疫局通过与北京市卫生局协商，创新性地建立了入境旅客信息报送制度，采取对重点航班旅客健康申明卡扫描后进行电子信息网络传输的模式，及时将来自甲型 H_1N_1 流感疫情重点流行国家的入境旅客信息传递至北京市疾控中心，由其再通报旅客所住社区，监督其进行一周自行居家隔离，有效防止了高危人群可能引起的疫情扩散。

（三）建立完善的联防联控机制

在采取针对性的风险管理措施过程中，需要建立有效的沟通交流机制，以保证防控措施有效实施。北京出入境检验检疫局创新性地建立了入境监测组协作机制，作为牵头单位，与卫生、旅游、公安、交通、边防、海关等 15 个相关部门联合组建了北京市突发公共卫生事件应急指挥部入境监测组，积极构建全新的联防联控工作模式，为切实履行“抓好一个落实，做好两个查验，保障好三个重点环节”的职责做出积极努力。特别是重点加强与北京市卫生局的密切配合，做好入境有症状旅客的转送工作；加强与北京市旅游局的信息共享机制，做到入境旅游团队人员情况早知道，提前预防。

北京出入境检验检疫局与入境监测组各成员单位在首都机场设立联合办公点，通过建立畅通的信息平台和完善的协作机制，使口岸疫情防控工作得以顺利开展，并妥善解决了墨西哥人员包机转运、留验人员机票改签、现场转运发热旅客陪同人员及行李移送、我国

首例甲型 H_1N_1 流感确诊病例密接人员信息追踪、AF126 航班 17 名从墨西哥返回的中国旅客留观等多类事件，尤其是 2009 年 5 月 22 日 AF126 航班上 17 名来自墨西哥中国籍演出团人员检疫处置任务具有重要意义。鉴于该批人员中如有发热可能涉及整机人员留验问题，入境监测组各成员单位迅速行动、紧密协作，在北京出入境检验检疫局齐京安局长的领导下，组织入境监测组各成员单位，研究讨论检疫处置方案，并现场调派一辆专用车辆，运送入境监测组各成员单位人员至停机坪现场指挥。在入境监测组所有成员单位的共同努力下，最终顺利完成该次检疫转运任务。

各类突发事件的妥善处置使各成员单位之间协调效率明显提高，处置流程也更为顺畅，充分体现了基于风险交流的多部门协调合作机制在疫情防控工作中发挥的重要作用。同时，也使北京出入境检验检疫局的口岸疫情防控工作纳入北京市疫情防控体系，切实保证了疫情联防联控工作有效落实。

（四）充分发挥宣传舆论导向作用，建立有效的宣传机制

根据中国科学院自动化研究所有关专家对网络关键词搜索量与甲型 H_1N_1 流感阳性率的相关性分析研究，舆论关注程度与甲型 H_1N_1 流感疫情发展趋势具有密切关系，如图 8-19 所示。

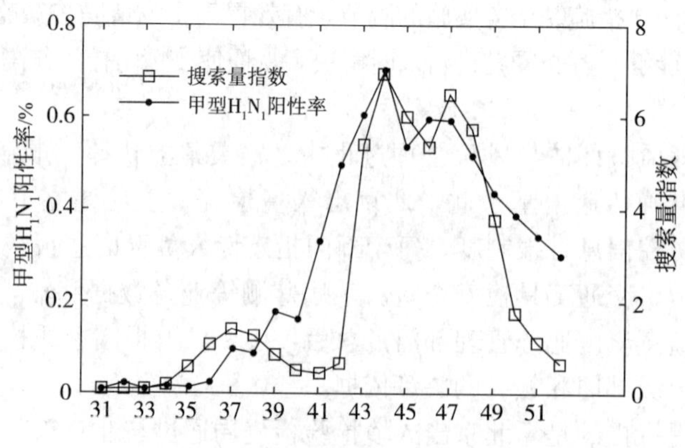

图 8-19　甲型 H_1N_1 阳性率与关键词“甲型 H_1N_1 流感”搜索量指数的关系

在甲型 H_1N_1 流感疫情防控期间，北京出入境检验检疫局充分利用多种舆论宣传手段，争取广大群众对北京口岸甲型 H_1N_1 流感疫情防控工作的关注和支持，以保证疫情防控工作顺利开展。

1. 加强口岸现场宣传

北京出入境检验检疫局通过发放宣传资料、播放宣传片、制作提示牌、机上广播等有效途径，对入境旅客加强政策宣传，争取旅客的理解与支持，确保各项防控政策有效落实。

另外，北京出入境检验检疫局通过召开航空公司政策宣贯会等形式，加强对交通工具负责人以及司乘人员的检疫防控政策和疫情防控知识宣传和教育，要求交通工具负责人及时准确报告交通工具运行途中旅客健康状况，提前在交通工具上发放健康申明卡，并指导旅客正确填写，及时发现流感样症状旅客，配合检疫部门做好登交通工具检疫及有症状旅客检疫处置工作。

2. 加强媒体宣传报道

北京出入境检验检疫局加强防控流感疫情新闻报道工作，主动协调、组织新闻媒体发

布信息，及时、全面、准确报道北京口岸防控工作情况。

2009 年 4 月 27 日，抗击甲型 H_1N_1 流感的战役刚刚打响，北京出入境检验检疫局第一时间将实行的八项疫情防控措施通报相关媒体。当晚，北京电视台新闻、晚间新闻均进行了报道，北京青年报、新华网、搜狐、新浪等 31 家媒体争相报道转载。随后，北京出入境检验检疫局疫情防控工作情况又受到中央电视台焦点访谈、中央电视台一套新闻联播、晚间新闻等节目，以及美联社、日本广播协会、东京电视台、路透社等国外媒体的关注和报道，北京出入境检验检疫局齐京安局长多次接受中央电视台、北京电视台、人民日报、国门时报等媒体的专访（图 8-20）。

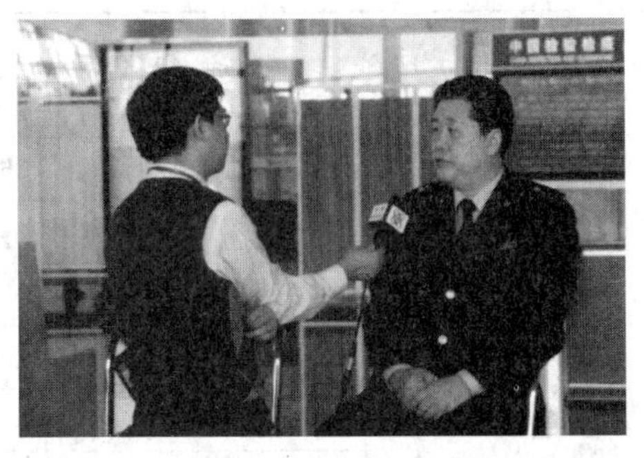

图 8-20　北京出入境检验检疫局齐京安局长接受中央电视台采访

截至 2009 年 6 月 30 日，北京出入境检验检疫局共发表新闻稿件近 50 篇，组织媒体采访 7 次，编写新闻通稿 20 余篇，分别于 5 月 1 日、2 日及 6 月 6 日组织中央电视台《新闻会客厅》、《焦点访谈》栏目以及凤凰卫视对北京出入境检验检疫局首都机场口岸防控甲型 H_1N_1 流感工作进行了专题报道，其中《新闻会客厅》栏目主持人对齐京安局长进行了专访。时任北京出入境检验检疫局副局长的崔宝祥同志出席了卫生部召开的新闻通气会，介绍北京出入境检验检疫局采取的各项甲型 H_1N_1 流感防控措施，宣传北京出入境检验检疫局疫情防控成效。

广泛的宣传使北京口岸甲型 H_1N_1 流感疫情防控工作受到社会各界的普遍关注，使广大群众特别是出入境人员对北京口岸疫情防控政策和要求得以详细了解，尤其是对入境主动申报健康状况和自疫情流行国家回国后自行居家隔离一周的要求较为熟悉，并形成一定舆论导向和压力，从而有利于甲型 H_1N_1 流感防控工作的有效开展。

第五节　防控效果分析评估

一、各项入境旅客检疫查验措施效果评估

针对甲型 H_1N_1 流感确诊病例的典型症状和疫情传播特点，北京出入境检验检疫局重点加强对入境旅客的检疫查验，主要采取加强航空公司主动申报管理、登机查验、体温监测、加强健康申明卡审核等措施，各项措施效果评估如下。

（一）红外体温监测效果评估

发热是甲型 H_1N_1 流感病例的首要症状，通过体温监测和检测手段，能够及时发现有发热症状的可疑病例。其中使用红外线体温视频监控系统实施大流量人群体温筛查，人群在行进中测温，无需定点站立和停留，该方法既保证筛查体温升高人群，又保证口岸快速检疫通关需要；使用手持式测温仪实施点对点体温检测，能有效提高测温的准确度，适合登交通工具检疫和体温复测。使用水银体温仪实施精确体温测量适用于医学排查。

表 8-9 显示：在转送的 1817 人中，有 1196 人（65.82%）为红外体温监测仪发现体温超

过37.5℃，这时期被确诊的145人中，108人（74.5%）体温超过37.5℃；如以37℃作为筛查点，则为1485人（81.7%），确诊病例为125人（86.2%），两者百分比较为接近。

表8-9　北京口岸检疫转送医院人员症状特点统计表

温度	按体征总计	中国籍	所占比例	中国籍确诊	外国籍	所占比例	外国籍确诊	确诊病例按体温构成比例
体温≥37.5℃ 1196人	689人有症状	365	20.1%	51	324	17.8%	30	65.82%
	507人无症状	233	12.8%	9	274	15.1%	18	
37℃≤体温＜37.5℃ 289人	238人有症状	130	7.2%	5	108	5.9%	10	15.91%
	51人无症状	24	1.3%	1	27	1.5%	1	
体温＜37℃ 332人	322人有症状	191	10.5%	7	131	7.2%	9	18.27%
	10人有接触史	4	0.2%	1	6	0.3%	3	
合计	1817	947	—	74	870	—	71	100.00%

注：统计时间为2009年5月1日～10月18日，当时北京出入境检验检疫局口岸检疫截获病例数为145例。

（二）健康申明卡核查效果评估

旅客申报健康状况是截获确诊病例的重要查验手段，通过旅客主动申报，检验检疫人员可以发现无法用仪器设备识别的可疑病例，这是在抗击流感疫情中行之有效的检疫措施。为保证旅客申报信息的准确有效，北京出入境检验检疫局采取了健康申明卡审核措施，增设健康申明卡审核岗台，调整入境旅客检疫流程，实行健康申明卡查收分离模式，使旅客下机后要通过两道检验检疫岗，增加核查次数可以减少漏检率，最大限度地发现和截获可疑病例，同时保证了旅客信息的准确性，为入境后旅客的后续监管提供了有效保障。

（三）航空申报和登机检疫效果评估

航空电子申报和登机检疫是在旅客下机前发现病例的有效手段，它的意义在于，一是可疑病例先于其他旅客由航空器检验检疫人员直接送去进行下一步医学排查，如需转送，则由旅客入境完整流程改为场内直接转送，减少了处理过程中的传播机会；二是这种把旅客检疫提前的办法使工作更加主动，现场检验检疫人员有更多的机会和余地处理特殊时期各不相同的案例，为较好地应对突发事件提供组织环节的保障；三是航空电子申报和登机检疫相当于增加了旅客申报和体温检测的次数，有助于发现病例，减少漏检；四是提前预知机上情况有助于对该航班旅客整体情况的判断，也便于提前做好各种准备。

在防控工作中，应用各项措施截获病例统计情况见表8-10。

表8-10　北京口岸检疫截获甲型H_1N_1流感确诊病例查验情况统计表

查验方式	航空申报	登机检疫	健康申明卡审核	旅检通道红外线体温监测
截获病例数/例	16	18	39	73
总体病例构成比例/%	11.0	12.3	26.7	50.0

结合表8-6、表8-9和表8-10，综合以上各项措施评估可以看出，发热症状是最易于利用监测手段发现和截获甲型H_1N_1流感病例的典型症状。北京出入境检验检疫局设定筛查温度为37℃时，分别有126例（86.3%）体温≥37℃和20（18.3%）例体温＜37℃者

被确诊为甲型 H_1N_1 流感病例。在 126 例中有 91 例（72.2%）为检验检疫人员测温发现，其中 73 例（57.9%）由旅检通道红外线测温仪监测发现（有 1 例同时申报），18 例（14.2%）为登机检疫发现（有 1 例同时航空申报）；在全部 146 例确诊病例中有 55 例（37.7%）为旅客自行申报，其中航空申报 16 例（11%），健康申明卡申报 39 例（26.7%）。

可见在各项旅客查验措施中，体温监测是截获确诊病例、发现发热旅客和可疑病例最主要的查验方式，正确使用红外线测温仪和手持测温设备有助于提高检出率，而其他各项措施也有其不可取代的重要意义，在疫情防控中发挥了重要作用，各方面措施相辅相成，才能够确保口岸疫情防控工作有力、有效。

二、切断传播途径对口岸区域人员疫情防控效果的作用

针对甲型 H_1N_1 流感通过呼吸道和接触传播的特性，为有效切断其传播途径，北京出入境检验检疫局协调首都机场当局加强航站楼内通风换气，增加新风量，并通过微小气候监测，评价其效果。

对比 2009 年与 2008 年同时期（5～12 月）空气质量监测数据，进行统计学分析发现，2009 年航站楼使用全新风送风时，较 2008 年同时期未使用全新风时的 CO、可吸入颗粒物浓度和空气中细菌总数平均值均呈现显著性降低（$p<0.05$），见表 8-11 和表 8-12。

表 8-11 2008～2009 年（5～12 月）航站楼 CO_2、CO、甲醛浓度监测数据

年份	样品数量/个	CO_2/%		样品数量/个	CO/(mg/m³)		样品数量/个	甲醛/(mg/m³)	
		检出范围	平均值		检出范围	平均值		检出范围	平均值
2008 年	167	0.04～0.09	0.0529	167	0.13～3.13	1.3862	167	0.00～0.12	0.0520
2009 年	274	0.04～0.09	0.0529	274	0.06～6.63	1.1358	308	0.00～0.12	0.0517

注 1：监测时间均为天气晴好。

注 2：2008～2009 年的 CO 均值存在显著性差异。

表 8-12 2008～2009 年（5～12 月）航站楼可吸入颗粒物浓度、细菌总数监测数据

年份	样品数量/个	可吸入颗粒物浓度/(mg/m³)		样品数量/个	细菌总数/(cfu/皿)	
		检出范围	平均值		检出范围	平均值
2008 年	167	0.00～0.10	0.0344	95	0～14	3.5556
2009 年	340	0～0.40	0.0297	291	0～17	2.6955

注 1：监测时间均为天气晴好。

注 2：2008～2009 年的可吸入颗粒物、细菌总数均值存在显著性差异。

研究证明，甲型 H_1N_1 流感病毒是由患者飞沫吸附到空气中可吸入颗粒物表面，吸附了病毒的可吸入颗粒物可成为甲型 H_1N_1 流感的传播载体。2009 年甲型 H_1N_1 流感防控期间，由于航站楼使用全新风送风，有效地降低了航站楼内 CO、可吸入颗粒物浓度和细菌总数，不但保证了航站楼内保持合格的空气质量，为航站楼内旅客和工作人员提供了舒适环境，还有效降低了潜在的甲型 H_1N_1 流感的传播载体。由此可见，甲型 H_1N_1 流感防控期间航站楼工作人员中未出现疫情流行与此期间航站楼采用全新风送风方式存在密切关系，切断传染源措施效果显著。

三、防控措施的调整与完善对于疫情防控效果的影响

在甲型 H_1N_1 流感疫情防控形势最为严峻、北京市确诊病例以输入性病例为主的第一阶段，为了最大限度地提高口岸防控效率，充分利用有限的防控资源，北京出入境检验检疫局根据国内外疫情形势发展情况和国家质检总局防控政策调整要求，结合北京口岸特点，不断调整优化口岸检疫查验流程，对入境航空器查验流程进行了 17 次调整，对入境旅客查验流程进行了 22 次调整，口岸防控效果较为显著。调整效果见表 8-13、表 8-14、图 8-21 和图 8-22。

表 8-13　防控措施调整与入境航空器检疫查验时间及防控效果变化统计

时间		措施调整	入境航空器数量/架次	登机查验入境航空器数量/架次	日平均检疫入境航空器数量/架次	每架次入境航空器受检时间/(min/架次)	登机检疫截获确诊病例数/例	查验人员投入数量/人
第一阶段(5～6月)	5 月 4 日～5 月 10 日	15 次调整入境航空器检疫查验流程	795	452	65	60	0	57
	5 月 11 日～5 月 17 日		804	572	82	45	0	134
	5 月 18 日～5 月 24 日		798	678	97	30	0	192
	5 月 25 日～5 月 31 日		792	783	112	30	0	192
	6 月 1 日～6 月 7 日		775	769	110	30	0	180
	6 月 8 日～6 月 14 日		775	749	107	30	2	170
	6 月 15 日～6 月 21 日		759	755	108	25	6	165
	6 月 22 日～6 月 28 日		779	778	111	25	7	165
第二阶段(7～8月)	6 月 29 日～7 月 5 日	2 次调整入境航空器检疫查验流程	790	789	113	25	10	92
	7 月 6 日～7 月 12 日		802	799	114	25	3	92
	7 月 13 日～7 月 19 日		784	782	112	10	0	92
	7 月 20 日～7 月 26 日		814	812	116	10	1	92
	7 月 27 日～8 月 2 日		814	812	116	10	1	92
	8 月 3 日～8 月 9 日		811	811	116	10	2	92
	8 月 10 日～8 月 16 日		817	816	117	10	1	92
	8 月 17 日～8 月 23 日		833	832	119	10	0	92
	8 月 24 日～8 月 30 日		821	819	117	10	1	93

由表 8-13 和图 8-21 可以看出，在日均入境航空器数量相对稳定的情况下，在 5 月份疫情防控工作之初，通过增加航空器查验人员、提高入境航空器查验比例、优化登机查验流程等方式，使得登机检疫截获确诊病例数量显著上升，而同时每架航班查验时间则因合理的排兵布阵和高效的检疫流程而不断缩短，从而在保证疫情防控效果的基础上，有效缩短旅客滞留时间，降低疫情传播机率。

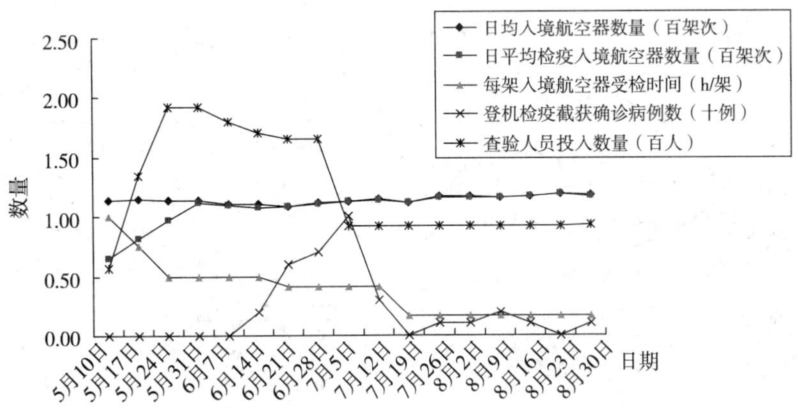

图 8-21 入境航空器检疫查验流程调整效果变化趋势图

表 8-14 防控措施调整与入境人员检疫查验时间及防控效果变化统计

时间		措施调整	入境旅客人数/人次	甲型 H_1N_1 流感确诊国家入境旅客人数/人次	日平均入境旅客人数/人次	转送人数/人次	旅检通道截获确诊病例数/例	每架航班旅客入境通道受检时间/(min/架次)	查验人员投入数量/人
第一阶段（5～6月）	5月4日～5月10日	20次调整入境旅客检疫查验流程	115677	51245	16525	59	0	78	172
	5月11日～5月17日		118240	54531	16891	69	0	65	214
	5月18日～5月24日		112061	51966	16009	113	1	55	234
	5月25日～5月31日		108768	49312	15538	103	1	45	256
	6月1日～6月7日		106815	46821	15259	146	4	30	256
	6月8日～6月14日		108241	48624	15463	178	9	30	262
	6月15日～6月21日		113837	51455	16262	203	18	25	262
	6月22日～6月28日		125531	56163	17933	161	19	25	262
第二阶段（7～8月）	6月29日～7月5日	2次调整入境旅客检疫查验流程	124353	54492	17765	173	19	25	332
	7月6日～7月12日		125452	55991	17922	129	11	25	332
	7月13日～7月19日		131817	58855	18831	107	15	10	332
	7月20日～7月26日		127887	54891	18270	52	10	10	332
	7月27日～8月2日		133394	58374	19056	56	12	10	332
	8月3日～8月9日		139929	63382	19990	67	6	10	332
	8月10日～8月16日		138125	59868	19732	48	3	10	324
	8月17日～8月23日		138175	61778	19739	38	2	10	324
	8月24日～8月30日		134895	58418	19271	44	4	10	315

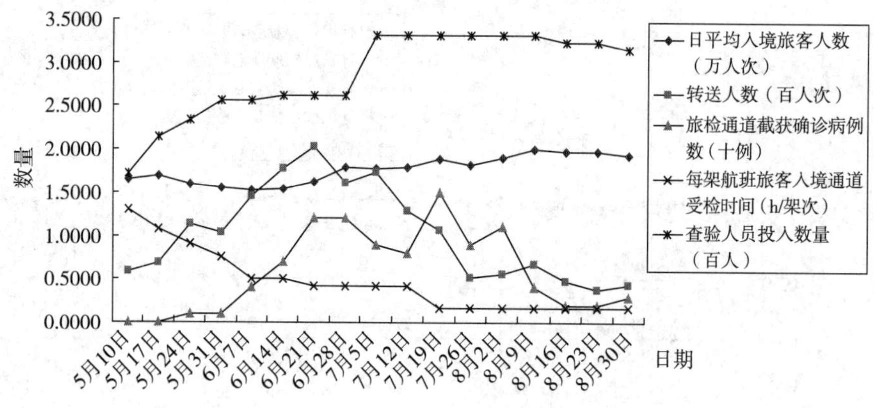

图 8-22　入境人员检疫查验流程调整效果

由表 8-14 和图 8-22 可以看出，在日均入境人员数量相对稳定的情况下，在 5～6 月份疫情防控工作的第一阶段，北京出入境检验检疫局通过增加旅客检疫查验人员、加强入境旅客检疫查验和医学排查、优化调整检疫流程等方式，有效提高了甲型 H_1N_1 流感确诊病例检出率，同时通过调整优化入境通道布局和检疫流程，不断缩短旅客通关时间，最大限度地减少旅客滞留及相互接触时间，对控制疫情传播发挥了重要作用。

由上述分析可知，北京出入境检验检疫局在疫情防控工作第一阶段对防控措施的数十次调整和优化效果显著，既有效提高了口岸甲型 H_1N_1 流感确诊病例的检出率，又大幅度缩短了旅客通关时间，对控制传染源、切断传播途径、保护易感人群发挥了不容忽视的重要作用。

四、疫情扩散模型模拟论证口岸检疫防控措施效果

在甲型 H_1N_1 流感防控工作中，截至 2009 年 12 月 31 日，通过北京出入境检验检疫局口岸检疫查验、准确判断并及时转送截获的甲型 H_1N_1 流感确诊病例及其密切接触者共达 168 例，占北京市输入性病例的 38.5%。

为科学评估北京口岸截获病例对于北京市疫情防控工作的作用，北京出入境检验检疫局联合北京大学医学院流行病学专家，根据呼吸道传染病传播特点，通过建立模型的方式，模拟计算每例甲型 H_1N_1 流感确诊病例可能引起易感者继发感染的数量 S，具体公式如下：

$$S = \sum R^{\frac{t}{G}} \cdot N$$

该模型中：R 代表再生系数，是表示在给定传播环境中，某种传染性疾病的潜在传播能力，根据相关研究资料，日本的基本再生系数为 2.0～2.6，加拿大为 1.31～1.8，美国为 1.3～1.7，墨西哥为 1.4～1.6，WHO 根据全球的数据估算值为 1.75，北京由于采取有效的口岸防控措施，其基本再生系数应小于 1.75，在此采用 1.5 来进行模拟计算；G 代表传代时间，表示通过一个病例传染给另一个人感染所需时间，各国也有不同，其中美国为 2.6～3.2d，墨西哥为 2d，在疫情传入初期传代速度较快，在此采用 2d 来进行模拟；t 代表模拟时间；N 代表第一代确诊病例数量。由于疫情形势不断发展，模型设计的相关参数也在发生不断变化，为保证公式模拟的准确性，故仅选择以输入性病例为主的疫情传入初期（2009 年 4 月底～6 月底）作为公式模拟区间。

截至 6 月 30 日，北京口岸检疫截获甲型 H_1N_1 流感确诊病例 58 例，通过上述公式模拟计算可知，如果该 58 例确诊病例不加控制，可导致大约 25298 例继发感染。

另外，根据相关研究结果，口岸疫情防控工作能够使甲型 H_1N_1 流感累计发病数降低 21.5%，而通过中国 CDC 有关专家对北京市实际疫情发展情况的估算，北京市实际病例数约为 180 万（95%可信区间：146 万～230 万），因此，可估计口岸检验检疫疫情防控的效果，预计减少的病例数为 49.3 万（95%可信区间：40 万～63 万）。据北京市卫生局统计，在甲型 H_1N_1 流感防控期间，治疗一例甲型 H_1N_1 流感确诊病例，所需费用为人民币 8000 元，隔离一名密切接触者所需费用为人民币 3500 元，如此算来，按因口岸检验检疫采取的防控措施减少病例 49.3 万人计算，至少为北京市节约防控成本 40 亿元。

由此可见，口岸检疫防控措施对减少北京市二代病例数量、降低疫情发病率、延缓北京地区疫情暴发，进而减少重症病例数量、降低死亡率、节约防控成本等发挥了不可替代的重要作用。

五、与其他国家疫情发展形势比较评估

甲型 H_1N_1 流感自 2009 年 3 月最初从墨西哥暴发后，在现代国际旅行频繁、人员流动量大的情况下，迅速引起全球范围的蔓延，除墨西哥以外的各个国家基本均经历了国内无病例、以国外输入性病例为主、国内病例逐渐增加三个疫情发展阶段。由于每个国家国情和传染病防控政策的差异，各国采取的疫情防控策略和措施也不相同。例如美国、英国等国不采取边境口岸疫情防控措施，主要凭借其先进的医疗技术和充足的药品储备，以接种疫苗为主要保护手段；而日本在 5 月初疫情暴发初期采取了一些口岸检疫防控措施，如对来自疫区航班实施登机检疫测温，发现疑似病例进行隔离等，但在 5 月中旬发生国内学校范围的大面积疫情暴发后，便将防控力量转移至应对国内疫情方面；澳大利亚则采取要求入境航班申报乘客症状、口岸检疫、隔离疑似病例等与我国类似的口岸疫情防控策略。

根据 WHO 公布的各国甲型 H_1N_1 流感确诊病例报告数量，可以对各国疫情发展趋势进行对比，如表 8-15 所示。

表 8-15　各国及地区首例病例出现时间及出现流行高峰时间

国家或地区	出现首例病例时间	出现第一个流行高峰时间	平均间隔时间
北京	2009 年 5 月 16 日	2009 年 7 月 1 日	6 周
日本	2009 年 5 月 9 日	2009 年 5 月 16 日	1 周
澳大利亚	2009 年 5 月 7 日	2009 年 6 月 5 日	4 周
美国	2009 年 4 月 23 日	2009 年 5 月 9 日	2 周
英国	2009 年 4 月 28 日	2009 年 5 月 17 日	3 周

由此可见，北京地区首例甲型 H_1N_1 流感确诊病例和第一个流行高峰出现时间均晚于其他国家。进而将北京地区疫情发展趋势与部分采取口岸防控措施的亚洲国家日本和未采取口岸防控措施的欧洲国家英国进行对比，通过对 5 月 2 日～7 月 18 日期间三地甲型 H_1N_1 流感发病率的对比，可得到图 8-23。

由图 8-23 可以看出，与日本和英国相比，北京地区甲型 H_1N_1 流感疫情的第一个流行

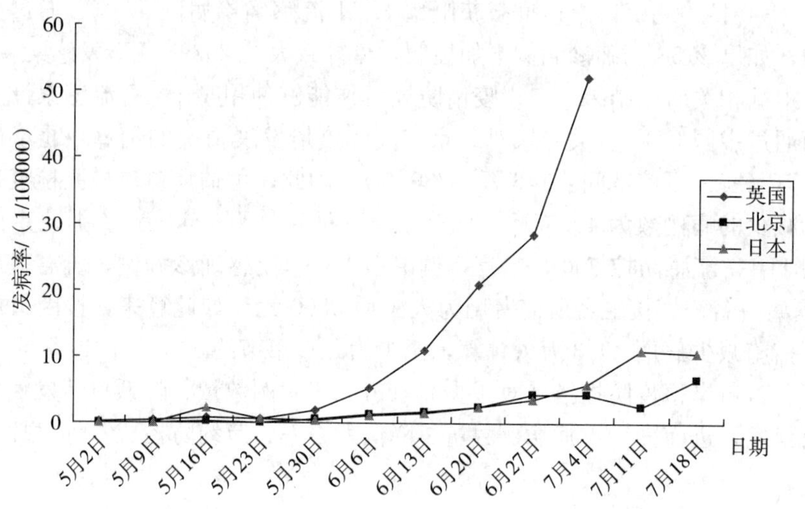

图 8-23　北京、英国、日本甲型 H_1N_1 流感发展趋势对比

高峰明显较晚，于出现首发病例后 45 天才达到峰值，而日本在北京刚出现首发病例时，已达到第一个流行高峰，北京比其正好晚 45 天，而英国自 4 月 28 日出现首发病例后，确诊病例数量逐日持续上升，峰值并不明显，其发病率明显高于北京和日本。

另外，根据日本卫生部门公布数据，日本出现第一例二代病例是在 2009 年 5 月 16 日，在学校中感染传出，同时出现一波学校范围的流行，而北京第一例二代病例则出现于 2009 年 6 月 25 日，在第一例确诊病例出现后第 39 天，北京第一例群体性聚集暴发是在 7 月 1 日，出现时间均晚于日本。

由此可见，在北京市甲型 H_1N_1 流感防控工作中，北京口岸疫情防控效果显著，有效延缓了首发病例的出现，明显推迟了疫情流行高峰的到来，为疫苗生产、防控物资储备、地方社区防控工作准备等争取了宝贵时间，为防止甲型 H_1N_1 流感在我国迅速蔓延发挥了重要作用。

综上所述，在国家质检总局的正确领导下，在北京出入境检验检疫局党组和全体干部职工的努力下，北京出入境检验检疫局通过科学部署、积极协调、完善保障、妥善处置，较好地完成了北京口岸甲型 H_1N_1 流感疫情防控工作，取得了阶段性的防控成果。通过全面评估，北京出入境检验检疫局采取的口岸疫情防控策略和各项检验检疫防控措施科学、合理、有效，能够从疫情传播特点出发，运用风险分析的科学工作模式，全面做到六个到位，完善保障，真正发挥了“削峰延时、建立屏障、赢得时间、稳定社会”的重要作用，取得了重要的经济效益和社会效益。

第六节　甲型 H_1N_1 流感防控成果

在甲型 H_1N_1 流感疫情防控工作中，北京出入境检验检疫局按照国家质检总局加强口岸核心能力建设要求，通过深入研究、科学部署，在完成疫情防控任务的同时，积极探索口岸卫生检疫监管新模式，引入风险分析管理思路，并以各项防控工作为基础，建立口岸传染病防控组织机制、防控机制、保障机制和协作机制，切实提高口岸传染病防控能力，为口岸建立重大传染病和突发公共卫生事件防控处置体系奠定了坚实的理论和实践基础。

一、建立政令畅通的组织机制

（一）建立组织管理体系

在防控初期政策规定、操作规范、工作流程不尽完善的情况下，领导的靠前指挥就显得尤为重要。北京出入境检验检疫局自疫情防控之初就建立起一把手亲自挂帅、局级领导现场指挥、业务管理处室参与协调、口岸主管领导直接负责、一线人员具体实施的五级管理体系，保证党中央、国务院的统一部署和国家质检总局及北京市委、市政府各项指示精神能够得到及时贯彻和有效执行，同时一线防控工作中遇到的问题能够得以快速协调和解决，为疫情防控工作的顺利进行提供了思想和组织保证。

各级领导的高度重视，是北京出入境检验检疫局做好疫情防控工作的强大动力。面对疫情防控工作中的重重困难和压力，2009 年，国务院、国家质检总局和北京市政府多位领导同志多次亲临防控一线视察指导工作，亲切慰问一线干部职工，给他们带来了极大的关怀和鼓舞。

（二）建立工作会商制度

疫情防控工作需要多部门的参与和配合。北京出入境检验检疫局以工作会商制度为平台，定期组织召开由局领导、口岸部门和行政、科技、人事、财务、信息、后勤、法制、宣传等部门联合组成的应急领导小组会商会议，研究解决防控工作中的各类问题，最大限度调动全局资源和力量，形成疫情防控合力，使防控工作中的各类问题得到高效解决。

建立顺畅高效的组织领导机制是北京出入境检验检疫局疫情防控工作顺利开展的根本保证，也是应对国境口岸突发公共卫生事件和重大传染病疫情的必要保障。在甲型 H_1N_1 流感疫情防控工作中，北京出入境检验检疫局建立的以五级管理体系和工作会商制度为核心的组织机制，将进一步完善并固化于口岸重大传染病疫情和突发公共卫生事件应急处置体系中，以提高口岸卫生检疫核心能力。

二、建立科学有效的防控机制

北京出入境检验检疫局按照国家质检总局相关防控政策要求，根据甲型 H_1N_1 流感呼吸道传染病的传播特性，从疫情传播中传染源、传播途径、易感人群三个关键环节，在出入境人员、交通工具检疫查验、疾病监测、卫生监督和卫生处理等方面，采取针对性的防控措施，建立了有效的疫情防控机制。

（一）根据疫情传播特性，采取各项针对性防控措施

1. 加强传染源控制，防止疫情扩散

针对甲型 H_1N_1 流感传染源为感染者的特点，北京出入境检验检疫局通过加强对入境旅客的体温监测、检疫排查和及时转运、加强对健康申明卡的核查分析和整理上报、对来自疫区航班全部实施登机检疫查验等措施，及时发现染疫嫌疑人员，有效防止疫情扩散。

2. 切断传播途径，加强卫生监管

针对甲型 H_1N_1 流感通过呼吸道和接触传播的特性，北京出入境检验检疫局采取加强对交通工具、货物及携带物的检疫监管和卫生处理以及对口岸公共场所的卫生监管和消毒等措施，有效切断疫情传播途径，从而保证在首都机场口岸出入境人员数量大、密度高、

环境相对封闭的条件下，未造成大规模人员疫情感染的情况出现。

3. 保护易感人群，提高人群防控意识和水平

针对人群对甲型 H_1N_1 流感普遍易感的特点，北京出入境检验检疫局不断调整优化流程，调整入境通道布局，缩短旅客通关时间，尽量减少旅客接触病原机会，建立口岸宾馆入境住宿人员及从业人员健康状况日报制度，并专门为“老弱病残孕”旅客等重点防护人群设立专用通道，将疫情防控工作与保护出入境人员身体健康的宗旨有机结合，使疫情防控落到实处。

由此次疫情防控工作可以看出，国境口岸传染病防控措施的制定应采用根据传染病传播特性进行防控的思路，以便能够有针对性地控制传染源、切断传播途径和保护易感人群，从而使疫情防控工作切实有效。

（二）入境人员检疫查验和处置机制

在疫情防控过程中，北京出入境检验检疫局通过入境人员检疫查验流程的不断调整优化，以及与北京市急救中心和相关医院多次协调建立的现场染疫嫌疑旅客转运流程的不断完善，逐步建立起一套以体温监测为主、症状监测和医学巡查为辅、医学排查和流行病学调查相结合的入境人员检疫查验和判定处置机制，为日后重大传染病和突发公共卫生事件的应急处置奠定了良好的工作流程基础。

（三）出入境航空器检疫查验和卫生处理机制

通过对甲型 H_1N_1 流感防控工作经验的总结和对航空器检疫监管工作现状的分析，北京出入境检验检疫局积极推进出入境航空器检疫查验模式改革，建立了“统一申报、分类管理、重点查验、有效监管”的工作模式，通过建立航空器检疫查验量化打分制度、疫情信息风险预警制度、工作质量分析制度和航空器分类管理制度，明确航空器查验重点和关键控制点，加强对重点国家、重点航班、重点人员的检疫查验和卫生处理，从而有效提高了检疫监管效率。上述出入境航空器检疫查验和卫生处理机制不但在防控甲型 H_1N_1 流感工作中取得了显著成效，而且为今后的航空器检疫查验工作积累了宝贵的经验。

（四）卫生监督控制机制

在甲型 H_1N_1 流感疫情防控过程中，航站楼、宾馆、饭店等口岸公共场所的卫生监督控制至关重要。针对甲型 H_1N_1 流感呼吸道传染病的传播特性，北京出入境检验检疫局采取“抓大放小，突出重点，加强对关键环节监控，日常监督工作不松懈”的工作方针，通过采取加强航站楼内空气质量监测、严密监控对航空固体、液体废物消毒和实行口岸宾馆住宿人员及从业人员健康状况日报制度等 11 项措施，建立了各航站楼空气质量、口岸食品生产经营企业食品安全、宾馆及休息室等公共场所卫生安全、口岸固体和液体废物进行无害化处理等卫生保障机制。卫生监督控制机制与传染病防控机制相结合，充分发挥切断传播途径的重要作用，为国境口岸重大传染病的防控提供有力支持。

（五）宣传机制

在甲型 H_1N_1 流感防控工作中，入境旅客与航空公司的支持与配合是疫情防控工作顺利实施的重要前提，因此，北京出入境检验检疫局着力加强检验检疫政策和防控措施的宣传工作，建立起以航空公司协调会议为依托，以电子显示屏和发放宣传单为形式，以检验检疫法规政策和疫情防控知识为核心内容的宣传机制，充分发挥航空公司和入境旅客在口岸传染病防控工作中的主动性与自觉性，提高口岸传染病防控效率。

另外，借助报纸、电视等新闻媒体进行舆论宣传也是北京出入境检验检疫局宣传机制的重要组成部分。通过对检验检疫政策和北京出入境检验检疫局疫情防控措施的宣传，有效提高了公众对检验检疫部门的关注程度，使广大群众加深了对检验检疫部门地位和作用的认识，为口岸疫情防控工作的顺利开展和日后检验检疫事业发展奠定了舆论基础。

（六）信息传递机制

北京出入境检验检疫局与北京市卫生局协调建立的信息传递制度是此次疫情防控工作中北京出入境检验检疫局的一项创新性工作，健康申明卡上关于入境旅客旅行史和联系方式等方面的信息是检验检疫部门所独有的重要资料，在口岸重大传染病疫情防控工作中，这些资料能够对入境旅客信息查询和密切接触者追踪等工作发挥重要的支持作用。经过北京出入境检验检疫局与北京市卫生局的多次协调，建立起基于健康申明卡快速扫描和网络传输的入境人员信息传递机制，为北京市的疫情控制工作提供了一手资料，也为日后重大传染病防控工作奠定了信息基础。

（七）风险管理机制

北京出入境检验检疫局在疫情防控工作中引入风险管理模式，使疫情防控措施更加科学合理。通过在数据统计分析的基础上，对可能引起疫情感染风险的各种因素进行风险评估，进而在明确甲型 H_1N_1 流感感染风险因素的基础上，实行风险管理，采取针对性的防控措施，降低甲型 H_1N_1 流感入境感染风险，并在防控工作整个过程中，利用工作会商、信息报送和传递等方式进行风险交流，对风险管理的准确性、合理性发挥重要的协调作用，保证疫情防控工作顺利开展。

经过疫情防控工作的实践检验，风险管理机制发挥了必不可少的重要作用，显著提高了防控措施的科学性和有效性，同时为口岸公共卫生风险评估机制的建设提供了有力的实践依据。

三、建立科学合理的保障机制

（一）人员协调配置机制

在疫情防控期间，口岸出现了检验检疫人员突然增加、来源复杂的情况。复杂的人员构成，不同的专业背景，对防控工作不同的认知度和责任心对防控工作来说既是优势又是问题。因此，立足专业优势和人员管理的人员配置机制的建立在口岸传染病防控工作中占有十分重要的地位。北京出入境检验检疫局通过人事管理部门和检疫业务部门的协调与合作，建立起以满足专业能力需求为目标，以岗位流程设置为标准，以制度责任管理为手段的人员协调配置机制，充分发挥了人员专业特长和优势，有效提高了有限的人力资源利用效率，同时也验证了能岗匹配的人力资源配置机制在重大呼吸道传染病口岸防控中的适用性和科学性。

在甲型 H_1N_1 流感防控中，随着防控工作的不断深化，防控人员不断调整，北京出入境检验检疫局采取了三种状态（正常状态、应急状态、特急状态）下的人员配置。其中，正常状态是指无重大传染病疫情，在航站楼入境现场实施一道测温，不收取《出/入境健康申明卡》。应急状态主要指发生突发传染病疫情，根据国家质检总局的有关要求，对来自确诊病例国家和地区的航空器架架登机，对该航空器上入境人员实行逐一测温，收取《出/入境健康申明卡》；在航站楼入境现场实施二道测温，严格审核、收取入境人员《出/

入境健康申明卡》。特急状态主要指发生重大传染病疫情，根据国家质检总局的有关要求，对所有入境航空器实行架架登机，对航空器上入境人员实行逐一测温；在航站楼入境现场实施二道测温，严格审核、收取《出/入境健康申明卡》；建立应急小组；设立扫描组将重点航班旅客的信息传递至北京市疾病控制中心；设立信息组随时向上级领导、北京局业务主管部门及北京市疾控中心等联防联控部门报送信息。

另外，2009年以来，北京出入境检验检疫局在首都机场局推行准军事化管理试点工作，研究制定实施方案，成立准军事化管理试点工作小组，通过封闭管理军训、队列考核、业务考试和汇报表演等形式，全面提升首都机场口岸检验检疫人员综合素质，在规范执法形象、规范操作、统一标准、改善作风等方面都收到了良好的效果，并在甲型H_1N_1流感的防控工作中得到了实战检验。

（二）物资配置机制

紧张的疫情防控工作需要消耗大量的防护物资，也需要补充先进适用的检疫查验设备。北京出入境检验检疫局按照“科学测算，足量供给，节约使用，加强管理”的原则，在充分研究口岸查验工作流程、岗位设置、人员配置的基础上，对口岸检疫查验设备和防护消毒物资进行科学的需求测算，根据工作需要配置检疫查验设备，根据现场消耗情况储备防护消毒物资，并在检疫查验部门设置物资管理人员，做好物资储存、发放、维护的登记管理，建立起以工作需要为依据，以科学测算为标准，以物资管理为手段的物资配置机制，确保在节约资源的基础上保证疫情防控物资的充足供给。

四、建立密切配合的协作机制

（一）地方多部门联防联控机制

在这次防控工作中，北京出入境检验检疫局作为中央直属单位与北京市有关部门有了空前的密切联系，不仅在资源上达到共享，还创新性地与北京市多家单位联合开展防控工作，在不断的磨合中形成了一个全新的联防联控工作模式。通过建立北京市突发公共卫生事件应急指挥部入境监测组，以现场办公的形式，与边防、海关、卫生、公安、交通、旅游、铁路、民航等多部门建立联防联控机制，共同完成入境旅客检疫查验、病人转运、突发事件应急处置、信息交流、集中物资配送等多项协调任务，极大地提高了部门协作效率，使疫情防控工作流程顺畅，处置有效。这种多元协作的联防联控机制将作为此次疫情防控工作的一项重要成果予以巩固和强化，为日后口岸重大传染病和突发公共卫生事件协同处置奠定坚实的基础。

（二）口岸多部门协作机制

北京出入境检验检疫局虽然工作在防控传染病疫情的最前沿，但是要把整个防控工作做好，还需要与首都机场运行监控指挥中心（简称 TAMCC）、机场急救中心、航空公司、边检和海关等口岸多部门的协同配合和密切协作。因此，检验检疫部门与口岸当局、边防、海关、急救等部门的协作机制对于口岸重大传染病和突发公共卫生事件应急处置工作具有重要意义。

附　　录

附表 1　出/入境健康申明卡

中华人民共和国出入境检验检疫
出/入境健康申明卡

根据有关法律法规规定，为了您和他人的健康，请如实逐项填报，如有隐瞒或虚假填报，将依据有关法律法规追究相关责任。

姓名　　　　　　　　　　　　　　　性别：□男　□女

出生日期_____年_____月　　　　　国籍（地区）和城市

护照（入台证、台胞证、回乡证、通行证）号码________________________

交通工具（船、车次）号________舱位（车厢）号________座位号__________

1. 7 天内是否离开中国大陆？

□是，请填写在中国大陆期间的行程____________________________

预计离开日期________月________日，目的地______________________

所乘交通工具的交通工具（船、车次）号____________________________

□否，请填写在 7 天内的行程___________________________________

____

继续旅行乘坐的交通工具（船、车次）号_____________日期____________

2. 在中国大陆详细联系地址______________________________________

____

联系电话____

3. 过去 7 天内您居住或到过的国家（地区）和城市：____________________

____

4. 过去 7 天内您是否与流感或有流感样症状的患者有过密切接触？

是□　　　　否□

5. 您如有以下症状和疾病，请在“□”中划“√”

□发热　□咳嗽　□嗓子痛（喉咙痛）　□肌肉痛和关节痛　□鼻塞

□头痛　□腹泻　□呕吐　□流鼻涕　□呼吸困难　□乏力

□其他症状____

我已阅知本申明卡所列事项，并保证以上申报内容正确属实。

旅客签名：

日期：

体温（检验检疫人员填写）：__________℃
检验检疫人员签名：________________

附表 2　入境人员发热排查记录表

填表日期：　　　年　　月　　日　　　　填表人：

姓名	性别	出生日期	护照号码	国籍	交通工具号	报警时间	在华联系地址及电话	主要症状及处置措施

备注：发现旅客出现异常临床表现，需进行流行病学调查。

附表3　口岸传染病可疑病例流行病学调查表

一、基本信息：

姓　名：________________性　别：________________出生年月：________________

国籍/地区：_____________职　业：________________出/入境时间：_____________

车（船）次/交通工具号______________车厢（牌）号________________座（铺）位号

身份证件类型/号码_______________________________联系电话：__________________

工作单位：____

现居住地：________省________市________县（区）________乡（街道）________村

个案发现渠道：测温发现□　　交通工具负责人申报□　　医学巡查发现□

　　　　　　　个人申报□　　疫情通报□

二、临床表现：腋下体温测量________℃发病时间：______年________月________日

A. 畏寒　有□　无□　不详□　　B. 呼吸困难　有□　无□　不详□

C. 咳嗽　有□　无□　不详□　　D. 咳血　有□　无□　不详□

E. 胸痛　有□　无□　不详□　　F. 呕吐　有□　无□　不详□

G. 腹泻　有□　无□　不详□　　H. 腹痛　有□　无□　不详□

I. 头痛　有□　无□　不详□　　J. 肌肉痛　有□　无□　不详□

K. 关节痛　有□　无□　不详□　　L. 眼眶痛　有□　无□　不详□

M. 面色潮红　有□　无□　不详□　　N. 皮疹　有□　无□　不详□

O. 黄疸　有□　无□　不详□　　P. 淤血（淤斑）有□　无□　不详□

Q. 淋巴结肿大　有□　无□　不详□　　R. 盗汗　有□　无□　不详□

S. 颈项强直　有□　无□　不详□

其他特异性症状____

三、流行病学因素调查

1. 发病前4周内旅行史，以及所来自国家/地区是否流行同类症状的疾病：

2. 发病前2周内是否接触过类似症状的病人：有□　无□　不详□

如果有，填写类似症状病人情况表：

病人姓名	发病时间	临床诊断	与本人关系	最后接触时间	接触方式	接触频率	接触地点

填表说明：

与本人关系：（1）家庭成员（2）同事（3）社会交往（4）共用交通工具（5）其他

接触方式：（1）与病人同进餐（2）与病人同处一室（3）与病人同一病区（4）与病人共用食具、茶具、毛巾、玩具等（5）接触病人分泌物、排泄物等（6）诊治、护理（7）探视病人（8）其他接触

接触频率：（1）经常（2）有时（3）偶尔

接触地点：（1）家（2）工作单位（3）学校（4）集体宿舍（5）医院（6）室内公共场所（7）其他

3. 有无怀孕？____________

4. 有无晕机（车、船）史？____________

5. 近期有无用药？____________

如果有，用药情况____________

6. 既往有无传染病病史？____________

如果有，具体情况____________

7. 是否曾住院诊断？是□　否□

如果是，诊断结果____________

8. 是否从事动物饲养、宰杀、捕捉或标本制作工作？是□　否□

如果是，具体情况____________

9. 是否从事病原生物学研究或医务工作？是□　否□____________

10. 有无蚊虫叮咬史？____________

11. 近期有无输血献血？____________

如果有，具体情况____________

12. 其他相关因素调查：____________

四、初步判断及病例处理意见：

（　　）1. 排除传染病可能，放行；

（　　）2. 按照呼吸道传播途径传染病进行排查和处置；

（　　）3. 按照消化道传播途径传染病进行排查和处置；

（　　）4. 按照蚊媒传播途径传染病进行排查和处置；

（　　）5. 按照其他途径（____________）传播传染病进行排查和处置；

（　　）6. 其他____________

流调人员签名：____________　　　　日期：____________

附表 4　口岸传染病可疑病例医学排查记录表

一、基本情况：

姓名____________________　性别____________________

身份证件类型____________　号码____________________

二、病人主述：

三、体格检查

体温___________℃　　　　　　　脉搏___________次/分

呼吸___________次/分　　　　　血压_____/_____ mmHg

其他：

检验检疫人员签名：____________________日期____________________

四、实验室检查（如果有）

（一）血常规检查结果：（如果有）

检验检疫人员签名：____________________日期____________________

（二）快速试剂检测结果：（如果有）

检验检疫人员签名：____________________日期____________________

（三）X 光检查（如果有）

检验检疫人员签名：____________________日期____________________

五、初步诊断意见及病例处理意见：____

____

检验检疫人员签名：____________________日期____________________

六、如果送医院，专用救护车接病人时间____________________________________

医院最终诊断结果：____

核实人员签名：____________________日期____________________

七、如果确诊为传染病病例，密切接触者追踪及后续监管情况：

负责人员签名：____________________日期____________________

八、消毒处理情况

负责人员签名：____________________日期____________________

附表5 采样知情同意书

旅客您好：

由于您/您的被监护人/您的同伴出现了以下一种或多种的症状：发热、咳嗽、呕吐、腹泻、肌肉痛等，检验检疫人员怀疑您/您的被监护人可能感染了传染病。为了保护您/您的被监护人及他人的身体健康，检验检疫人员需要从您/您的被监护人身上采集血液等样本进行实验室检测，以排查传染病。

如果您阅读、理解了以上内容，并愿意配合采样工作，请在下方签名以表示同意。

谢谢您的合作！

姓名：

日期：

Informed consent for sampling

Dear passenger：

Because you/your ward/your accompanier have one or more symptoms as follows：fever，cough，vomit，diarrhea，myalgia and so on，quarantine officials doubt that you/your ward may be infected with some kind of infectious disease. In order to protect your/your ward's and other persons' health，quarantine officials need to take blood or other samples for the related lab tests.

If you understand the above contents and would like to cooperate with quarantine officials in sampling，please sign below.

Thank you for your cooperation!

Name：

Date：

附表6 口岸检验检疫发现入境人员患病体征和症状信息表

出入境检验检疫局　填表人：　联系电话：　日期：													
序号	日期	交通工具航次/班次	始发港/站	姓名	护照号码	国籍	性别	年龄（岁）	体征/症状（注明发热体温）	口岸现场医学排查初步诊断诊结果	处置（若移送医院，注明医院名称）	2周内行程（列出国家/地区名）	追踪情况

附表 7　个案排查记录表

<table>
<tr><td colspan="2">姓名：</td><td>出生年月：</td><td>性别：</td></tr>
<tr><td colspan="2">国籍/地区：</td><td>护照号码：</td><td>交通工具号：</td></tr>
<tr><td colspan="2">随行人员：</td><td>航空公司：</td><td>座位号：</td></tr>
<tr><td colspan="4">起飞国家和城市：</td></tr>
<tr><td colspan="3">联系地址：</td><td>联系电话：</td></tr>
<tr><td colspan="4">过去 7 天是否与流感患者或疑似患者有过密切接触？</td></tr>
<tr><td colspan="4">过去 7 天内去过的国家和城市以及时间：</td></tr>
<tr><td>症状</td><td colspan="3"></td></tr>
<tr><td rowspan="2">事情经过</td><td colspan="2">时间：　年　月　日　时　分</td><td>地点：</td></tr>
<tr><td colspan="2"></td><td></td></tr>
<tr><td>处理结果</td><td colspan="3"></td></tr>
<tr><td>备注：</td><td colspan="3">随行人员信息：
姓名　性别　国籍　护照号</td></tr>
<tr><td colspan="3">报送人：</td><td>审核人：</td></tr>
</table>

附表 8　口岸传染病疑似病例转诊单

序号	病例姓名	性别	国籍	护照/证件号码	检验检疫人员排查结果

交通工具名称/交通工具号____________________　入/出境日期__________________

检疫医师（签字）____________________________　电话__________________________

救护车号____________　离开时间____________　拟送医院______________________

救护车医师（签字）__________________________　电话__________________________

接收医院名称________________________________　接诊医师（签字）_____________

诊断结果及处理意见____

主检医师（签字）__________　电话__________　日期____________________________

注：请病人接收医院做出诊断及处理意见后立即将此单传真至__________出入境检验检疫局，以便做好疫情后续管理工作。

传真号码____________________________　联系电话________________

本转诊单一式两联，一联由检验检疫机构保存，另一联请救护车医师交给接收医院接诊医师。

附表9　口岸疫情监测日报表

单位：　　　　数据时间：　　年　　月　　日　　报表人：　　　　联系电话：

旅检口岸单位名称	重点监测国家地区		交通工具数量		出入境人数		口岸发现患有传染病症状的人数			经过医学排查的人数					不同途径发现疑似病人数			移送医院及后续追踪的人数			疑似传染病例数			
			入境	出境	入境	出境	主动申报	体温监测	医学巡查	流行病学调查	医学检查	X光机检查	现场快速检测	实验室确认检测	主动申报	体温监测	医学巡查	移送医院	确诊为传染病	追踪无反馈结果	人感染高致病性禽流感	SARS	肺鼠疫	其他
××	确诊病例国家或地区	××																						
		××																						
		××																						
	小计																							
	疑似病例国家或地区	××																						
		××																						
		××																						
	总计																							
	其他国家或地区																							
	出入境总数																							

附表 10　入/出境交通工具检疫查验单

检查日期：　　年　　月　　日　　　　　　　　　　科室负责人：

<table>
<tr><td>班/车次</td><td></td><td>旅客人数</td><td></td><td>预计到达时间</td><td></td></tr>
<tr><td></td><td></td><td>交通工具工作人员人数</td><td></td><td>到达时间</td><td></td></tr>
<tr><td></td><td></td><td>交通工具型号</td><td></td><td>登机/船/车时间</td><td></td></tr>
<tr><td colspan="6">依据《中华人民共和国国境卫生检疫法》及其实施细则、《中华人民共和国进出境动植物检疫法》及其实施条例、《中华人民共和国食品安全法》及其实施条例和交通工具检疫监督行业标准的有关规定，对入境交通工具实施检疫查验和评分</td></tr>
<tr><td colspan="6">一、申报（40 分）
（以下内容发现一项扣除 40 分）</td></tr>
<tr><td colspan="3">1. 交通工具上发现有疾病症状的人员（如：发热、寒战、呕吐、腹泻、出疹等）时，工作人员是否及时向检验检疫机关报告</td><td colspan="3">是________　　否________</td></tr>
<tr><td colspan="3">2. 交通工具上发现有死亡人员时，工作人员是否及时向检验检疫机关报告</td><td colspan="3">是________　　否________</td></tr>
<tr><td colspan="3">3. 交通工具上发现有死亡动物时，工作人员是否及时向检验检疫机关报告</td><td colspan="3">是________　　否________</td></tr>
<tr><td colspan="3">4. 交通工具上发现有其他检验检疫机关所关注的事件（如：白色粉末及其他恐怖事件）时，工作人员是否及时向检验检疫机关报告</td><td colspan="3">是________　　否________</td></tr>
<tr><td colspan="6">该项得分：</td></tr>
<tr><td colspan="6">二、单证（10 分）
（以下内容发现一项扣除 10 分）</td></tr>
<tr><td colspan="3">1. 交通工具公司及其代理人是否及时向检验检疫机关提供总申报单</td><td colspan="3">是________　　否________</td></tr>
<tr><td colspan="3">2. 交通工具公司及其代理人是否及时向检验检疫机关提供旅客名单</td><td colspan="3">是________　　否________</td></tr>
<tr><td colspan="3">该项得分：</td><td colspan="3"></td></tr>
</table>

三、医学媒介生物及有害生物（20分） （以下内容发现一项扣除20分）	
1. 交通工具上是否发现医学媒介	是________　否________
2. 交通工具上是否发现有害生物	是________　否________
该项得分：	
四、固体和液体废物（10分） （以下内容发现一项扣除10分）	
1. 交通工具上各类固体废物是否有密封包装	是________　否________
2. 交通工具上各类固体废物是否有密封容器	是________　否________
3. 交通工具上各类固体废物密封后是否由专车运载	是________　否________
4. 交通工具上各类液体废物是否经过无害化处理（如：是否预先在马桶内投放消毒药品）	是________　否________
5. 交通工具上各类液体废物密封后是否由专车运载	是________　否________
该项得分：	
五、突发事件（20分） （以下内容发现一项扣除20分）	
1. 交通工具工作人员是否对突发事件采取妥善处置措施（如：是否对有疾病症状的人员做好个人防护等）	是________　否________
2. 交通工具公司是否配合检验检验检疫人员处理突发事件（如：未经许可不准上下人员、装卸货物等）	是________　否________
3. 交通工具上是否配备应急处置物品（如：消毒药、杀虫剂、防护口罩、体温计等）	是________　否________
该项得分：	
总得分：	
检验检疫结论及处理：	
检疫官签字：__________　__________	交通工具负责人签字：__________

参考文献

[1] 马亦林，李兰娟．传染病学 [M]．第5版．上海：上海科学技术出版社，2011.

[2] 张玲霞，周先志．现代传染病学 [M]．第2版．北京：人民军医出版社，2010.

[3] 巫善明，张志勇，张占卿．新发传染病与再发传染病 [M]．上海：上海科技教育出版社，2010.

[4] 郝广福，毛兰英，孟传金．构建中国国境口岸公共卫生安全 [J]．口岸卫生控制，2011(5)：1-5.

[5] 刘霞，严晓．我国应急管理"一案三制"建设：挑战与重构 [J]．政治学研究，2011(1)：94-100.

[6] 杨爱莲，陈敬义，王黎明．鄂州市人感染高致病性禽流感疫情防控措施与效果评估 [J]．公共卫生与预防医学，2010(6)：71-72.

[7] 乔学权，许剑鸣，周璐，张洪元．国境口岸应对突发公共卫生事件体系建设初探 [J]．口岸卫生控制，2010(4)：17-19.

[8] 滕五晓，夏剑霺．基于危机管理模式的政府应急管理体制研究 [J]．北京行政学院学报，2010(2)：22-26.

[9] 胡百精．"非典"以来我国危机管理研究的总体回顾与评价——兼论危机管理的核心概念、研究路径和学术范式 [J]．国际新闻界，2008(6)：12-16.

[10] 符丽媛，宋凌浩，陆永贵，丁永健，张家祝，漆少廷．国境口岸突发公共卫生事件危机管理及监测指标研究 [J]．江苏卫生事业管理，2007(6)：92-95.

[11] 邵丽场，贺晨，黄新功，李殿富．国境口岸突发公共卫生事件应急反应体系的研究 [J]．中国国境卫生检疫杂志，2006(8)：3.

[12] 刘传铭，王玲．突发公共卫生事件应急管理组织结构研究 [J]．中国农村卫生事业管理，2005(10)：51-52.

[13] 李毅，王奉新，谭绪良．口岸突发公共卫生事件应急体系的建立与完善 [J]．中国国境卫生检疫杂志，2004(12)：50-51.

[14] 张娟，苏敏．公共危机管理与政府组织结构——兼析SARS危机管理中的政府组织结构 [J]．湘南学院学报，2004(6)：14-18.

[15] 吴九占．论建立突发公共卫生事件应急管理机制 [J]．广州大学学报（社会科学版），2004(3)：13-16.

[16] 赵冰．应对突发公共卫生事件体系的构建 [J]．中国行政管理，2004(1)：16-20.

[17] 雷万军，陈玲娣，董薇，李克伟．从抗非典时期主要相关卫生法律法规看我国突发公共卫生事件的应急防控制策 [J]．中国医院管理，2003(9)：1-4.

[18] 张小明．从SARS事件看公共部门危机管理机制设计 [J]．北京科技大学学报（社会科学版），2003(3)：19-23.

[19] 吴伟斌．突发公共卫生危机应急防控体系的研究之一——应急响应系统 [J]．中华医院管理杂志，2005(12)：793-795.

[20] 袁有明．人力资源管理中的人岗匹配问题 [J]. 市场周刊（理论研究），2008(9)：140-141.

[21] 肖庆昕．出入境卫生检疫风险分析方法初探 [J]. 口岸卫生控制，2003，8(5)：2-11.

[22] 王立华，佘朋伟．企业人岗匹配问题探析 [J]. 中国电力教育，2009(1)：46-48.

[23] 李德伟．人力资源绩效考核与薪酬激励 [M]. 北京：科学技术文献出版社，2006：58-64.

[24] 覃志武，张兵，方凯彬．关于进出境检验检疫应急预案建设的探讨 [J]. 中国检验检疫，2011(7)：20-21.

[25] 罗宾斯．管理学 [M]. 孙健敏等译．北京：中国人民大学出版社，2009(9)：152-179.

[26] 吕志平，朱兆银，肖潜，周李承．从严从紧从细的出入境检疫措施对控制甲型H1N1流感传播的作用 [J]. 中国国境卫生检疫杂志，2009，6(32-3)：133-150.

[27] 蓝泳铄，宋世斌．高致病性禽流感发生风险评估模型的建立 [J]. 中山大学学报，2008，9(29)：9-11.

[28] 王丰，姜玉宏，王进．应急物流 [M]. 中国物资出版社，2007：47-90.

[29] 利丰研究中心．供应链管理：香港利丰集团的实践 [R]. 中国人民大学出版社，2011：24-41.

[30] 江琳．突发公共卫生事件应急物资管理实践与体会 [J]. 中国卫生事业管理，2010(12)：110-112.

[31] 钱佳．应急物资特性及其库存管理研究 [J]. 物流科技，2009(7)：15-18.

[32] 乔洪波．应急物资需求分类及需求量研究 [D]. 北京：北京交通大学，2009：6-17.

[33] 张文峰．应急物资储备模式及其储备量研究 [D]. 北京：北京交通大学，2010：19-26.

[34] 贾小龙，王雷．突发事件下的应急物资库存管理研究 [J]. 物流技术，2009(28)：136-137.

[35] 张志强．基于供应链的应急物资保障模型研究 [D]. 武汉：华中科技大学，2009：6-14.

[36] 陈锦锦．基于期权合约的应急物资采购模型研究 [D]. 合肥：中国科学技术大学，2011：7-12.

[37] 张潇化．应急物资采购中供应商管理的问题分析 [J]. 经济研究，2010(5)：138-140.

[38] 刘志华．浅析应急物资采购策略 [J]. 商场现代化，2010(7)：40-41.

[39] 姜玉宏，颜华，欧忠文．应急物流中应急物资的管理研究 [J]. 物流技术，2007(26)：17-19.

[40] 张扬．完善我国应急物资管理的若干问题讨论 [J]. 物流工程与管理，2011(33)：78-79.

[41] 曹卓君．应急物流中物资储备管理策略研究 [D]. 天津：天津师范大学，2009：13-30.

[42] 夏训嘉，廖馨．应急供应链信息流管理问题研究 [J]．生产力研究，2010：126-127.
[43] 中国物流与采购协会．中国物流与采购信息化优秀案例集 [R]．北京：中国物资出版社，2011：191-201.
[44] 孙庆峰，姚树天，杜续刚．我国应急物流平台构建研究 [J]．交通企业管理，2011(2)：51-52.
[45] 邵家胜，卢洪洲．新发传染病发病研究概述 [J]．诊断学理论与实践，2011，10(03)：293-296.
[46] 黄健华，王康琳，王保刚等．风险分析法在首都机场口岸甲型 H1N1 流感疫情防控工作中的应用 [J]．中国国境卫生检疫杂志，2011，34(05)：404-407.
[47] WHO. 传染病风险评估与干预．[2008] [EB/OL]．http：//whqlibdoc. who. int/hq/2008/who _ HSE _ EPR _ DCE _ 2008 _ chi. pdf.
[48] 岳木生，谭梁飞．鼠类病媒生物危害风险评估指标体系的建立及其应用 [J]．中华卫生杀虫药械．2011，17(2)：81-84.
[49] WHO. 国际卫生条例 (2005) [S]．日内瓦：国际卫生组织，2005.
[50] 陆永昌，张家祝，邵亚平．虫媒传染病输入风险评估指南研究 [J]．中国国境卫生检疫杂志，2006(29 增刊)：20-22.
[51] 许丽波，刘丰，孙丽萍等．口岸传染病风险评估指标体系建立的研究 [J]．中国国境卫生检疫杂志，2011，34(3)：197-199.
[52] 吴烽，钟玉清，陈胤瑜．登革热传入性风险评估指标体系的研究 [J]．现代预防医学，2006，33(10)：1964-1966.
[53] 肖庆昕，吕智军，秦军．世界重要传染病传入我国的风险性与危害性分析 [J]．口岸卫生控制，2002，7(7)：19-24.
[54] 谢正臣．"5·12"灾后重建多元主体参与及协作机制研究——以广元市利州区灾后恢复重建为例 [J]．中共四川省委党校学报，2011(3)：45-47.
[55] 曹现强，赵宁．危机管理中多元参与主体的权责机制分析 [J]．中国行政管理，2004(7)：47-49.
[56] 杨倩．浅析公共危机治理主体多元协作机制的构建 [J]．辽宁行政学院学报，2011(5)：16-17.
[57] 王冬芳．非政府组织与政府的合作机制，公共危机的应对之道 [D]．北京：中国社会出版社，2009.
[58] 金国坤．行政协作机制研究 [J]．广西政法管理干部学院学报，2004，22(4)：20-24.
[59] 杨建生，李延．论行政协助制度，从比较法角度研究 [J]．云南行政学院学报，2006(3)：67-69.
[60] 杨临宏，王志华．论行政协助制度 [J]．学术探索，2004(3)：34-37.
[61] 孙瑞英．基于博弈分析的信息资源共建共享的协作机制研究 [J]．情报杂志，2009，28(3)：179-182.
[62] 胡建奇．美国反恐斗争中部门协作机制的制度保障 [J]．中国人民公安大学学报，2008(3)：8-11.

[63] 程蔼隽，戚海等．重大疾病区域联防联控 [J]．预防医学情报杂志，2007，23(1)：90-93.

[64] 郭俊杰，罗军飞．公共突发事件中的地方政府信息发布探讨 [J]．企业家天地，2011(4)：33-34.

[65] 王融化．论公共突发事件中地方政府的信息发布模式 [J]．新闻世界，2011(2)：140-141.

[66] 李喜童．政府应对突发事件的信息发布机制研究 [J]．中国应急救援，2011(2)：10-13.

[67] 侯伟．建立和完善政府信息发布制度全面推进政府职能转变 [J]．工会论坛，2011，17(1)：39-41.

[68] 杜晓军．对构建对外宣传新型运行机制的思考 [J]．铜仁地委党校学报，2006(6)：67-69.

[69] 李凌娅．危机信息发布机制评析．中国减灾，2008(9)：20-21.

[70] 汤敏轩．危机管理体制中的信息沟通机制——基于组织整合的流程分析 [J]．江海学刊，2004(1)：105-111.